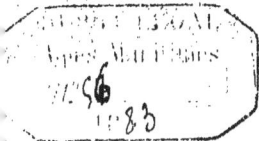

MÉDECINE

électro-homéopathique

OU

NOUVELLE

thérapeutique expérimentale

PAR

LE COMTE CÉSAR MATTEI

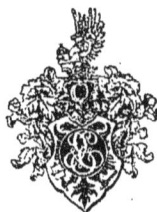

NICE

IMPRIMERIE VICTOR-EUGÈNE GAUTHIER ET Cᵒ

21, Avenue de la Gare, 21

—

1883

Médecine Électro-Homéopathique

DU

COMTE CÉSAR MATTEI

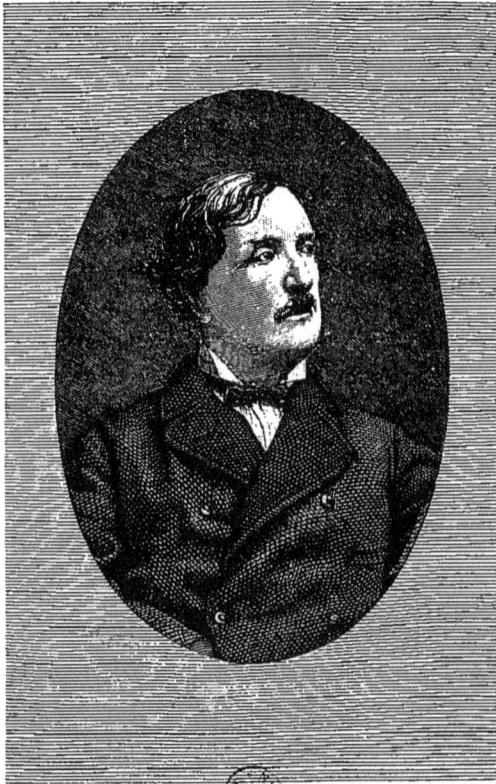

MÉDECINE
électro-homéopathique

OU

NOUVELLE

thérapeutique expérimentale

PAR

LE COMTE CÉSAR MATTEI

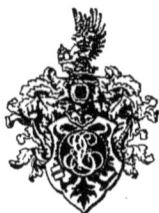

NICE
IMPRIMERIE VICTOR-EUGÈNE GAUTHIER ET Cᵒ

21, Avenue de la Gare, 21

—

1883

NICE. — IMPRIMERIE V.-EUG. GAUTHIER & C⁰

Aux Amis de L'Électro-Homéopathie

Je me suis abstenu, jusqu'à ce jour, de dicter un livre qui exposât la théorie de l'Électro-Homéopathie, désirant avant tout affirmer la nouvelle thérapeutique par des expériences répétées; ce qui explique pourquoi je me suis toujours borné aux préceptes indispensables pour quiconque veut expérimenter efficacement mes spécifiques.

Après vingt-cinq ans d'essais, qui tous ont amené un heureux résultat, je puis vous offrir le fruit de mes études et le résultat de mes expériences. A vous tous, amis, incombe le devoir de le protéger et de le propager dans le monde, comme une chose qui vous appartient.

Comte César Mattei.

Introduction

Le corps humain se compose de sang et de lymphe, deux substances auxquelles est confiée la nutrition constante et la conservation des diverses parties de l'organisme, qui, quoiqu'elles diffèrent entre elles, soit dans leur forme, soit dans les fonctions auxquelles elles sont appelées, sont cependant semblables dans leur essence, puisque toutes elles sont un composé primitif du sang et de la lymphe, et reçoivent constamment leur nutrition de ces deux éléments.

Toute altération de l'un de ces deux liquides doit nécessairement amener l'altération de l'état normal de l'individu et produire l'état anormal ou pathologique.

En prenant pour base cette théorie, aussi simple que la vérité, il est facile de comprendre que la composition de mes remèdes, appelés *électro-homéopathiques* à cause de leur action efficace et instantanée, devait embrasser un ensemble de principes médicinaux simples, qui, en vertu de leur nature et de leur mode d'action sur la totalité de notre corps et sur les diverses parties qui le composent, pouvaient répondre aux exigences simultanées des divers éléments morbides qui, en altérant l'état normal du sang et de la lymphe, constituent toutes les maladies, c'est-à-dire ces causes hostiles qui s'opposent au libre exercice de nos fonctions organiques.

Nous sommes débiteurs au grand Hahnemann de la découverte de la *spécificité* des remèdes.

Toutefois, la doctrine d'Hahnemann, étant fondée sur l'unité des remèdes, se limite à combattre les symptômes; suivant son système, on n'administre qu'un remède à la fois, et c'est sur ce point essentiel que je ne suis plus d'accord avec lui.

Si j'admets avec lui qu'un seul remède soit capable d'avoir une simple action ne se portant que sur un point, je n'admets plus que cette action là puisse détruire la cause de tant de maladies généralement compliquées. Tandis que je puis affirmer que les remèdes complexes qui forment la thérapeutique électro-homéopathique, combattent et détruisent toutes les maladies dans leur cause première, de sorte que, traitées d'après cette méthode spécifique, il n'y aura plus à craindre de retour ni de répercussion possible.

Je ne me cache pas qu'une telle assertion pourra paraître hasardée à plus d'un d'entre ceux qui liront ces lignes ; toutefois, comme, contrairement à tout ce qui s'est fait jusqu'ici dans le champ de la médecine, j'ai fait précéder ma théorie de la pratique, et comme cette pra-

tique a été couronnée de succès indiscutables, de guérisons qui n'ont cessé d'être opérées dans toutes les classes
sociales, pendant l'espace de vingt-cinq ans, je puis à bon
escient répéter et soutenir que mes remèdes complexes,
c'est-à-dire ma médecine électro-homéopathique est la
seule vraie qui guérisse les maladies, en en détruisant le
germe dans notre organisme par la purification des
liquides qui y circulent.

Il est donc évident que le système de Hahnemann était
encore loin d'avoir dit son dernier mot, et que si l'honneur lui revient d'avoir posé les bases de la nouvelle matière médicale, il ne réussit pas à la rendre pratique.

En effet, toute œuvre de la nature n'est que la réunion
de diverses unités : c'est sur ce principe, qui se développe
dans chaque fait particulier, que j'ai fondé mon système.
Il est indispensable, à mon avis, d'avoir la collaboration
de plusieurs médicaments, qui, réunis d'une manière
harmonique, constituent un levier puissant, propre à
renverser tout obstacle qui voudrait s'opposer au rétablis-
sement de l'organisme.

L'unité est pour moi le composé de plusieurs parties
qui, se confondant dans une union générale, constituent
l'*unité* véritable, par l'accord avec lequel elles concourent
ensemble à une action commune dont le but est la guérison. Par conséquent, l'unité des remèdes, telle qu'elle a
été pratiquée jusqu'à présent par les homéopathes, est

une erreur capitale, qui a retardé de beaucoup les progrès réels de l'homéopathie.

L'expérience m'a démontré que, pour guérir une maladie constituée de plusieurs symptômes, il n'y a que l'action combinée de plusieurs remèdes qui puisse lutter contre ces manifestations diverses dans les parties affectées de l'organisme. Tandis que la médecine homéopathique, en n'admettant, dans le traitement des maladies, qu'un seul remède à la fois, dirige forcément l'action du remède à un seul genre de tissus ou à un seul point déterminé, qui peut bien, si l'on veut, être le tissu ou la partie la plus sérieusement affectée de l'organisme, mais les tissus collatéraux, atteints eux aussi, n'éprouveront d'amélioration que par contre-coup ou resteront dans le même état de souffrance.

Cela admis, il faut reconnaître qu'une telle guérison est incomplète ; car, lors même que la maladie aurait été vaincue par un seul agent, celui-ci n'a pas pu, en détruisant les symptômes secondaires qui se produisent toutes les fois que la santé s'altère, guérir ou détruire en même temps le principe morbide. Il est vrai que, dans une cure spéciale, on change rationnellement les remèdes à mesure qu'il se présente de nouveaux symptômes ; mais il n'en est pas moins vrai que si, dans la courte période d'une maladie aiguë, on change de médicaments à chacune de ses phases, l'on s'expose à perdre de l'efficacité des remèdes divers, qui, se succédant trop rapidement, ne font qu'amener une aggravation dans l'état du malade. Tandis que, attaquée à son origine par les remèdes électro-homéopathiques ou complexes, qui l'arrêteront dans chacun de ses symptômes, la maladie dont on détruit la cause ne pourra pas se développer : et il n'est même pas nécessaire que tous les symptômes se manifestent, puisqu'en luttant contre les plus marqués, on prévient par ces remèdes la manifestation de ceux dits secondaires.

Mes remèdes électro-homéopathiques constituent donc un immense progrès dans le champ de l'homéopathie : je ne me fais pas d'illusion cependant sur la guerre acharnée dont ma découverte est l'objet de la part des diverses opinions médicales ; mais je lutterai contre tous les obstacles parce que je regarde cette lutte comme un devoir envers l'humanité souffrante. Il y en a d'autres qui se disent innovateurs de ma nouvelle science médicale : je les appelle des falsificateurs, car de telles innovations ne peuvent que produire des erreurs déplorables. Dieu veuille que la lutte soit abrégée et que ma découverte puisse triompher des ennemis du bien-être de l'humanité !

Par mon système électro-homéopathique j'ai donc voulu mettre le sang et la lymphe malades à même d'attirer à eux la substance la plus convenable à leur guérison et de délivrer chaque organe spécial des causes hostiles qui s'opposent au libre exercice de ses fonctions, sans lui faire violence par des remèdes impropres à sa guérison. Voilà en peu de mots ma théorie et mes remèdes complexes ou électro-homéopathiques ne signifient pas autre chose. Pour chaque affection de l'organisme, qu'elle soit générale ou locale, affectant un organe spécial ou un groupe d'organes, il y a des remèdes qui par leur complexité couvrent non seulement la plus grande partie mais la totalité des symptômes de la maladie, de sorte que l'action simultanée de ces divers médicaments guérit à la fois la cause et les effets.

Il sera facile d'ailleurs de s'assurer que mon Électro-Homéopathie, qui a amené une si grande réforme dans la thérapeutique homéopathique d'Hahnemann, s'appuie aussi sur la physiologie pour ce qui concerne cette action sympathique et attractive qui existe dans toutes les fonctions des êtres et des végétaux, qui, lorsqu'ils sont dans leurs conditions normales, obéissent tous à une loi d'appropriation, d'assimilation et d'analogie, qui leur fait absorber ce qui leur est utile, repousser ce qui leur est inutile et en particulier ce qui les dégoûte.

C'est l'organisme lui-même qui choisit, dans un groupe de remèdes *subtilisés* et *dynamisés,* ce qui est nécessaire à sa guérison.

Ainsi dans un remède composé, tel ou tel de ses éléments ne sera utilisé par l'organisme malade que dès qu'il rencontrera dans l'état morbide ou dans la maladie elle-même un quelque chose auquel il se heurte. Les autres éléments du même remède devront nécessairement être complètement inutiles, c'est-à-dire n'avoir aucune action médicinale, ne faire ni bien ni mal. Cette loi seule est capable d'expliquer comment un remède simple ou composé, pour peu qu'il soit administré homéopathiquement, passe totalement inaperçu pour un organisme en santé parfaite. Il est évident qu'une telle loi n'a plus sa raison d'être dès que les doses passent de l'homéopathie dans l'allopathie, c'est-à-dire dès qu'elles sont plus pondérables.

Chaque spécifique est formé, comme je l'ai déjà dit, de plusieurs médicaments qui, dans leur ensemble, couvrent complètement le groupe d'organes auquel ils sont destinés. Or, dans la complexité de ces remèdes, il y en a qui se portent nécessairement à la masse du sang, où tous les médicaments que chaque spécifique renferme, mis en relation directe avec les organes en souffrance, se prêteront un concours simultané, la maladie principale correspondant par là même au spécifique administré.

En effet, l'organe atteint absorbe les médicaments qui lui conviennent ; les autres médicaments, subdivisés, seront absorbés à leur tour par d'autres tissus et d'autres organes. Or, si avant qu'un organe soit com-

plètement rétabli, ou pendant qu'il est malade, un autre
organe est atteint, malgré la complexité des remèdes,
il faut recourir à ceux qui ont une action spécifique pour
combattre les affections de l'organe qui a été atteint le
dernier et alterner les deux spécifiques d'une manière
rationnelle.

En résumé, j'affirme que, l'homéopathie, possèdant
des agents *simples*, à action purement symptomatique et
entièrement limitée, restera la médecine des symptômes
palliés — non guéris — par des agents isolés, tandis que
mon procédé de médication a deux actions bien distinctes : l'une, purement *organique*, ne se faisant sentir
que sur les organes primitivement ou secondairement
atteints, mais très étendue, grâce à la complexité du
remède ; l'autre, *constitutionnelle* se heurtant essentiellement à la cause de la maladie qu'elle neutralise. Celle-ci
peut être utilisée même à l'état de santé, s'il s'agit des
antiscrofuleux, la cause de toute maladie pouvant
exister pendant fort longtemps d'une manière latente
avant qu'aucune manifestation purement extérieure
vienne la révéler.

J'explique encore l'importance d'une telle médication en affirmant que, de même qu'il faut à un organisme sain une variété d'aliments pour maintenir
l'équilibre de sa santé, de même un organisme malade a
besoin de s'approprier non seulement un, mais plusieurs

agents thérapeutiques. L'Électro-Homéopathie n'est donc autre chose qu'une alimentation reconstitutive, mais donnée sous forme de médicaments.

Je puis affirmer que, grâce aux cures répétées et continuées pendant vingt-cinq ans avec succès, j'ai réussi à trouver une combinaison vraiment parfaite de ces médicaments; découverte qui me donne le droit de répéter que la nouvelle application de ma théorie à l'homéopathie est définitivement et avantageusement assurée. En effet, un de mes spécifiques possède non seulement une action directe sur la masse du sang ou de la lymphe, mais encore il possède une action spéciale sur un ou plusieurs organes ou tissus, et sur toutes les parties qui en dépendent. Car, il résulte nécessairement de la multiplicité des symptômes, dans telle maladie d'un organe spécial, une perturbation dans toutes les dépendances de l'organe lui-même. Or, si avec un seul remède, on arrive souvent, dans des maladies aiguës, à une guérison très rapide, on peut facilement se figurer les succès que l'on peut obtenir par mes spécifiques qui, après tout, sont des remèdes complexes, que j'ai appelés, à cause de leur rapidité d'action comme je l'ai dit plus haut, *électro-homéopathiques.*

Je dis aussi que, dans un même individu, un seul remède peut arriver à guérir plusieurs organes, car les remèdes dynamisés ont une action réelle sur l'orga-

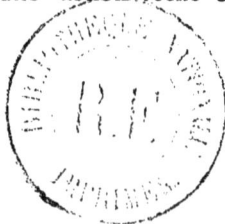

2

nisme, toutes les fois que l'état de l'organisme en exige l'emploi.

Un remède, qui pourra guérir en plus d'un cas une affection aiguë des poumons, du cœur ou des intestins, aura de même une action efficace dans un cas chronique, où tous ces organes sont simultanément affectés.

Aussi, quand il faut combattre une maladie, qu'elle soit aiguë ou chronique, au lieu de l'attaquer avec un seul remède, c'est-à-dire *sur un seul point*, avec mes spécifiques électro-homéopathiques ou remèdes complexes, on couvrira tous les divers symptômes de la maladie. Les organes les moins malades subiront une amélioration proportionnée ; et de cette manière, la maladie sera enrayée par un seul spécifique, bien qu'il soit nécessaire d'alterner dans la suite ce premier remède avec d'autres spécifiques pour détruire tous les symptômes qui pourraient encore se présenter, jusqu'à leur disparition totale.

Il est facile de constater l'impossibilité de choisir avec une précision constante le *seul* remède nécessaire dans une maladie chronique : chose impossible, à moins que le hasard ne soit favorable. Avec mes spécifiques, au contraire, on a, avant même que de s'en servir, la certitude qu'ils seront efficaces; pourvu qu'il y ait encore un souffle de vie, on peut être sûr d'une amélioration, et si les organes ne sont pas profondément attaqués, on peut compter sur une guérison certaine.

Et même dans les cas où les maladies aiguës ne présenteraient pas de grave perturbation et où un seul remède serait suffisant pour amener la guérison, mes spécifiques électro-homéopathiques se montreront encore supérieurs à ce remède unique, et surtout, l'application de mes spécifiques est si simple que, pourvu que la diagnose ait donné une idée bien exacte de la cause de la maladie (peu importe comment), ils agiront toujours d'une manière complète et absolue.

En effet, si un seul organe est attaqué, le spécifique électro-homéopathique le guérira mieux que tout autre remède, puisqu'il fournira nécessairement à tous les tissus des organes les substances indispensables à leur guérison, quels que soient d'ailleurs les symptômes particuliers ; je puis même affirmer que dans ce cas la guérison sera radicale, parce que l'agent curatif pénétrera dans l'organisme en opérant en même temps sur l'état morbide lui-même et sur tout ce qui en dérive.

Les homéopathes ont l'habitude d'indiquer la manière de faire usage de leurs remèdes comme suit : hydropisie, tel remède ; convulsion, tel remède. Ce n'est pas ainsi qu'il faut procéder. Car les convulsions peuvent être produites par des causes bien diverses. Si, par exemple, elles sont produites par les vers, elles ne peuvent pas être vaincues par un remède qui soulage les vices de la circulation et *vice versâ*. Un seul remède ne suffit pas à une hydropisie : le remède qui guérit l'ascite ne peut pas convenir à l'hydropéricardite ou à l'ovarite ; mais dans chacun de ces cas il faut se servir des remèdes qui ont une action spéciale sur l'organe qui est la cause de l'épanchement.

Dans la composition de mes spécifiques j'ai dû tenir compte (pour ne pas détruire l'efficacité de leur application) des rapports sympathiques que doivent avoir entre eux non seulement tous les médicaments qui entrent dans la formation d'un même spécifique, puisqu'ils doivent agir de concert ; mais encore des rapports entre ceux-ci et les médicaments destinés à la composition des autres spécifiques ; car, comme tous ou plusieurs des spécifiques sont appelés à agir ensemble, il faut éviter qu'une substance quelconque vienne neutraliser les effets des remèdes dans leurs rapports réciproques.

Il faut que les divers spécifiques soient réunis entre eux par une harmonie identique à celle qui relie les diverses substances qui entrent dans la composition d'un seul de ces spécifiques. Il ne faut pas qu'il existe entre eux d'antagonisme, ni de pouvoir d'assimilation, car, si un même spécifique contenait deux médicaments possédant les mêmes propriétés et ayant la même action, il en résulterait une diminution de la complexité des remèdes, et leur action particulière serait par là même paralysée.

Il est donc nécessaire de savoir grouper d'une manière précise et rationnelle les remèdes les plus propres à combattre les maladies en vue desquelles ces spécifiques ont été composés, afin que l'on puisse être tout à fait sûr de leur action spécifique.

Il ne me reste plus qu'à expliquer comment, avec mes spécifiques électro-homéopathiques, il n'est point nécessaire d'interrompre la cure pour que la réaction s'opère. Et cela, sans vouloir nier d'une manière absolue la théorie d'Hahnemann sur la réaction, suivant laquelle, lorsque l'organisme est saturé par un médicament, il perd complètement et souvent pour longtemps la faculté de subir l'action d'autres remèdes. Sans vouloir nier, je le répète, une telle réaction, démontrée d'ailleurs par des faits extraordinaires, qui ne peuvent se produire que dans certains tempéraments, je dirai seulement que l'on est souvent induit en erreur en donnant *un seul* remède à action prolongée, et qu'il faudrait pour cela avoir le génie d'Hahnemann, ou mieux encore, son intuition des remèdes qui, unie à sa haute intelligence et à ses connaissances profondes, lui donnaient une sûreté très grande dans le choix des spécifiques.

Mais comment un médecin consciencieux qui ne possède pas au même degré les lumières et la puissance de criterium médical qui était le partage d'Hahnemann, pourrait-il choisir un remède et attendre impassiblement vingt, trente et même quarante jours une réaction, sans hésiter, sans trembler, tandis que la maladie fait des progrès journaliers? Et où trouver le malade qui possède une telle confiance dans l'efficacité du remède choisi, qu'il puisse attendre patiemment et avec confiance le résultat d'une expérience si prolongée?

Si donc la théorie de la réaction a quelque chose de vrai en soi, pratiquement elle devient illusoire, puisque, je le répète, il n'y a que quelques organismes dans lesquelles les médicaments puissent produire une réaction favorable à de si longs intervalles; et même, pour compter sur un tel prodige, il faut être bien sûr d'avoir donné le remède nécessaire : car, s'il ne réussit pas à couvrir tous les symptômes caractéristiques, son action devient presque nulle, et dans la plupart des cas il serait trop tard pour recommencer et attendre de nouveau pendant vingt jours une autre réaction possible.

Tandis que, avec mon système électro-homéopathique, il n'est pas nécessaire d'attendre la réaction, les médicaments ayant tous un but déterminé, une action instantanée, ne peuvent jamais produire d'aggravation et par là même point n'est besoin que la réaction se manifeste parce qu'elle se fera par elle-même, sans qu'il soit nécessaire de suspendre l'administration du remède.

En effet, un organe saturé suffisamment de son spécifique cessera d'en absorber, mais l'action bienfaisante se portera alors sur les autres organes plus récemment attaqués, qui continueront à s'assimiler les substances nécessaires, et la guérison de l'un facilitera la cure de l'autre, de sorte que l'amélioration de l'un amènera la guérison de l'autre.

En effet, les végétaux ont toujours de l'air, de la terre et de la chaleur, et pourtant les feuilles et les fleurs ne naissent qu'au printemps. Ainsi nous avons toujours dans nos veines le sang qui circule et qui nous donne la vie et cependant, à un certain âge, notre croissance s'arrête et, à certaines époques de l'année, notre organisme sain ou malade subit certaines modifications en connexion intime avec celles qu'on observe dans tout le monde organique. De même quand l'organisme est guéri, le médicament ne sera plus absorbé, et cela sans aucune fâcheuse conséquence pour notre santé.

Comme conclusion et pour me résumer, j'établirai les faits suivants :

L'Électro-Homéopathie, c'est l'homéopathie élevée à la perfection de médecine sûre et radicale par la découverte d'agents thérapeutiques nouveaux (que j'appelle *électroïdes*) ayant action sur le sang, donnant à l'organisme la force de dégager les principes morbides qui l'altèrent.

Cette matière médicale a été découverte comme l'homéopathie, dont elle est le couronnement, par l'expérimentation, et elle repose entièrement sur les données expérimentales: elle est donc vraie. Elle est simple aussi comme la vérité.

On explique ses effets au moyen de principes également simples.

La chair de l'homme renferme des principes que l'on appelle tantôt herpétiques, tantôt scrofuleux ou de *psore*, comme l'a dit Hahnemann. Et il y a des remèdes antiscrofuleux !

Ces éléments vicieux altèrent souvent et d'une manière profonde les vaisseaux blancs et la lymphe. Nous leur opposons des remèdes anticancéreux. Quelquefois cette altération se porte sur les vaisseaux sanguins et affecte les veines et les artères ; nous leur opposons des remèdes antiangioïtiques.

La plus grande partie des maladies dérive de ces trois causes et avec ces trois espèces de remèdes on les combat et on s'en rend maître, puisque, outre l'action générale qu'ils exercent sur l'organisme, ils en ont une spéciale très étendue, sur les divers organes, comme nous le démontrerons dans la suite. Il y a encore d'autres remèdes qui appartiennent à ce système ; ce sont :

Les *Pectoraux* qui agissent sur les bronches, sur les cavernes des poumons et dans les affections catarrhales ;

Les *Fébrifuges* qui guérissent les fièvres, les affections à type intermittent ainsi que les affections du foie et de la rate ;

L'*Antivénérien* qui guérit radicalement la syphilis sous toutes ses formes et peut-être même la prévient ;

Les *Vermifuges* qui détruisent tous les vers, depuis les ascarides jusqu'au ténia et au trichocéphale.

Il y a, en outre, des liquides possédant des propriétés électriques, qui secondent la cure intérieure.

Tous ces remèdes sont inoffensifs, comme l'analyse et l'expérience peuvent le démontrer.

Un homme se traite communément avec un grain par jour. Que l'on fasse cependant avaler à un animal quelconque cent, mille, toute une bouteille de globules, et l'on n'observera aucun mauvais effet. De la même manière, un homme peut prendre, sans en souffrir, une quantité quelconque de grains, s'il ne prend pas déjà des globules d'un remède indiqué pour guérir une infirmité qui le travaille ; dans ce cas, il n'aurait à souffrir que d'inconvénients passagers. Quiconque se traite avec ces remèdes doit noter que l'on peut administrer plusieurs remèdes en même temps, non pas en les mélangeant, mais en alternant un remède avec l'autre : la moitié du jour l'un, l'autre moitié l'autre.

S'il y a hémoptysie, on ajoute un troisième remède, c'est-à-dire un des angioïtiques en réservant à chaque remède le tiers de la journée. La règle, pour administrer ces médicaments, on le voit, est aussi simple que la vérité. Le médecin étudie la cause d'une maladie sous une forme quelconque, qui, presque toujours, est d'origine scrofuleuse, cancéreuse ou angioïtique. S'il saisit bien cette cause, il y oppose le remède spécial. Pour une paralysie, par exemple, les angioïtiques sont indiqués si elle provient d'une difficulté de circulation ; tandis que si elle est causée par la psore ou la scrofule, on se servira des antiscrofuleux.

On seconde la cure intérieure par les liquides qui possèdent des propriétés électriques et qui eux aussi sont destinés à combattre la cause du mal. *Électricité pour les angioïtiques*, si la cause du mal réside dans la circulation : *électricité positive rouge* ou *négative jaune*, ou *neutre blanche*, si la cause est scrofuleuse. Telle de ces électricités, outre son action générale, possède aussi une action spéciale, comme nous le verrons dans la suite, lorsque nous indiquerons la manière de les appliquer.

Il est bon de faire observer aussi que l'effet produit par les remèdes pris à l'intérieur, s'obtient aussi par l'usage extérieur. Une hépatite, par exemple, sera plus vite maîtrisée si à la cure intérieure on en ajoute une extérieure avec des compresses, ou des onctions à la région du foie et de la rate, applications faites avec des globules du même remède que l'on prend intérieurement et à la dose qui sera indiquée ci-après.

Un vaisseau sanguin déformé, un anévrisme, par exemple, sera vite guéri si la cure intérieure est secondée par des compresses ou des onctions au point que l'on juge compromis. Lorsque les graves infirmités scrofuleuses et syphilitiques montrent de la résistance à être vaincues par leurs remèdes spéciaux, on a recours aux anticancéreux.

Enfin quand l'effet des remèdes tarde à se montrer, cela peut provenir de l'une ou l'autre de ces trois causes : ou la diagnose a fait fausse route, et l'on s'est trompé au sujet des remèdes ; ou l'on s'est trompé sur la dose, ou bien encore il y a une désorganisation telle qu'il est impossible de la vaincre par des moyens humains : l'effet des remèdes est toujours sûr, quand ils sont appliqués à propos et de la manière requise.

MATTEI.

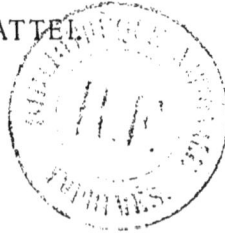

NOMS DES REMÈDES

ET

remarques importantes

———————•┤••┤◄•┤———————

Ces remèdes sont au nombre de trente et un, dont vingt-six en globules et cinq en liquide. Ces derniers sont dits *liquides électriques* ou simplement *électricités*.

NOMS DES REMÈDES EN GLOBULES, AVEC LEUR ABRÉVIATION

S.	**Antiscrofuleux**	Action constitutionnelle générale.
A.	**Antiangioïtique**	
C.	**Anticancéreux**	
F.	**Fébrifuge**	Action spéciale très étendue
Ver.	**Vermifuge**	
P.	**Pectoral**	
Vén.	**Antivénérien**	
L.	**Antilymphatique** (remède nouveau).	Action universelle.

HOMONYMES

S^2	**Antiscrofuleux** 2 (ou nouveau).	Action moins étendue, mais plus profonde.
S^3	**Antiscrofuleux** 3 (ou double).	*Idem, idem.*
S^5	**Antiscrofuleux** 5	Action très étendue et profonde.
S^6	**Antiscrofuleux** 6	Action moins étendue, et plus profonde.
C^2	**Anticancéreux** 2 (ou nouveau).	*Idem, idem.*
C^3	**Anticancéreux** 3 (ou double).	*Idem. idem.*

C⁴	**Anticancéreux** 4	Action spéciale dans certains cas.
C⁵	**Anticancéreux** 5	*Idem, idem.*
C⁶	**Anticancéreux** 6	Action moins étendue, mais plus profonde.
C¹⁰	**Anticancéreux** 10	*Idem, idem.*
T. B.	**Anticancéreux** T. B.	*Idem, idem.*
A²	**Antiangioïtique** 2 (ou nouveau).	*Idem, idem.*
A³	**Antiangioïtique** 3	Action héroïque dans plusieurs cas.
F²	**Fébrifuge** 2 (ou nouveau).	Pour usage externe, en compresse aux hypocondres.
Ver²	**Vermifuge** 2 (ou nouveau).	Action plus douce et plus profonde.
P²	**Pectoral** 2	Action spéciale.
P³	**Pectoral** 3	*Idem.*
P⁴	**Pectoral** 4	*Idem.*

Les liquides ayant des propriétés électriques ou plus simplement dits *électricités,* sont :

Electricité rouge.....	Positive.
Electricité jaune.....	Négative.
Electricité blanche...	Neutre ; toujours efficace.
Electricité bleue.....	Angioïtique.
Electricité verte.....	Négative.

Tous les remèdes en globules se prennent à l'intérieur, mais il ne faut pas oublier que leur mode d'action est aussi le même à l'extérieur, et que, par conséquent, on hâte la guérison par ce double moyen.

Le *Fébrifuge n⁰ 2,* quoique indiqué pour l'usage externe, a triomphé, donné à l'intérieur en deuxième dilution, du typhus et de cas très graves de fièvre.

Il faut toujours commencer le traitement par les premiers remèdes de chaque série, sauf à recourir ensuite

à leurs homonymes, lorsque l'expérience aura démontré
que les premiers ne suffisent pas. D'après cela, on voit
qu'à l'exception de quelques cas, tout traitement doit
se commencer par un des sept remèdes suivants :

Antiscrofuleux, — *Anticancéreux,* — *Antiangioïtique,*
Antivénérien, — *Fébrifuge,* — *Vermifuge* — *et Pectoral.*

Il est sous-entendu que le remède nommé et noté
sans numéro ni adjectif, est le premier; ainsi antiscrofuleux est le même que antiscrofuleux n° 1, etc. Cette remarque s'applique également à la nomenclature employée dans les livres et les étiquettes apposées aux
flacons contenant les remèdes.

Parmi les remèdes internes, il y en a trois, à savoir :

L'Antiscrofuleux, — *l'Anticancéreux,* — *l'Antigioïtique,*

qui jouent le rôle de remèdes principaux ; ils sont par
excellence les remèdes de fond dans la grande majorité
des maladies, dont la source, ainsi que nous l'avons
dit tant de fois, est scrofuleuse, cancéreuse, ou angioïtique ; l'antiscrofuleux s'adresse donc aux viciations de
la lymphe ; l'anticancéreux à ces viciations, lorsqu'elles
sont déjà avancées et graves, comme dans les tuberculisations, le cancer, etc. ; l'antiangioïtique s'adresse à
tous les désordres du système vasculaire sanguin.

Parmi les autres, les homonymes sont indiqués dans
des cas plus particuliers et plusieurs ont une action *élec-*
tive, ainsi qu'on le verra plus loin.

Les remèdes agissent rapidement, instantanément
même, ce qui permet de faire de prompts essais pour se
fixer sur le choix du remède.

Mais il faut remarquer que selon les différents organismes et la complication des maladies, *les effets sensibles et nettement prononcés* peuvent tarder plus ou moins
à se montrer.

Enfin le sang et la lymphe, quoique circulant dans
deux systèmes de vaisseaux parfaitement distincts, ont
une origine commune dans le laboratoire de la digestion, destiné à fournir constamment les matériaux nécessaires au maintien de la vie et de la santé. Il en
résulte que les maladies de la lymphe empiètent sur le
sang et *vice versâ :* de là, la nécessité de recourir à
deux ou plusieurs remèdes alternés pour arriver à la
guérison.

———

ÉLECTRICITÉS

J'ai déjà suffisamment expliqué le sens qui se rattache aux mots : *remèdes électriques, électricités.* On sait,
sans doute, que le courant électrique, a une action instantanée; que l'action du pôle positif n'est pas la même
que celle du pôle négatif ; que le fil voltaïque, appliqué
sur un point du nerf, l'excite directement sur toute sa
longueur, et par réflexion ou par dérivation, l'excitation se propage dans l'ensemble de l'organisme. Les
docteurs qui savent tout cela ont inventé des mots,
eux aussi, pour désigner les effets. Ils ont dit que le
système nerveux se trouve dans un état électro-tonique,
état que le courant voltaïque a la propriété de modifier
pour le rendre *catélectrotonique,* ou *anélectrotonique,*

selon le pôle que l'on considère. Moi aussi j'ai cherché des mots pour désigner des phénomènes nouveaux, inconnus avant moi, un peu mystérieux pour moi-même qui les ai découverts. Quand j'ai vu que mes liquides agissent avec une rapidité comparable à celle de l'électricité, quand j'ai vu qu'en certains cas ils produisent une secousse ; quand j'ai remarqué qu'en touchant le grand sympathique, à côté de la septième vertèbre cervicale, tout le système pneumo-gastrique paraissait ébranlé ; quand j'ai obtenu le même effet, en mettant sur la langue un ou plusieurs grains à sec d'*antiscrofuleux* ; enfin quand j'ai remarqué que l'un de ces liquides augmentait les contractions tétaniques, tandis qu'un autre les enlevait à l'instant ; quand j'ai vu tout ce que je viens de dire, et plus encore, j'ai dit : c'est de l'*électricité positive, négative, ou neutre.*

Je m'en tiens à ces mots, et je ne renonce pas encore à l'idée qu'il y ait là quelque chose qu'on peut appeler *électroïde* ou simplement *électricité :* ou bien on peut dire qu'il se développe de ces liquides et de leur mise en contact avec la peau, aux points où les nerfs s'en approchent le plus, une force électro-motrice comparable à celle qui donne issue au courant des piles galvaniques. Quoi donc ! les corps vivants n'ont-ils pas leurs courants électriques ? Et Galvani n'a-t-il pas mis en évidence l'électricité animale, qui a fourni au célèbre Matteucci des appareils comparables aux piles électriques ordinaires ? Et puis, l'électricité est-elle si bien connue aujourd'hui qu'on doive croire qu'elle est toute et uniquement dans les cabinets et dans les bouteilles de

Leyde ? Enfin, soit que mes électricités se trouvent réellement renfermées dans les substances d'où elles sont
tirées, soit que le contact avec la peau les développe,
j'aime à appeler ces remèdes extraordinaires, ces principes si puissants : « *électricités.* »

Auparavant je faisais colorier en *rouge, jaune paille,
vert, bleu,* etc..., les liquides électriques. Je me suis
aperçu que l'expédient prêtait un peu à la sophistication
commerciale ; je ne colorie plus ; j'envoie toutes les électricités incolores, ou à peu près, ne marquant que sur
les étiquettes les noms d'électricité : *rouge, jaune, verte,
bleue, blanche,* noms que je retiens également pour la
nomenclature de la thérapeutique nouvelle.

Les électricités ne s'appliquent ordinairement qu'à
l'extérieur, comme nous allons l'indiquer ; elles suffisent souvent quand le mal n'est que passager, et quand
il n'y a ni lésion interne, ni altérations organiques. C'est
le cas d'une foule de douleurs. On aurait tort dès lors
de les considérer comme de simples *palliatifs.* En général, les électricités convenablement ménagées prêtent
un puissant secours à la production de la guérison
complète d'une maladie qui, pour le fond, réclame les
remèdes internes.

INDICATIONS GÉNÉRALES

SUR LES

remèdes électro-homéopathiques

Les remèdes électro-homéopathiques produisent une action douce, très souvent instantanée, mais généralement progressive et telle, que souvent les effets sensibles ne se prononcent qu'au bout de quelque temps ; ce temps est de quelques minutes dans les maux aigus, et de quelques jours dans les affections profondes et chroniques à marche lente. En cela encore il y a similitude entre le remède et la marche de la maladie.

On peut constater l'action instantanée des remèdes dès que l'on donne quelques grains à sec d'antiscrofuleux à une personne évanouie, menacée de paralysie, prise du mal de mer, de dyssenterie, etc.; on verra le mal disparaître à l'instant. Il m'est arrivé de délivrer subitement de l'état d'ivresse des individus au moyen de quelques globules d'antiscrofuleux.

Il m'est aussi arrivé de voir des personnes hystériques, convulsionnaires et angioïtiques s'évanouir au contact de l'électricité rouge ou jaune. Or, 8 ou 10 globules d'antiscrofuleux à sec ont constamment détruit cet effet instantané.

Il en est de même pour un commencement de

choléra, de diphtérite, d'un dérangement d'estomac,
d'une indigestion, etc.... La purification du sang, dans
la plupart des cas, est rendue visible par l'élimination des
principes morbides et étrangers qui sont chassés de
l'organisme, tantôt par des transpirations abondantes,
des expectorations, des dépôts dans les urines, tantôt par
l'éruption d'une série de furoncles, ou par des diarrhées
qui n'ont rien d'alarmant et ne causent aucune souffrance.

C'est surtout quand on a affaire à des plaies, des
anévrismes, des tumeurs et des douleurs qu'il convient
d'avoir recours à l'application des remèdes externes. On
se rappelera cependant qu'à l'extérieur, nos remèdes ne
font qu'aider le traitement interne, tout en suivant la loi
allopathique, et qu'il faut donc en augmenter la dose
pour rendre leur effet plus puissant. C'est le contraire
qui a lieu pour les remèdes internes.

SPHÈRE D'ACTION DES REMÈDES
en globules

Antiscrofuleux

Les antiscrofuleux, notamment le 1 et le 5, sont les plus remarquables par leur puissance et par l'étendue de leur sphère d'action.

Ils tendent à annuler les principes psoriques, herpétiques, scrofuleux, dont l'organisme, ainsi qu'on l'a dit, est plus ou moins imprégné. Ces principes, par leur nature, tendant constamment à s'accumuler, finiraient par produire de graves infirmités ou une vieillesse prématurée. L'action des antiscrofuleux suffisamment prolongée en débarrasse l'économie. C'est pourquoi ces remèdes guérissent la cause de 9 maladies sur 10, comme il résulte, d'ailleurs, de l'expérience; d'ou il faut conclure que la plupart des maladies proviennent de la *scrofule* qui, selon nous, n'est que la lèpre héréditaire et la conséquence de la syphilis.

C'est par la même raison que les antiscrofuleux préviennent les maladies. Les autres remèdes coupent au début le mal, mais ils ne le préviennent pas; tandis que les antiscrofuleux, en purifiant la constitution psorique, empêchent le mal d'arriver.

Les antiscrofuleux sont donc les seuls de tous mes remèdes que l'on puisse prendre préventivement, pour se garantir des maladies, pour assurer la santé par de bonnes digestions, un sommeil tranquille et réparateur ; pour se prémunir contre la tendance aux refroidissements, aux fluxions, à une multitude de petites souffrances, qui sont pour la plupart du temps le principe d'infirmités plus graves.

Des familles entières, et même des populations peuvent se mettre à l'abri de bien des maladies, et se régénérer par l'usage habituel de l'antiscrofuleux, mêlé aux aliments ou à l'eau de table.

Les antiscrofuleux ont en outre une action spéciale sur les affections suivantes : myélite ou spinite aiguë et chronique ; rachialgie, paralysie de l'anus et de la vessie, sciatique, conjonctivite chronique, blépharophthalmie catarrhale, rhumatismale, scrofuleuse, épidémique, exenthématique ; fistule lacrymale, conjonctivite granuleuse, contagieuse, purulente ; cataracte commençante ; phlegmon oculaire, diminution et affaiblissement de la vue ; otalgie, mucosité chronique du conduit auditif extérieur, othorrhée purulente, surdité, hallucination acoustique ; coryza, ozène, inflammation scrofuleuse du nez, odorat perverti ; stomatite aiguë et chronique, fistule des conduits salivaires, exagération de la sécrétion salivaire, fistule des gencives, suppression ou exagération du goût ; angine aiguë ; chronique, (alterner avec les angioïtiques), érysipélateuse, phlegmoneuse, épidémique, exanthématique, hypertrophie des amygdales, hydrophobie, croup, laryngite ordinaire et herpétique, voix enrouée ; irritation gastrique, gastralgie, hoquet, dyspepsie, gastrite chronique muqueuse, — produite par la répercussion d'un principe herpétique — indigestion, boulimie, aigreurs d'estomac, vomissements nerveux et spasmodiques, mal de mer, pancréatite, constipation, diarrhée, séreuse et épidémique, colique des peintres, colique saturnine, ténesme du rectum; fièvres putrides intestinales (alterner avec le fébrifuge), fièvre gastro-entérite avec éruption miliaire (alterner avec le fébrifuge), ou avec diffusion morbide au cerveau ; hernies, spasmes de l'anneau herniaire ; diathèse humorale par suite de graves désordres survenus dans l'appareil digestif, blennorrhée du rectum, néphrite aiguë et chronique, néphrétalgie, essentielle ou symptomatique, diabète, albuminurie, suppuration et abcès des reins, affections de l'urètre, cystite aiguë et chronique (alterner avec angioïtiques), catarrhes de la vessie, gravelle, (héroïque contre cette affection), hydrocèle, spermatorrhée, pollutions involontaires, prostatite, névralgie urétrale, gale, teigne, herpès quelle que soit leur forme, impétigo, sueurs profuses des pieds, rhumatismes, goutte, lymphangite aiguë et chronique, adénites, adénite inflammatoire des ganglions lymphatiques de la nuque, du cou et des aines ; goître, etc.

Antiangioïtiques

Ces remèdes sont les régulateurs et les purificateurs du sang ; ils agissent sur l'ensemble du système circulatoire et principalement sur le cœur et tous ses désordres.

Par la raison que les viciations du sang entraînent des viciations correspondantes dans la lymphe et *vice-versà*, il est souvent nécessaire d'alterner dans le traitement les angioïtiques avec les antiscrofuleux ou les anticancéreux, ou avec les remèdes spéciaux. Ainsi, lorsque dans certaines altérations du système sanguin, telles que varices, hypertrophie du cœur, etc., il se présente en même temps un engorgement du foie, pour lequel les fébrifuges sont spécifiés, on alternera, soit à l'intérieur soit à l'extérieur, les angioïtiques avec les fébrifuges.

Lorsque les électricités appliquées à l'extérieur ne donnent point d'effet, on doit songer à l'existence d'une altération grave dans le sang ou dans la circulation. Dans ce cas, on substituera avantageusement à l'électricité, des compresses, des onctions ou des bains d'anti-angioïtiques.

Outre cette action générale, ces remèdes possèdent une action spéciale sur les affections pathologiques qui suivent :

Congestion cérébrale active ou passive, méningite aiguë ou chronique, encéphalite, vertiges et céphalalgie sanguine, léthargie, somnolence provenant d'une inflammation ou d'une congestion du cerveau, *trismus* et spasmes des muscles de l'œil, du visage, de la bouche, de la langue, lorsqu'ils sont symptomatiques d'une inflammation cérébrale, période aiguë de la monomanie et en général de toutes les aliénations mentales, insolation, apoplexie sanguine ou traumatique avec épanchement hémorragique et paralysie latérale ou bilatérale ; pulmonite aiguë et chronique ; artérite pulmonaire, pneumonie, pleurésie simple (pendant ces trois dernières affections, alterner avec les pectoraux), congestion pulmonaire, péricardite, cardite, endocardite aiguës ou chroniques, hydro-péricardite, sténocardite, évanouissements, syncopes, congestion et apoplexie cardiaques, palpitations, anévrismes, et autres lésions organiques du cœur, aortite thoracique et abdominale, artérite générale, angioïte et angiocardite, fièvres inflammatoires aiguës (alterner avec fébrifuge), phlébite viscérale ou traumatique, affections variqueuses, etc.

Anticancéreux

Ces remèdes déploient leur action spécifique contre toute maladie scrofuleuse arrivée aux stages les plus graves, tels que, squirrhes, tumeurs froides, etc., qui, par cette raison, se montrent rebelles à l'action des antiscrofuleux.

La guérison du squirrhe et du cancer est certaine tant que les organes essentiels de la vie ne sont pas trop profondément atteints, ou que la prostration des forces, l'envahissement du mal et la rapidité de sa marche ne sont pas arrivés au point où il ne reste plus au remède le temps nécessaire pour purifier le sang. C'est ce qui arrive surtout lorsque la fièvre de résorption a commencé. Dans ce cas extrême, on perd la certitude de la guérison, non pas la certitude de soulager, de diminuer ou d'enlever les douleurs et de reculer l'heure de la mort. Mais il est dit :

Principiis obsta, sero medicina paratur
Quum mala per longas invaluere moras.

Ce qui signifie qu'il faut combattre le mal au début, et non pas attendre que l'homme soit mort ou réduit à l'impossibilité de guérir.

Le premier effet des anticancéreux est souvent de paraître aggraver le mal ; la raison en est l'action même du remède qui va remuer les profondeurs de l'organisme pour en expulser les principes cancéreux et séparer en quelque sorte les parties vivantes de celles qui déjà se trouvent à l'état d'éléments morts.

Parfois aussi le bon effet paraît être stationnaire pendant le temps nécessaire pour que le remède pénètre et sature, pour ainsi dire, l'organisme. Mais, ce point de saturation arrivé, la guérison commence et marche de plus en plus rapidement. Le traitement de ces maladies peut durer des mois, quelquefois des années ; plus ou moins de temps selon l'état du mal à combattre. Il peut se présenter des difficultés toutes particulières, des stationnements et même des rechutes partielles; mais il ne faut pas se décourager : la persistance finira certainement par l'emporter, si cela est humainement possible ; car les remèdes ne trompent pas et ont un effet assuré.

Une fois commencée, il ne faut jamais interrompre la cure du cancer ; on s'exposerait à des rechutes souvent irréparables. Je le dis avec connaissance de cause; qu'on y fasse grande attention.

Les anticancéreux qui donnent les meilleurs effets dans le traitement du cancer sont : anticancereux 1°, anticancereux 4°, anticancereux 5°.

Les anticancéreux sont aussi les spécifiques des spasmes de la matrice, des accouchements laborieux, des cancers , tumeurs et endurcissements de l'ovaire ; la métrite séreuse, muqueuse, gramuleuse aiguë et chronique ; les leucorrhées, polypes de l'utérus, les hypertrophies du col de l'utérus, vaginite aiguë et chronique, vulvite, fistule du vagin, suppuration et abcès des mamelles, squirrhes et cancers du sein, ascite, ovairite, tumeur goutteuse, etc.

L'anticancéreux 2 a une action plus douce et plus profonde ; il combat plus spécialement les hydropisies.

L'anticancéreux 4 a une action contre le cancer et spécialement contre les maladies des os telles que : ostéite aiguë et chronique, ostéomyélite, inflammation des articulations, coxalgie, arthrocax, coxarthrocax, gonarthrocax, pédarthrocax, rachiarthrocax des différentes régions de la colonne vertébrale, carie des os, nécrose des os, douleurs ostéocopes ou névralgie des os quand elles ne proviennent pas de la syphilis, périostite, périostose, panaris osseux.

L'anticancéreux 5 a une action bien plus profonde et toute spéciale dans les cavernes pulmonaires ; c'est celui qu'on emploie pour l'usage externe.

L'anticancéreux 10 est un composé de *dix* anticancéreux.

Fébrifuges N° 1 et N° 2

TABLEAU DES PRINCIPALES AFFECTIONS PATHOLOGIQUES CONTRE LESQUELLES ON DOIT EMPLOYER CES SPÉCIFIQUES

Affections intermittentes et périodiques, fièvres quotidiennes , fièvres tierces ou quartes , fièvres pério-

diques simples et compliquées, fièvres pernicieuses,
affections névralgiques intermittentes, telles que le tic
douloureux intermittent, céphalalgie intermittente ;
affections névrosiques dont le centre se ramifie aux ganglions abdominaux et thoraciques du grand nerf sympathique ; névrose cardiaque avec palpitations ; suffocation respiratoire ou dyspnée névrosique ; symptômes
magnétiques, tels qu'extases, somnambulisme, clairvoyance spontanée, à la suite d'une névrose du plexus
solaire ou du ganglion semilunaire ; névrose hystérique
et ovarique ; désordres morbides dans les différentes
fonctions de la vie organique, ou végétative, affections
du foie, de la rate, telles que hépatite aiguë et chronique,
hépatalgie, engorgement chronique du foie, ictère, splénite aiguë et chronique, hypocondrie.

La nature, toujours sublime dans ses fins, a placé le
centre de l'intelligence, de la volonté, la faculté du sentiment et du mouvement, dans le cerveau et dans la
moelle épinière ; mais elle a dû aussi penser à créer un
système d'innervation dont l'office est de veiller sur un
ordre de phénomènes qui se succèdent sans trêve dans
notre organisme, c'est-à-dire, aux fonctions de la nutrition et de la décomposition organique, et qui puisse agir
indépendamment et presque à l'insu de la partie centrale
du système nerveux cérébro-spinal, qui sert à maintenir
la vie de relation (1).

(1) Quelle source d'ennuis et de malaises pour la partie la plus
sublime de l'homme, pour l'intelligence, pour la pensée, si ces
fonctions d'un ordre si élevé devaient être continuellement dis-
traites de l'estimation des moindres actes de la vie végétative et
organique si bien illustrée par les travaux classiques de l'immortel
Bichat.

C'est pour cela que la nature a sagement créé un système nerveux particulier dit ganglionnaire, ou nerf grand sympathique, ou nerf trisplanchnique, situé de chaque côté de la colonne vertébrale, depuis son sommet, et commençant depuis le filet nerveux anastomotique du ganglion optique jusqu'à l'extrémité inférieure de cette même colonne. C'est un ensemble de filets nerveux particuliers qui sont interrompus par des ganglions, et engendrent, de temps en temps des plexus nerveux, se croisant avec les filets nerveux, moteurs ou sensitifs du système nerveux de la vie animale ou de relation. En même temps, ils investissent les grands vaisseaux sanguins thoraciques et abdominaux, auxquels ils forment comme une espèce de gaîne, et les accompagnent dans toutes les parties du corps où ils portent leur influence nerveuse, ou le souffle de la vie de nutrition.

L'œil est fortement influencé par le ganglion ophthalmique; l'organe de l'ouïe, tous les organes du cou, tels que la gorge, le larynx, par le plexus et les filets des ganglions de la région cervicale; le cœur, l'aorte et les poumons par un réseau de filets constituant autant de plexus très considérables. Combien de phénomènes névrotiques se trouvent occasionnés par des maladies des ganglions semilunaires et du plexus solaire, dont la puissance ou exaltation, chez une personne nerveuse, est élevée au point de constituer presque un second cerveau, qui est peut-être le siège de l'intuition et enfin quelquefois des phénomènes de la clairvoyance? Combien de névropathies et de névroses psychiques ne se développent-elles pas, principalement chez les femmes nerveuses, délicates ou vaporeuses, à la suite de maladies du plexus solaire ?... C'est probablement à cause de ces considérations que Stahl y a placé le siège de l'âme, et Van-Helmont le principe de la vie... Des deux côtés de l'abdomen jusqu'au coccyx, on observe une distribution d'innombrables filets nerveux et de ganglions du nerf grand sympathique : d'un côté, ces filets se dirigent sur les organes de la digestion et de l'appareil génito-urinaire; de l'autre, ils se rejoignent et se croisent avec d'autres filets, des nerfs rachidiens, jusqu'à ce qu'ils se joignent aux vaisseaux sanguins abdominaux qu'ils accompagnent à leur destination dans les extrémités inférieures.

Quand les sensations, qui sont dans le domaine de ce second ordre du système nerveux, ne sont pas trop violentes, elles ne sortent pas de leur sphère; mais, si elles sont arrivées à un trop haut diapason, elles dépassent cette barrière physiologique et se répercutent sur le système cérébro-spinal, avertissant l'âme du désordre qui arrive dans la vie végétative, ou bien elles constituent une splanchnopathie ou affection morbide du système nerveux ganglionnaire.

Les affections morbides du grand nerf trisplanchnien et les effets consensuels qui en résultent, dans les différents organes de notre corps, exigent, de la part du médecin, beaucoup de tact pour le diagnostic ; mais l'œil exercé du clinicien arrivera bientôt à distinguer, dans les maladies de nos organes, ce qui dépend de l'affection locale et ce qui n'est que le symptôme d'une splanchnopathie. Certaines espèces de diplopie (spécialement dans l'elminthiasie)

avec dilatation de la pupille et avec un cercle bleuâtre autour de l'orbite ; certaines amauroses accompagnées d'une
difficulté de la nutrition et de faiblesse dans les facultés digestives proviennent, bien souvent, d'une affection morbide assez profonde du nerf grand sympathique.
Certains spasmes nerveux à la gorge, au larynx, suffo-
cations de la respiration sans cause inflammatoire ou organique, des évanouissements ou lipothymie, des palpitations cardiaques, exemptes de causes organiques, ou
d'autre maladie préliminaire de cet organe, ont aussi
leur source dans une altération névropathique des filets
ou ganglions, ou dans quelque plexus nerveux du grand
nerf trisplanchnique.

Quand on doit entreprendre le traitement de ces
souffrances vagues et sans caractère fixe, l'on devra toujours commencer avec quelques doses d'antiangioïtique
ou d'antiscrofuleux, selon la constitution de l'individu ;
et, si ce traitement ne réussissait pas, on sera sans doute
plus heureux en employant le fébrifuge numéro 1 en
dilution et le numéro 2 en compresses ou onctions aux
hypocondres.

Toutes les affections du plexus solaire dans le nombre
desquelles nous devons placer le somnambulisme spontané, l'extase, les différentes gradations de sensibilité
morbide (la sensibilité ou *sensiblerie* dont les variétés sont
infinies chez les pauvres femmes *incomprises*), quelques
névroses psychiques du plexus solaire, l'hypocondriasie,
enfin la nostalgie, requièrent l'usage du spécifique dont
nous nous occupons présentement. Bien souvent la catalepsie est provoquée par une exaltation morbide de la

sensibilité du plexus solaire ; pour ce motif on devra la combattre avec ce spécifique, en continuant le traitement pendant longtemps, afin d'empêcher le retour d'une maladie qui peut facilement dégénérer en épilepsie. Mais je ne m'arrêterai pas devant le diagnostic de ces maladies, dont les gradations morbides multiples et variées exigent une attention et une méditation presque philosophique dans leur estimation. Je préfère parler d'un ordre d'affections qui ne sont que trop familières partout, et qui s'observent à chaque instant dans la pratique médicale, qui sont endémiques dans quelques localités déterminées, quoiqu'elles puissent se manifester dans toutes les situations chorographiques, sans en excepter aucune ; nous voulons parler des fièvres intermittentes simples, compliquées et pernicieuses.

C'est un axiome de la science pathologique, et la raison anatomique et physiologique l'admet sans contestation, que les affections périodiques en général, et les fièvres intermittentes en particulier, dépendent d'une affection névropathique du nerf grand sympathique, ou du système ganglionnaire, accompagnée d'une altération plus ou moins marquée de l'appareil circulatoire et gastro-entérique. Quel que soit l'acte morbide dont se serve la nature pour faire surgir un accès de fièvre, nous n'en rechercherons jamais la cause primitive, du moment que l'anatomie et la physiologie nous enseignent, que le nerf trisplanchnique embranche ses fils sur la grande artère aorte jusqu'à la plus petite artère capillaire de notre corps ; que la circulation s'accomplit sous l'influence du grand nerf sympathique. C'est ce qui nous explique les frissons, le ralentissement de la circulation, l'arrêt du pouls, la chair de poule, que l'on ressent au commencement de l'accès ou période spasmodique du nerf grand sympathique, la chaleur ou la sueur, avec augmentation de circulation dans la période de réaction (puisque après l'action vient la réaction). Mais ce qu'il importe le plus à l'humanité de connaître, c'est un traitement énergique qui, en guérissant ces affections, ne laisse plus les tristes conséquences que l'on observe à chaque moment dans le traitement des fièvres périodiques.

L'action profonde et non perturbatrice des fébrifuges attaque de front la cause morbide, mais ne produit aucun des terribles effets qui résultent de l'emploi à tort et à travers d'une multitude de remèdes contre les fièvres intermittentes.

Une fois que l'on aura coupé un accès de fièvre, il ne sera pas prudent de s'endormir sur un tel succès, mais on devra continuer l'usage du fébrifuge pendant quelque temps, afin d'arracher la cause morbide constituée par une oscillation anormale des fibres nerveuses du nerf grand sympathique et afin de prévenir les rechutes si fréquentes dans ces maladies. Il sera également bon, chaque fois qu'on pourra le faire, d'éloigner pour quelque temps le malade du lieu où il a contracté les fièvres intermittentes.

L'œil exercé du clinicien distinguera facilement la simple suspension de l'accès périodique et sa guérison radicale. Dans le premier cas, quoique le malade soit délivré de l'accès, il ne jouit pas pour cela de la même élasticité et du même élan vital dont il jouissait auparavant; le pouls serré et misérable, la langue d'un blanc jaunâtre,

indiquent que le germe morbide couve dans l'organisme, et que l'on doit continuer l'usage du fébrifuge
alterné quelquefois avec le spécifique antiscrofuleux ou
antiangioïtique, suivant la constitution de l'individu.
Il peut se faire que les fièvres intermittentes soient
suivies d'une affection secondaire, chronique, telle
qu'un engorgement du foie, de la rate, du mésentère,
de troubles dans la digestion, de gonflement abdominal et d'une enflure générale. Les spécifiques
antiscrofuleux et anticancéreux, continués pendant
longtemps, feront disparaître tous ces ennuyeux restes
d'une maladie qui a été mal guérie. De tels revers sont
réservés à ces pauvres malheureux qui se laissent administrer de fortes doses de quinine par des médecins qui
croient guérir une fièvre intermittente en supprimant
l'accès par ce moyen, qui, étant si précieux, devrait être
employé avec beaucoup d'égard, parce qu'il est toujours meurtrier quand on ne suit pas un traitement préliminaire afin d'ôter un centre inflammatoire, ou un
embarras gastro-entérique prononcé.

Des conditions fébriles lentes (à la fin l'angioïte lente)
des gastro-entérites, avec gonflement et sensation de gonflement à l'estomac après les repas, avec décomposition
de la crase du sang, source de l'hydropisie du ventre et
des extrémités inférieures, de l'anasarque ou gonflement
hydropique général, sont presque toujours les conséquences de cette mauvaise méthode de supprimer les
accès de fièvres, sans s'assurer auparavant de leurs
complications.

L'Électro-Homéopathie, assez puissante dans son

action et assez raisonnable dans sa manière d'opérer, ôte toute complication et guérit ensuite la cause morbide, en agissant sur la source du mal, et après cela, l'accès n'a plus aucune raison de continuer. Quelquefois le quinquina, employé comme chacun sait, n'a pas non plus la faculté de suspendre pour quelques jours les accès fébriles, ou, s'il y réussit, ce n'est que pour peu de temps, et au prix de graves dangers auxquels on expose l'organisme. C'est spécialement sur de tels cas réfractaires et qui s'observent dans certaines localités en grandes proportions, que mes remèdes obtiennent de splendides résultats. Mais si l'on veut ne pas avoir un retour de la maladie, il est nécessaire que le médecin et le malade aient une très grande constance dans l'usage des fébrifuges, afin de se débarrasser d'une espèce d'habitude de périodicité, contractée par le système ganglionnaire.

Les fièvres intermittentes en général et les fièvres pernicieuses en particulier, sont l'effet d'un empoisonnement au moyen d'un principe miasmatique répandu dans l'air, connu sous le nom de miasme paludéen, qui provient de points marécageux et de la décomposition de substances végétales et animales. Sous ce rapport, le miasme cholérique peut à bon titre être comparé au miasme paludéen, avec cette différence toutefois que ce dernier s'attache plus particulièrement au système nerveux ganglionnaire, tandis que le premier dirige ses meurtrières attaques sur le système nerveux, cérébro-spinal et sur un grand nerf essentiel de l'appareil cérébral qui est le nerf pneumo-gastrique, qui, suivant nous, est le trait d'union entre la vie organique et la vie animale ou de relation.

J'ai vu des gonflements, des obstructions et des indurations énormes et opiniâtres du tissu hépatique, disparaître par les fébrifuges. Donnés contre les fièvres au début de la maladie qui n'est pas encore déterminée, ils suffisent souvent pour la couper et, quand ils ne peuvent la conjurer, ils la mitigent certainement.

Des compresses ou des onctions à la région de la rate, faites avec le fébrifuge 2, donnent d'excellents résultats dans toute espèce d'infirmités ; ce qui devrait suffire pour faire voir l'importance de ce viscère dont les physiologistes n'ont pas encore assigné le rôle ; mais il est dans la science classique, plus d'un point noir qui se trouvera éclairci par les effets mêmes des nouveaux remèdes. Les divisions classiques des maladies, entre autres, n'ont plus une valeur bien réelle en plusieurs cas, si nous en jugeons par les effets des antiscrofuleux qui, montrent clairement l'origine commune d'une foule de maladies apparemment très diverses.

Vermifuges 1 et 2

S'emploient contre tous les vers intestinaux, sans exception, des ascarides jusqu'au ténia et au trichocéphale. On peut en prendre en raison de 40 ou 50 globules pour un verre d'eau. Quand une maladie, surtout si elle est chronique, résiste au spécifique qui lui est propre, il est bon d'administrer quelque dose de vermifuge, puisque la présence des vers intestinaux peut, en divers cas, paralyser l'action des remèdes.

Pectoral 1

Il est spécifique contre les affections suivantes : irritation de la membrane muqueuse de la trachée et des bronches, bronchite aiguë et chronique, bronchite capillaire, folliculaire, trachéite et bronchite produite par des émanations sulfureuses, bronchorrhée, et, en général, contre toutes les affections des bronches.

Pectoral 2

C'est un spécifique puissant contre les affections suivantes : pulmonite, pneumorrhagie symptomatique de la fusion tuberculeuse, phthisie tuberculeuse, phthisie lente et galopante, emphysème pulmonaire.

Pectoral 3 et Pectoral 4

Sont indiqués dans l'écoulement catarrhal des bronches, catarrhe chronique et catarrhe suffoquant des vieillards et dans toutes les espèces de toux.

Remède nouveau ou Antilymphatique
(TROUVÉ RÉCEMMENT)

A une action universelle sur le sang comme sur la lymphe. S'emploie de préférence pour l'usage externe : en bains, onctions et compresses.

Antivénérien

CHEZ L'HOMME

Syphilis primaire. — Ulcère commun, ulcère élevé, ulcère induré ou huntérien, ulcère phagédénique ou gangréneux, ulcère serpigineux ou herpétique ; herpès syphilitique au prépuce, ulcère dans l'urètre, ulcère à l'anus, à la langue, aux lèvres, etc., etc...; bubon syphilitique *d'emblée,* bubon virulent, bubon avec les symptômes de l'ulcère ; phimosis et paraphimosis produits par la présence d'ulcères sur le prépuce.

Affections syphilitiques secondaires. — Adénites inguinales, cervicales, sous les aisselles, avec ou sans suppuration des glandes lymphatiques à la suite d'une *contagion vénérienne* constitutionnelle ; affection ulcéreuse des membranes muqueuses, comme, par exemple, la stomacale syphilitique ; glossité syphilitique ; angine syphilitique avec ulcération des tonsilles, du voile du palais, de la luette, du pharynx, etc.; laryngite syphilitique avec aphonie ou enrouement ; ozène syphilitique avec ulcération de la membrane schneidérienne; tubercules muqueux dans le voisinage des ouvertures sphinctériques, comme par exemple, aux lèvres ou à l'anus; tubercules muqueux à la langue; iritis syphilitique; amaurose syphilitique et mercurielle ; orchite syphilitique, ophthalmie syphilitique ; conjonctivite syphilitique ; névralgie syphilitique oculaire, etc. ; affections secondaires de l'enveloppe cutanée ; roséole syphilitique ; gale syphilitique ou syphilis pustuleuse ; dermite syphilitique écailleuse ou lèpre syphilitique ; psoriasis syphilitique diffuse, psoriasis palmaire et plantaire, psoriasis noire ; affections syphilitiques de la matrice des ongles ; dermite syphilitique pustuleuse croûteuse ; dermite syphilitique pustuleuse ou *rupia syphilitique;* chute des cheveux ou alopécie, à la suite de dermite syphilitique avec pustules qui attaquent les bulbes des cheveux ; tumeurs syphilitiques ; affections syphilitiques compliquées, comme dermite écailleuse, papuleuse et croûteuse en même temps.

Syphilis tertiaire. — Affections du tissu osseux ou fibreux ; douleurs ostéocopes nocturnes aux os de la tête, du nez, de la face, et des extrémités inférieures et supérieures, etc. ; douleurs rhumatismales dans toutes les articulations et suivant le trajet des parties fibreuses ; névralgie, sciatique syphilitique ; périostite aiguë et chronique ; osteite syphilitique ; ostéite des os frontaux avec la *couronne de Vénus ;* carie et nécrose des os, et spécialement des petits os du nez, du palais, des os du front, et des cellules mastoïdes ; periostite ; exostose ; tumeurs gommeuses; tumeurs tophacées ; ramollissement des os ; friabilité des os ; cachexie syphilitique et mercurielle ; hydrargirie, etc.

Infections blennorrhagiques primaires. — Urétrite aiguë blennorrhagique ; urétrite érysipélateuse ; urétrite

engourdie ; urétrite sèche ou blennorrhée cordée ; blennorrhagie urétrale ; blennorrhée chronique ; phimosis et
paraphimosis ; balanite ou blennorrhée fausse.

Symptômes blennorrhagiques secondaires. — Orchite
blennorrhéique ; ophthalmie blennorrhéique ou ophthalmie blennorrhagique ; ulcères cornés à la suite de
l'ophthalmie blennorrhagique et syphilitique ; rhumatisme blennorrhagique ; excroissances, végétations ou
choux-fleurs au prépuce, à la glande, à l'anus, aux
lèvres, etc...

Symptômes blennorrhagiques tertiaires. — Dégéné-
ration de la membrane muqueuse urétrale ; retrécis-
sement urétral ; obstacles valvulaires ; obstacles muqueux ; obstacles fibreux ; excroissances et végétations
dans l'urètre ; névralgie aux parties fibreuses du corps
et dans le corps caverneux de la verge chez les personnes qui sont atteintes depuis longtemps d'affections
blennorrhéiques ; catarrhe de la vessie, chronique chez
ces mêmes individus.

CHEZ LA FEMME

Syphilis primaire. — Ulcères aux grandes et petites
lèvres de la vulve ; ulcères à la fosse naviculaire du
vagin, au col de l'utérus et à l'orifice vaginal ; ulcères
aux bouts des mamelles ; ulcérations du vagin avec
fistule vésico-vaginale ou vagino-rectale.

Syphilis secondaire. — Tubercules muqueux à la
vulve et à la pointe des mamelons, etc...; métrite
chronique, avec ovarite consensuelle chez les femmes
infectées de la syphilis secondaire.

Infection blennorrhagique. — Vulvite; vaginite; urétrite gonorrhoïque; métrite gonorrhoïque (affection gonorrhoïque du col et de l'orifice vaginal de l'utérus).

Symptômes blennorrhagiques secondaires. — Obstacles urétraux (mais très rares); excroissances ou sycosis aux grandes et petites lèvres, mais spécialement au col de l'utérus.

Symptômes blennorrhagiques tertiaires. — Le squirrhe l'ulcère de la matrice spécialement après la cautérisation du col de l'utérus.

Syphilis des nouveaux nés. — Ophthalmie syphilitique blennorrhagique des nouveaux-nés, affections syphilitiques et blennorrhagiques héréditaires, etc., etc.

SYPHILIS

Je me propose avant tout de parler, mais en passant, de l'histoire de cette maladie qui a donné lieu à une quantité d'opinions assez contradictoires; car l'exposé de toutes les élucubrations publiées à ce sujet ne seraient d'aucune utilité pratique pour le traitement et ne seraient qu'un essai de vaine érudition mal placée dans cet ouvrage. Chacun connaît les différentes dénominations qu'on lui a appliqué, telles que mal de Saint-Roch, de Saint-Jacques, mal de Naples, mal de France, etc. Fernel a laissé ces dénominations, nommant *mal vénérien* les affections morbides qui sont le résultat d'un coït impur. Quelques auteurs font remonter la syphilis, ainsi que la gale,

à la plus haute antiquité; s'appuyant sur quelques pas-
sages de la Bible, ils veulent prouver son identité avec la
lèpre du peuple hébreux, et enfin, ils prétendent que les
douleurs nocturnes qui faisaient si cruellement souffrir
David, et les plaies hideuses dont était couverte la peau
du pauvre Job, n'étaient autre chose que des symptômes
syphilitiques.

Quoi qu'il en soit, il est un fait certifié par la science,
c'est que la première nouvelle de l'invasion de cette
maladie et de sa propagation par la contagion remontent à l'année 1494. L'armée française l'importa à Naples
et, vu sa nature très contagieuse, elle fit le tour de l'ancien
monde et, après la découverte de Christophe Colomb,
elle porta son tribut de malheurs au nouveau monde.

Infection syphilitique. — On connaît la route que
suit l'infection syphilitique pour s'introduire dans l'organisme : c'est directement par le coït, par la pédérastie,
par les baisers lascifs (quand il existe des ulcères primitifs, dans la période virulente ou contagieuse, à la
langue ou aux lèvres, provenant d'une passion dégra-
dante), au moyen du contact de plaies et de surfaces
dépouillées de leur épiderme à la suite du virus syphilitique. L'infection vient indirectement quand le principe
contagieux s'est attaché aux objets mis en contact avec
les membranes muqueuses ou une partie quelconque
excoriée des corps, par exemple : un cigare, une pipe,
une cuillère, une baignoire. Le médecin-accoucheur ou
l'accoucheuse peuvent prendre la syphilis en introduisant
la main dans le vagin d'une femme infectée. Le nou-
veau-né, à sa première apparition dans le monde, peut

s'infecter soit dans le vagin, soit sur les lèvres de la vulve, s'il s'y trouve un ulcère dans sa période contagieuse ; dans cet état, le virus syphilitique ou blennorrhagique peut aller d'une part à l'autre de notre corps, si nous frottons, sans y faire attention, les yeux, le nez, les lèvres avec les doigts qui l'auraient touché, en soignant un ulcère syphilitique ou en comprimant le bout de l'urètre pour en faire sortir l'écoulement blennorrhagique.

Le temps qui s'écoule entre l'invasion et le développement de cette maladie varie entre vingt-quatre ou quarante-huit heures et quinze ou vingt jours ; mais, ordinairement, c'est entre le troisième et le sixième jour que l'infection syphilitique ou blennorrhagique fait son apparition ; en général, cette dernière apparaît plus promptement.

Infection syphilitique, blennorrhagique ou gonorrhéique. — *Premiers symptômes.* — A la suite d'un coït impur, l'organisme humain peut être infecté par deux miasmes, qui, dans leurs progrès, dans leurs symptômes et dans leurs résultats pathologiques, se distinguent entre eux d'une manière bien marquée : l'un est le miasme vénérien syphilitique ou mal vénérien ; l'autre est l'infection gonorrhéique, ou blennorrhagique urétrale, vaginale, vulvaire et enfin conjonctive,

Infection syphilitique. — L'infection syphilitique nous donne l'ulcère virulent et le bubon primaire ou *bubon d'emblée* comme premiers symptômes. Si l'ulcère se trouve sur le prépuce, il peut produire le phimosis ou le paraphimosis, qui sont deux espèces particulières d'inflammation du prépuce qui empêchent, la première de recouvrir le gland, et la seconde de le découvrir. Si quelques gouttes de pus syphilitique d'un ulcère du col de la matrice d'une femme pénètre dans l'urètre de l'homme, pendant le coït, il en résulte la blennorrhagie urétrale syphilitique qui figure aussi parmi les symptômes primitifs.

Symptômes secondaires ou infection constitutionnelle. — Dans les symptômes secondaires, on a le bubon ou adénite syphilitique aux aines, après la cicatrisation des ulcères, spécialement si celle-ci a été occasionnée par la mauvaise et très dangeureuse méthode de la cautérisation ; l'orchite syphilitique produite par la même cause, les engorgements (adénite syphilitique pathognomonique de l'infection générale) des glandes cervicales ; l'affection ulcéreuse des membranes muqueuses de la gorge, du larynx, de la bouche, l'alopécie ou chute des cheveux, l'ophthalmie syphilitique ou blennorrhagique, portée sur ces parties ; toutes les dermites syphilitiques, comme, les éruptions pustuleuses, papuleuses, crouteuses, les tubercules muqueux, sont tous compris dans l'ordre des phénomènes secondaires de l'infection vénérienne.

Symptômes tertiaires ou cachexie syphilitique. — Dans le nombre des résultats tertiaires de l'infection syphilitique, il est nécessaire de placer les douleurs ostéocopes, l'ostéite, la périostite et la périostose syphilitique, la carie et la nécrose des os frontaux, du nez et du palais osseux, des clavicules, du tibia, et les affections névralgiques du tissu fibreux ; enfin, comme dernier degré de l'empoisonnement du sang, à la suite du principe syphilitique : la cachexie générale ou consomption syphilitique.

Infection blennorrhagique. — Dans les résultats de l'infection blennorrhagique figurent l'urétrite gonorrhéique ou blennorrhagique (chaudepisse), dont il y a différentes espèces, comme la blennorrhée engourdie, érysipélateuse, l'écoulement cordé qui est une inflammation assez violente du canal urétral accompagné d'une grande tension de cette partie et d'érections assez douloureuses ; le phimosis et le paraphimosis, la balanite ou blennorrhée non déclarée qui est une inflammation avec sécrétion purulente de la muqueuse du prépuce ; les excroissances ou végétations que Hahnemann appelle sycosis et que l'on connaît vulgairement sous le nom de *choux-fleurs* ou *crêtes de coq* ; et après, quand l'écoulement aura été traité par le funeste usage des astringents, l'on obtiendra de terribles résultats, tels que les obstacles organiques de l'urètre.

Chez la femme, la contagion blennorrhagique produit la vulvite, la vaginite, la métrite blennorrhagique. Dans les déplacements de cette maladie nous avons l'ophthalmie blennorrhagique qui apparaît en se touchant les yeux avec les doigts salis par le *virus* blennorrhéique, ou bien à la suite de la cessation de l'écoulement urétral, qui cause les orchites blennorrhéiques (1). Nous en avons une preuve incontestable dans la guérison des orchites ou dans leur amélioration, quand

(1) Malgré ce que peut en dire le docteur Ricord, elle fut souvent constatée comme une des conséquences de la guérison des écoulements au moyen du copahu, du cubèbe ou d'autres substances astringentes.

l'écoulement recommence de plus belle et même avec
beaucoup d'intensité ; mais au moyen d'un traitement
rationnel de l'écoulement par un spécifique interne, on
le guérit très bien, sans avoir de nouveau à craindre la
métastase de l'urétrite sur le testicule. Mais le médecin doit surtout porter toute son attention, c'est sur
les ophthalmies blennorrhagiques purulentes ; car en
peu de temps elles peuvent faire perdre complètement le
globe oculaire ; les tristes effets de l'infection blennorrhéique peuvent s'étendre aussi sur notre corps et
être la cause de rhumatismes blennorrhagiques aux
genoux, à l'articulation coxo-fémorale et principalement
aux épaules.

Syphilis primaire. — Ulcère primitif. — Les premiers
ulcères nous apparaissent sous différentes formes, et
constituent une variété de séries, mais toutes de nature
syphilitique, et tous sécrètent une matière capable par
elle-même d'engendrer la contagion. Nous ne ferons
qu'une brève description de l'ulcère connu, car peu importe que l'on ait à traiter un ulcère ordinaire, ou un
ulcère induré huntérien ou un ulcère phagédénique ou
serpigineux qui est compliqué d'une affection herpétique
de la peau.

L'antivénérien ou spécifique antisyphilitique doit
toujours être la base du traitement, mais il devra être
alterné avec l'antiangioïtique dans le cas où le phagédé-
nisme ou gangrène de l'ulcère fût occasionné par un
organe vasculaire trop prononcé; ou, avec les antiscrofuleux, lorsque la cause de cette infirmité proviendra d'une
irritation de la membrane muqueuse de l'appareil digestif

ou d'un embarras gastrique, et enfin avec les anticancéreux dans le cas d'ulcère serpigineux.

L'ulcère se manifeste par une pustule ou par une
petite vessie qui se change bientôt en une croûte et laisse
paraître un ulcère ovale ou circulaire, dont le centre est
d'un blanc sale ou jaune ; les bords sont épais, coupés à
pic et entourés d'un cercle d'un brun roux et cuivreux ;
le fond de l'ulcère est tapissé par la membrane piogé-
nique de nouvelle formation pathologique qui secrète le
pus virulent et contagieux. Maintenant, après une si
simple explication, nous nous demandons s'il est possible, qu'en présence d'un miasme si vénéneux qui
ronge les tissus et produit des altérations histologiques
si profondes, les vases lymphatiques et les nerfs restent
impassibles ? S'il est logique de supposer que cette maladie puisse rester locale même pour une seule heure,
sans donner lieu à l'absorption ne serait-ce que d'une
très petite partie du miasme contagieux ; nous nous
demandons quelle confiance on peut avoir dans le
mode de traitement des ulcères avec des moyens locaux
et externes, comme, par exemple, avec la cautérisation ?
N'est-ce pas une manière évidente de refouler le virus
syphilitique dans l'organisme ? Mais pour en revenir à
l'opinion de la prompte diffusion du miasme vénérien
dans l'économie générale, tout de suite après l'absorption, on en a une preuve éloquente dans cette sensation
d'abattement, de malaise, d'irritation, de nausées, de
manque d'appétit, d'inquiétude pendant la nuit, qui
succèdent à un coït impur et se maintiennent jusqu'au
développement de la maladie au moyen de l'ulcère. Tous

ces désordres généraux ne pourraient trouver une explication dans le travail d'infection qui aurait lieu sur un
point microscopique de notre corps ; mais il est évident
qu'ils tirent leur origine d'une infection qui sera, dans les
premiers moments, s'il nous est permis de le dire, dynamique, c'est-à-dire, que ce sera le résultat de la lésion des
nerfs et des vases lymphatiques, au moyen de tel principe
vénéneux, mais qui deviendra matériel au moment du
développement de l'ulcère, soit au moment de la secré-
tion du pus virulent ; tandis que dans le cas contraire, on
devrait supposer que les vases lymphatiques ne seraient
plus doués de leurs facultés absorbantes.

Cette première période de la maladie est bien distincte de la période secondaire, dans laquelle l'affection
vénérienne extérieure, n'ayant plus l'ulcère comme
exutoire, déploie beaucoup plus son action maléfique sur
les membranes muqueuses internes et sur le système
lymphatique. L'Électro-Homéopathie, fidèle en tout à la
marche de la nature et à la composition de la maladie,
sera apte à accomplir cette double indication ; et, guérissant promptement et radicalement tous les germes des
maladies syphilitiques elle sera la condamnation la plus
puissante de ces méthodes barbares au moyen desquelles,
faisant des pauvres malades vénériens des baromètres
vivants, on ne faisait que masquer pour quelque temps le
principe syphilitique qui tend toujours à lever la tête.
Le mercure, étant employé d'une manière si grossière, ne
peut exercer une influence salutaire sur la maladie,
mais il mine les santés les plus robustes, occasionnant
souvent la manie, la cachexie mercurielle, l'alopécie ou

chute des cheveux : l'inflammation et la carie des os du
nez et de la bouche, l'amaurose hydrargyrique, la carie
et la perte des dents, l'inflammation des gencives, la
gastro-entérite mortelle, la glossite, la phthisie pulmonaire, le *delirium tremens,* l'exanthème mercuriel, enfin
l'interminable liste des maux qui firent maudire un
agent thérapeutique qui, sagement employé, serait un
don précieux de la Providence. Le moment le plus favorable à la guérison de la syphilis et où l'on peut plus
facilement chasser pour toujours de notre corps le
principe destructeur, est celui où apparaît l'ulcère
primitif; malheureusement l'empirisme, rejetant les
principes les plus élémentaires de la science, le traite
par la cautérisation au moyen du nitrate d'argent ;
notre méthode, au contraire, guérit complètement, sans
que l'on ait à craindre une rechute ou la moindre
altération dans la santé, et moins encore cette couleur
particulière de la figure, qui est la marque propre d'un
principe syphilitique général. Notre système est à la
hauteur de toutes les exigences de la science et de la
pratique. Sans nous étendre davantage sur de telles
considérations, nous parlerons des ressources thérapeutiques de la nouvelle médecine, et nous nous efforcerons
spécialement de mettre nos connaissances pratiques à la
portée de tout le monde, afin que chacun puisse, le cas
échéant, se soigner par lui-même, au moyen d'une
méthode régulière, et arrêter ainsi les progrès du mal.

Traitement de l'ulcère. — Dans le traitement de
l'ulcère, on doit observer trois côtés élémentaires qui
font de cette maladie une entité complexe : 1° le côté

commun à un grand nombre de maladies, ou l'inflammation ulcéreuse, que produit la solution de continuité
de la peau et de la membrane muqueuse ; 2° le côté matériel, ou la présence du pus virulent sécrété par une
membrane accidentelle *sui generis* de nouvelle formation
ou membrane pyogénique ; 3° les effets dynamiques produits par un tel virus dans l'organisme, soit la faculté
qu'il possède de l'envahir tout entier de haut en bas.
Nous voilà en présence de trois opérations capitales
que ne saurait dédaigner quiconque veut arriver à une
guérison complète du malade affecté d'un ulcère primitif,
et avoir la conviction que le malade est sauvé de l'infection générale au moyen du traitement thérapeutique.
Dans le traitement de l'ulcère primitif on emploiera
d'abord l'antiangioïtique pendant quelques jours ; il fera
disparaître les symptômes généraux qui sont la résul-
tante de l'empoisonnement local et de la résistance
vitale au principe délétère, tels que la lourdeur de la tête,
l'insomnie, la chaleur de la peau, le manque d'appétit
et cette espèce de malaise indéfinissable éprouvé par
quiconque est atteint de la syphilis ; en même temps,
ce moyen retiendra l'inflammation ulcéreuse et ne laissera
pas s'accroître outre mesure la congestion sanguine qui
se forme dans le voisinage des bords de la plaie vénérienne.

On éloignera de la sorte toute cause d'inflammation
interne et externe, et l'on évitera le danger de laisser
l'ulcère devenir phagédénique ou gangréneux. On continuera à employer l'antiangioïtique pendant deux ou trois
jours, afin d'empêcher l'inflammation de l'ulcère de

prendre le dessus et pour que les bords diminuent. Ainsi la première condition du traitement se trouvera remplie.

La seconde opération, qui doit marcher de concert avec la première, consiste à enrayer, par un agent chimique doué d'une action antisyphilitique, les progrès du virus spécifique. On prendra 25 globules de l'antivénérien qu'on fera dissoudre dans 150 grammes d'eau ; on imbibera de la charpie de cette solution et on l'appliquera sur l'ulcère, aussitôt qu'il paraîtra, ou quand on commence le traitement. Cette médication, qu'il faudra répéter quatre fois par jour, sera continuée jusqu'à ce que l'on voie paraître, dans le fond de l'ulcère, des granulations rouges ; jusqu'à ce qu'il soit complètement net et dans un état favorable à la cicatrisation. Ce moyen détruit chimiquement le virus syphilitique, en le neutralisant dans l'endroit même où il a été déposé, et l'empêche de pénétrer dans les replis les plus profonds du corps humain. Nous sommes d'avis que ce moyen matériel n'a de force que sur la partie la plus grossière du virus et que la partie la plus fine peut se soustraire à son influence. Pour être conséquent avec la nature et les modifications du virus, nous croyons que comme troisième opération, il sera nécessaire, après cinq ou six jours d'applications externes d'antivénérien, de prendre aussi le même remède en dilution, à l'intérieur, ainsi que des globules à sec de la manière suivante : le premier jour 2 globules au repas du matin et 2 au repas du soir ; le lendemain 3 globules le matin, 3 le soir ; le surlendemain 3, et ainsi de suite, jusqu'à ce que l'on arrive à 10 globules par repas, soit 20 globules par jour; puis on suivra la même gradation en sens inverse, c'est-à-dire en diminuant chaque jour le nombre des globules jusqu'à revenir à la dose première. Des bains entiers, dans l'eau desquels on fera dissoudre de 100 à 150 globules du même spécifique aideront beaucoup à la guérison. Quand on aura suivi consciencieusement ce traitement, on peut être sûr d'avoir satisfait à toutes les exigences de la maladie contagieuse.

Ulcère serpigineux ou herpétique. — Il se peut que, malgré que l'on ait suivi exactement ces indications, l'ulcère prenne un caractère calleux sur ses bords ou que, même sans cela, il ne veuille pas se cicatriser. Cela provient ordinairement d'une cause herpétique qui empêche le cours régulier de la maladie. On portera remède à la chose en administrant, après l'emploi des antiangioïtiques et de l'antivénérien, les antiscrofuleux n° 1 ou n° 5 qui, en dissipant les complications herpétiques, hâteront la cicatrisation.

Ulcère et bubon phagédénique ou gangréneux. — Quelquefois, soit à cause d'un ensemble d'humeurs dans l'individu, soit à cause d'un centre inflammatoire vasculaire, viscéral et le plus souvent gastro-entérique, qui réagit par action consensuelle sur la condition morbide locale de la peau, l'ulcère ou le bubon sont envahis par un processus phlogistique assez violent, de mauvaise nature, et qui ne tarde pas à être attaqué par la gangrène et partant à devenir phagédénique.

La meilleure manière de prévenir un si grave accident est de continuer l'usage de l'antiangioïtique en l'alternant avec les anticancéreux nᵒˢ 1 et 5 en dilution, et de prendre des globules à sec ; on ajoutera des bains entiers d'anticancéreux nᵘ 5 ; nous conseillons également les compresses sur l'ulcère ou sur le bubon avec anti-cancéreux nᵒ 5, et électricité verte, ce qui calmera les douleurs, et applications aux nerfs correspondants avec l'électricité rouge alternée avec la jaune.

Il est une maladie qui peut être la suite des symp-tômes primaires de la syphilis et la conséquence de la blennorrhagie, c'est l'orchite. Cette maladie qui réussit à clouer, pendant des mois entiers, le malade sur un lit de souffrances, est soulagée d'une manière surprenante, et en très peu de temps, par l'Electro-Homéopathie. Bien que ce soit l'antivénérien qui doive accomplir la guérison, on doit aussi user largement de l'antiangioïtique 3 alterné avec l'antiscrofuleux dont on obtient des avantages réelle-ment surprenants. La diète, le repos, les boissons rafraî-chissantes devront aussi s'allier à l'usage des spécifiques.

Traitement de la syphilis constitutionnelle. — Quand on doit combattre les symptômes secondaires de l'infec-tion syphilitique, tels que : engorgement des glandes lymphatiques des aines, du cou, de la nuque, des aisselles, des ulcères à la gorge, au larynx, avec aphonie ou enrouement de la voix, crachements muqueux et purulents, on ne devra jamais oublier que quoique la maladie soit alimentée par un principe spécifique, elle est accompagnée d'un élément phlogistique et de désor-dres qui troublent les fonctions générales de la vie ; et, c'est ici que l'antiangioïtique et les antiscrofuleux trouvent évidemment leur application. En effet, après avoir calmé les centres inflammatoires chroniques, éloigné les complications gastriques ou herpétiques (du moment que ces spécifiques, pour correspondre aux grands caractères génériques des maladies humaines, doivent embrasser dans leur composition chimique et dynamique un nombre d'agents simples et correspondant à toutes les différentes gradations morbides) rien de plus naturel que l'antivénérien puisse avoir une grande efficacité sur un organisme déjà purifié en grande partie. Quand on veut être sûr que le malade est parfaitement guéri de l'infection syphilitique générale, on devra continuer l'usage de l'antivénérien pendant trois ou quatre mois. Si ce traitement a été pratiqué pendant l'automne ou au commencement de l'hiver, on devra le répéter au printemps durant quarante jours, car, à cette époque, les humeurs en activité mettent en mouvement les parties du virus les plus profondément enracinées dans l'organisme humain. Quoique les méthodes antisyphilitiques ordinaires, telles que l'usage de l'onguent mercuriel en frictions, les différentes préparations hydrargyriques prises à l'intérieur, puissent faire disparaître pour quelque temps les symptômes syphilitiques et même quelquefois les guérir, il n'en est pas moins vrai que l'emploi de ces agents thérapeutiques peut amener de tristes conséquences. Ils affaiblissent les constitutions les plus vigoureuses ; et les corps les plus robustes sont réduits à l'état de squelettes, mais, —ce qu'il y a de pire encore, — après avoir vicié l'organisme, le mercure produit la maladie mercurielle ou hydrargyrique (saliva-

tion, stomatite, glossite, eczéma mercuriel, etc,) pendant
laquelle les symptômes vénériens disparaissent mais ne
guérissent point ; et même, au bout de quelque temps,
quand les effets du mercure auront cessé, ces mêmes
symptômes laisseront voir une tendance à se montrer de
nouveau sous des apparences protéiformes, et malheureusement aussi, sous la forme de monomanie mercurielle.

L'Électro-Homéopathie, au contraire, — et ceci nous
pouvons l'assurer avec conviction, l'expérience clinique
l'ayant constaté par des guérisons nombreuses et incon-
testables — non seulement guérit radicalement la
syphilis constitutionnelle, mais encore elle ne produit
aucun des terribles effets qui sont la conséquence du
mercurialisme ordinaire. En effet, l'Electro-Homéopathie
a guéri des individus chez lesquels la syphilis secondaire
ou tertiaire avait occasionné la consomption ou décomposition du sang ; et conséquemment le corps était réduit
à une extrême maigreur. On a toujours la consolation
de voir les symptômes syphilitiques disparaître l'un
après l'autre, et, en même temps, les conditions organiques de l'économie animale s'améliorer avec une surprenante rapidité. Déjà, avant que la syphilis soit complètement extirpée, le malade reprend un teint qui fait un
grand contraste avec l'état presque cadavérique qu'il
présentait auparavant.

La syphilis constitutionnelle, après avoir déployé
une action bien distincte sur les membranes muqueuses,
s'étend aussi dans les tissus qui forment l'enveloppe
cutanée ; et, en effet, l'on connaît quelques dermites

syphilitiques dont la forme est assez variée ; leur caractère de chronicité les distingue facilement des exanthèmes aigus ; mais on pourrait les confondre avec les
exanthèmes chroniques ou *impétigos*. Deux caractères
assez importants faciliteront encore le diagnostic :

1° La couleur de la peau qui entoure les efflorescences
syphilitiques cutanées, est sombre et cuivrée.

2° Les éruptions cutanées vénériennes ne sont jamais
accompagnées du prurit, qui est un symptôme constant
dans les affections herpétiques. Il peut se faire qu'une
dermite syphilitique soit compliquée d'une dermite
herpétique, de gale (gale syphilitique) : dans ce cas le
prurit devra être attribué à cette dernière affection.
Parmi les symptômes syphilitiques cutanés, il convient
de nommer les tubercules muqueux qui se font voir
spécialement tout autour de l'anus, des mamelons, entre
les petites et les grandes lèvres et près du mont de Vénus
et, qui, par suite de la sympathie morbide, entrent dans
l'intérieur des ouvertures sphinctériques du corps : roséole
syphilitique, syphilis papuleuse, écailleuse, pustuleuse
et partant croûteuse ; couperose syphilitique, etc. On
arrive naturellement au diagnostic différentiel de ces
maladies spécifiques de la peau et des autres maladies
cutanées spéciales, par la connaissance exacte de leur
physionomie toute particulière, et, mieux encore, en reve-
nànt sur les détails pathologiques de la maladie, qu'il est
nécessaire de connaître dans toutes ses péripéties ; on ne
tardera pas ainsi à reconnaître, chez ceux qui se doutent
d'avoir été malheureux dans un coït, une petite déchirure
primitive, aux parties génitales, qui est toujours sans

doute un ulcère qu'ils ont le plus souvent fait disparaître, obéissant à une impardonnable légèreté, au moyen
de la cautérisation. Cet accident est suivi d'un gonflement
ou de douleurs aux glandes lymphatiques des aines, que
ces mêmes malades, avec une vraie simplicité d'enfant,
attribuent à la fatigue ou à la marche. Cette phase une
fois passée, les glandes lymphatiques du cou et de la
nuque seront attaquées, mais cet étrange torticolis
passera aussi, et c'est la gorge qui sera envahie, à son
tour, engendrant l'angine ou la laryngite syphilitique.
Une fois que la syphilis aura mis le pied sur ce point,
elle descendra de nouveau grâce à la relation sympathique
qui existe entre les membranes muqueuses et la peau
qu'elle envahit, et elle produira les excroissances ou
dermites vénériennes dont nous venons de parler. Arrivée
à ce point, et à cause de la grande tendance qu'a la
syphilis à s'étendre toujours davantage, elle envahit
avec d'autres efflorescences cutanées, par suite des relations vitales de la peau avec l'œil, et l'on voit surgir, dans
le globle oculaire, deux affections opthalmiques assez
dangereuses qui menacent de compromettre la fonction de la vue ; ces affections sont la *conjonctivite syphilitique et l'iritis syphilitique*. Comme elles sont assez
fréquentes, spécialement pendant le cours des exanthèmes
syphilitiques, nous en ferons une courte description.

I

Conjonctivite syphilitique. — Le symptôme patogno-
monique de cette affection est une zone vasculaire qui
forme un anneau circonscrit de couleur rouge cuivrée à

la cornée ; elle excite des symptômes consensuels sur la glande lacrymale et sur les embranchements du nerf trijumeau, produisant un larmoiement et une forte douleur périorbitaire.

II

Iritis syphilitique. — Cette maladie est caractérisée par une forte contraction de la pupille, avec immobilité de l'iris, qui est gonflée au dehors et rapprochée à la face postérieure de la cornée lucide. Cette membrane perd sa couleur normale et s'injecte de sang comme les yeux du tigre ; des condylômes peuvent altérer la structure et provoquer des adhérences de l'iris à la cornée. Le larmoiement sera alors accompagné de douleurs névralgiques, oculaires et périorbitaires. Quand on voit naître de telles espèces d'ophthalmies, il est nécessaire de les traiter promptement, car un jour de retard pourrait priver l'homme du don le plus précieux de la vie.

On donnera, pendant deux jours, suivant la constitution de l'individu atteint de telle maladie ; avec le même remède, des bains locaux antiangioïtiques ou anti-scrofuleux, et l'on fera de fréquentes applications d'électricité angioïtique, ou rouge, alternée avec la jaune, aux sus et sous orbitaux, aux tempes, à l'occiput et au grand sympathique ; après quoi, il faudra alterner le spécifique choisi avec l'antivénérien, jusqu'à ce que l'œil ne ressente plus la moindre sensation au contact de la lumière et que tous les symptômes objectifs et subjectifs aient complètement disparus.

Quand on étudie, avec un peu de soin, l'histoire pathologique de nos maladies, voire même chez ceux qui ont l'étrange prétention de l'invulnérabilité, on pourra toujours suivre l'infection pas à pas jusqu'à ce qu'on la trouve sous la forme exanthémathique et ophthalmique chronique. L'hygiène de la peau doit être sagement pratiquée, et, ce que nous recommandons surtout, c'est l'usage de bains chauds entiers qui sont destinés à maintenir la propreté et à rendre actives les réactions curatives locales et générales.

SYPHILIS TERTIAIRE. — *Affections des systèmes osseux, et fibreux; douleurs ostéocopes; inflammations, carie et nécrose des os.* — La marche de la syphilis étant progressive, après avoir dévasté les membranes muqueuses et la peau, elle pénètre dans les parties les plus profondes de notre organisme et dirige son action spécialement contre les os et contre les parties fibreuses. Nous connaissons trop la triste série des accidents qu'elle produit sur les os du palais, de la mâchoire supérieure et inférieure, sur les dents, sur les petits os du nez, et, malheureusement aussi, sur l'ensemble des petits os de l'intérieur de l'oreille (et c'est là qu'il faut chercher la cause des surdités inguérissables, chez les sujets atteints de la syphilis), sur les os frontaux, où elle produit ces tumeurs tubéreuses, triste empreinte connue sous le nom de couronne de Vénus....... Ce principe meurtrier tend de toutes manières à détruire l'organisme humain, et parmi toutes ces mauvaises qualités, il a aussi celle de consumer la gélatine des os, qui, privés de cette substance, deviennent très fragiles et très cassants. Combien de fois, n'est-il pas arrivé à de pauvres syphylitiques de se casser les deux jambes pour s'y être trop appuyés en descendant du lit ?

Le caractère distinctif des souffrances qui accompagnent la syphilis tertiaire, c'est qu'elles commencent vers le soir, se calment un peu vers dix heures, jusqu'à minuit, et reprennent avec une nouvelle force d'une façon fort gênante, pendant près de deux heures : c'est ce qui constitue les douleurs ostéocopes nocturnes. Tous les os jouissent du triste privilège d'être attaqués de la syphilis; le tibia, les os du fémur, du carpe, du tarse, le sternum et toutes les symphyses et crêtes osseuses sont sujets aux atteintes vénériennes ; mais l'infection vénérienne semble s'attacher avec plus d'avidité à la gélatine; en effet, elle la cherche dans les fibres cartilagineuses du larynx, spécialement à l'épiglotte (phthisie syphilitique du larynx), aux cartilages articulaires et aux extrémités des os spongieux, où la gélatine est plus abondante.

Mais il est évident qu'avant d'attaquer le système osseux, la syphilis doit envahir le système fibreux qui, au moyen du périoste, le recouvre comme d'une grande enveloppe communiquant au moyen de prolongements fibreux avec la membrane médullaire des os longs et avec la membrane diploïque des os plats ; c'est la périostite syphilitique, suivie de la périostose et de l'exostose dont les atroces douleurs rhumatismales sont trop connues. Mais une maladie que l'on a souvent occasion de traiter, c'est la sciatique syphilitique, improprement appelée nerveuse, qui attaque le névrilème du nerf ou enveloppe fibreuse, qui, par son contact, communique ses souffrances au grand nerf sciatique.

Mais, quand la syphilis a pris des racines aussi profondes, tous les éléments plastiques resteront gravement entachés, le sang sera très appauvri, les glandes lymphatiques du mesentère, vu la grande affinité qu'a le principe syphilitique pour le système lymphatique, recevront, elles aussi, un contre-coup et se prêteront assez mal à la chylification; et du moment que la base de la nutrition est menacée, il est évident que toute la constitution du malade reste sérieusement compromise, la vie est affaiblie, la vigueur perdue, la couleur du visage et de la peau est d'une teinte jaunâtre, sale ; il y a abattement des forces vitales ; les membranes qui forment l'enveloppe fibreuse du cerveau et de la moëlle épinière sont à leur tour envahies, ce qui explique la fréquence du *delirium tremens,* de certaines affections psychiques et de la manie par suite de l'infection syphilitique tertiaire. Un symptôme assez ordinaire est la perte de la mémoire ; enfin, un dépérissement dans les fonctions physiques et intellectuelles de notre corps nous manifeste la cachexie ou consomption syphilitique.

Hydrargyrie ou maladie mercurielle. — Il n'y a pas eu d'invention, si bonne qu'elle soit, qui n'ait été changée, dans ce bas monde, en instrument de mort et de dégradation par l'homme. C'est ce qui est arrivé au mercure : cette substance n'offre aucun danger, administrée sagement, elle déploie au contraire une action spécifique contre la virulence vénérienne ; mais prise à doses énormes, comme nous la voyons généralement pres-

crite de nos jours, elle agit sur le tissu organique et sur
les humeurs du corps humain, de la même manière que
le miasme syphilitique ; car elle agit sur le système lymphatique, en provoquant le gonflement des glandes, sur
les membranes muqueuses gastro-entériques, en déterminant des gastro-entérites très graves, la dyssenterie, etc., sur les membranes muqueuses de la gorge et
spécialement de la bouche : les gincivites, les stomatites,
les glossites mercurielles accompagnées d'une abondante
salivation, ne sont que trop connues pour que nous
nous y arrêtions plus longtemps. L'abus de ce remède
cause peut-être la phthisie pulmonaire et l'apoplexie du
poumon ; à son tour, la peau est envahie par un exanthème *sui generis* appelé eczéma mercuriel, semblable à
la dermite pustuleuse : mais les atteintes les plus graves
résultant du mercure se dirigent sur le système osseux et
fibreux où il provoque la périostite, l'ostéite avec carie
et nécrose des os, la carie avec ramollissement et noir-
ceur des dents. La pulpe du cerveau n'est pas exempte
non plus des atteintes de l'empoisonnement par le mercure, et l'on frémit quand on se rend compte des nombreux cas de folie, prosopalagie faciale, *delirium tremens*
survenus à la suite de traitements antisyphilitiques mal
pratiqués ou opérés au moyen de doses exagérées de
différentes préparations mercurielles et spécialement par
le sublime corrosif. La moëlle épinière reçoit aussi sa part
du mal, aussi la myélite lente, accompagnée de tremble-
ment des membres, l'impossibilité d'écrire, de marcher
en équilibre sont à l'ordre du jour. La crâse du sang
est gravement attaquée dans sa plasticité ; ce liquide

est profondément décomposé ; de là viennent les épanchements sérieux dans la cavité de la plèvre, du péricarde, du péritoine ; de là, aussi, la fréquence de l'anasarque et de l'œdème chez les sujets qui ont fait abus du mercure.

Quelques praticiens inexpérimentés, au lieu de modifier leur manière de traitement, dès que de tels accidents se présentent, s'obstinent à n'y voir que des effets syphilitiques, qu'ils croient guérir en doublant la dose de cette médication meurtrière, ce qui ne réussira qu'à empirer la maladie artificielle sans agir en quoi que ce soit sur le miasme syphilitique, qui se cache au milieu de symptômes d'empoisonnement. En effet, aussitôt que l'on cesse l'usage du mercure employé si grossièrement, les symptômes syphilitiques reparaissent avec d'autant plus d'intensité que l'organisme déjà affaibli par la violence du remède, peut encore moins réagir contre le principe virulent.

De tels malheurs n'arriveront certainement pas à ceux qui suivront notre méthode, qui, très puissante contre toutes les gradations des maladies vénériennes, n'offre aucun des dangers dont je viens de parler.

Mais, si l'on est appelé à traiter un malade ainsi maltraité, on devra avant toute chose faire abandonner l'usage des préparations mercurielles, qui ont été cause de l'hydrargyrie, et lui donner le remède électro-homéopathique que demande sa constitution, et, après quelques jours, on devra alterner ce même remède avec l'antivénérien qui, tout en remédiant aux tristes effets du traitement mercuriel, détruira complètement le germe vénérien. Il est superflu de dire que le régime, dans cette maladie artificielle, qui a tant d'analogie avec la maladie vénérienne naturelle, réclame les mêmes soins diétiques et hygiéniques.

Traitement de l'urétrite gonorrhoïque et de ses conséquences. — Pour combattre cette maladie, on a déjà proposé une infinité de moyens thérapeutiques. Elle a été assujettie à toutes les formes de l'empirisme le plus grossier, sans que pour cela l'on soit jamais arrivé à trouver une méthode rationnelle et efficace. A la suite de l'usage imprudent et empirique du baume de copahu, du cubèbe, de la térébenthine, mais surtout des injections astringentes dans l'urètre, on voit surgir les maladies de la prostate du bas-fond de la vessie, des testicules, et les obstacles urétraux chez l'homme, les affections de l'utérus et enfin le cancer chez la femme ; l'ophthalmie blennorrhagique, la cornéite avec ulcération de la cornée, la conjonctivite, les ophthalmies qui, malheureusement, finissent par la perte de la vue et par la destruction du globe oculaire ; l'otorrhée purulente également est une des conséquences de la gonorrhée traitée par des moyens si peu rationnels. Mais quelquefois cet écoulement peut cesser, et le principe morbide se cacher dans les cellules mastoïdiennes et produire la carie ; il peut également attaquer l'ensemble des petits os de l'oreille intérieure et détruire ce merveilleux appareil, indispensable à l'ouïe ; et malheureusement ce centre morbide peut constituer une terrible métastase sur le cerveau, et donner lieu à une apoplexie foudroyante. Un coït impur peut amener non seulement une inflammation spécifique ou gonorrhoïque, mais encore il peut en resulter une phlogose du prépuce (balanite ou gonorrhée non déclarée): dans ce cas, la membrane muqueuse du prépuce et du gland est rouge et remplie de petits points blancs, qui, observés à la loupe, présentent une profondeur ulcéreuse d'où s'écoule un pus gonorrhoïque contagieux, de même nature que le virus sécrété par l'urètre. Dans le nombre des maladies qui accompagnent souvent la gonorrhée aiguë, il convient de placer le phimosis, ou le resserrement accidentel de l'ouverture du prépuce qui empêche de découvrir le gland, et le paraphimosis, ou étranglement produit par l'étroitesse du prépuce, lorsque ce repli cutané, ayant été forcément retiré en arrière, ne peut plus se ramener sur le gland.

Tout le monde connaît les symptômes de la gonorrhée aiguë. Sans nous perdre dans de minutieuses descriptions de cette maladie si fréquente, nous nous occuperons particulièrement de son traitement, suivant la nouvelle médecine.

Le pronostic de cette maladie est beaucoup plus favorable, à notre avis, quand elle apparaît à l'état aigu et douloureux, que lorsqu'elle prend une forme latente et presque sans inflammation, parce que la lutte entre le mal et le remède, en ce dernier cas, sera entamée plus difficilement, les réactions salutaires seront plus lentes, et l'on s'exposera même au danger de voir la gonorrhée se convertir en un des interminables écoulements urétraux chroniques. Heureux le médecin qui sera appelé à soigner un malade pendant la période aiguë, et avant qu'il n'ait commencé quelque traitement ou fait usage

6

de quelqu'un de ces nombreux agents que nous ne cesserons de désapprouver : il sera sûr alors de ne jamais avoir affaire à la gonorrhée secondaire ou chronique, conséquence de l'urétrite aiguë, maladie qui finit toujours par fatiguer la patience du malade le plus résigné et du praticien le plus patient ; ces irritations spécifiques, lentes, de la membrane muqueuse urètrale, réagissent en outre sur la vitalité de la membrane muqueuse gastro-entérique, d'où il s'en suit une solidarité morbide réciproque : ce qui veut dire que l'irritation de l'urètre engendre des irritations gastriques, la dispepsie, les nausées, le manque d'appétit, la bouche amère, la langue sale, etc., un simple changement dans le régime diététique fait empirer l'irritation de l'urètre ; de là proviennent l'augmentation de l'écoulement gonorrhoïque, la brûlure de l'urine, et les érections douloureuses, etc.

Le caractère principal de la gonorrhée aiguë, dans son principe, consiste dans la condition érective ou inflammatoire qui, de la localité, ne tarde pas à se répandre sur la généralité de la constitution organique ; il est évident que ce sont la brûlure de l'urètre au passage des urines, la douleur dans l'érection, les symptômes vasculaires et l'excitation nerveuse qui forment l'ensemble symptomatique ou première période de l'urètrite blennorrhagique ; il est aisé de comprendre combien est absurde et cruelle à la fois la manie de certains médecins qui s'imaginent pouvoir combattre directement et par des moyens trop énergiques une pareille infirmité.

Pendant les quatre ou cinq premiers jours de la maladie, l'antiangioïtique est naturellement de rigueur ;

quand les symptômes inflammatoires, quand la cuisson urétrale sera considérablement diminuée, quand l'écoulement gonorrhoïque aura fait son apparition, quand l'urètre ne sera plus aussi raide et que les érections seront moins fréquentes, moins douloureuses et que les pollutions involontaires auront cessé, on devra alterner l'antiangioïtique avec l'antivénérien et faire des applications d'électricité angioïtique ou rouge alternée avec la jaune, selon la constitution du malade, au pubis, au périnée et au grand sympathique, et, une fois par jour, on fera boire de 5 à 10 gouttes d'électricité jaune, dans une cuillerée d'eau. Le traitement ne devra être suspendu que quand on aura pu constater la disparition de la dernière goutte de l'écoulement (il est inutile de dire que notre traitement exclut toute injection astringente), quand les fonctions urinaires s'accompliront sans la moindre souffrance, enfin, quand on aura la conviction que la sécrétion purulente de l'urètre a disparu grâce à l'action intérieure spécifique de nos remèdes.

Il serait préférable que la gonorrhée parcourût toutes ses phases avec une certaine lenteur plutôt que de cesser trop tôt ; car alors ce serait non pas une guérison, mais seulement une simple suppression de l'écoulement, ce qui serait la source de dangers bien graves pour les organes qui sont en relation avec l'urètre. Un régime sobre, le repos dans le commencement de la maladie, l'usage du suspensoir aux testicules sont des précautions indispensables pour obtenir du traitement un heureux résultat.

Balanite. — *Phimosis et paraphimosis.* — Le traitement

de la balanite, du phimosis, et du paraphimosis, exige les mêmes règles thérapeutiques, c'est-à-dire l'usage de l'antiangioïtique, pendant les premiers jours, jusqu'à ce que les symptômes d'inflammation soient calmés, pour achever, après le traitement, avec le spécifique antivénérien que l'on continuera jusqu'à ce que tous les symptômes morbides aient disparus complètement.

Orchite gonorrhéïque. — Quelques médecins, et entre autres le docteur Ricord, en dépit des preuves qui se présentaient journalièrement, ont voulu nier la métastase de la gonorrhée sur les testicules par suite de la suppression forcée de l'écoulement gonorrhéique. A notre avis, ce problème est désormais résolu, du moment que nous avons observé plus de deux cents cas d'orchites gonorrhéiques, comme métastases de la cessation de l'écoulement; et nous avons eu aussi la contre-épreuve, puisque, à la suite du traitement et de l'amélioration, conséquence de l'inflammation du testicule, l'écoulement reparaissait de nouveau; ce n'était qu'après qu'il disparaissait a peu près totalement, sans que l'on eût à craindre un nouveau jaillissement métastatique. L'orchite gonorrhéique, dans son principe, est toujours accompagnée d'un degré de réaction synoque assez fort, qui exige pendant trois ou quatre jours, la diète, le repos et l'usage de l'antiangioïtique alterné avec l'anticancéreux, en dilution et à sec, à dose de 6 à 8 globules dans les vingt-quatre heures; quand les symptômes inflammatoires et l'excitation nerveuse seront un peu calmées, on prescrira le spécifique antivénérien, et l'on continuera jusqu'à ce que le testicule soit complètement

libre sans laisser la moindre trace d'induration, de douleur, et jusqu'à ce que l'écoulement, qui se développe
toujours au moment de l'amélioration de l'orchite, ait
complètement cessé.

Rhumatisme gonorrhéique. — Parmi les tristes conséquences de la suppression de l'écoulement gonorrhéique,
on doit compter le rhumatisme gonorrhéique : cette
maladie commence par des douleurs et des enflures aux
articulations des genoux et des pieds, et se manifeste
par d'atroces douleurs aux épaules, sans rougeurs ni
gonflement. Quelquefois même ces souffrances rhumatismales n'ont pas de caractère fixe et se déplacent en
suivant les parties fibreuses des extrémités inférieures,
et tourmentent bien souvent, dans leur vieillesse, les
personnes qui ont eu une jeunesse orageuse.... Quand
on sera appelé à traiter le rhumatisme aigu dans sa
période de violence, qui est le plus souvent accompagnée
de tous les symptômes de la réaction vasculaire, on devra,
pendant quelques jours, faire usage de l'antiangioïtique
pour employer après l'antivénérien ; mais il peut se faire
que la maladie soit tellement inhérente aux parties
fibreuses, qu'il soit nécessaire d'alterner l'antiangioïtique
avec le spécifique anticancéreux; mais chaque fois qu'on
aura à traiter des souffrances rhumatismales chroniques,
qu'on supposera être la conséquence d'un principe gonorrhéique ou syphilitique, il vaut mieux commencer
tout de suite par l'usage de l'antivénérien alterné avec
l'anticancéreux.

Ophthalmie gonorrhéique, ou blennorrhagie oculaire.—
Il est une autre terrible maladie, qui malheureusement

n'est que trop la conséquence des moyens employés pour guérir la gonorrhée, c'est l'ophthalmie gonorrhéique. Il est parfaitement avéré que l'on peut contracter cette maladie quand, par imprudence, l'on se touche les yeux avec les doigts sales, après avoir comprimé le gland en urinant ou en se soignant ; mais, dans ce cas, la maladie est beaucoup moins dangereuse que lorqu'elle provient de la métastase de l'écoulement sur les yeux ; c'est une terrible maladie qui peut exciter une inflammation dans l'œil, et le détruire en peu de temps au moyen d'une rapide suppuration ; elle peut également envahir la cornée lucide, exciter un épanchement lymphatique qui troublera la transparence de cette membrane, pourra l'ulcérer, et être la source de taches, de leucômes, de staphilômes et d'autres dégénérescences du tissu, qui suspendront la fonction de la vue : il est nécessaire, pour cela, que le médecin agisse avec beaucoup de circonspection. En effet, quand se présentera le cas où un malade affecté de gonorrhée se plaindra d'une conjonctivite, ou d'un désordre quelconque dans les fonctions visuelles, on devra chercher à guérir le plus promptement possible le centre attaqué, car par l'affinité sympathique qui existe entre les membranes muqueuses conjonctives, cette dernière peut attirer à elle le principe gonorrhéique et produire les dégâts les plus déplorables ; il conviendra d'agir énergiquement afin d'arrêter les progrès du mal ; la désorganisation de l'œil est toujours le triste résultat qu'offrent les méthodes ordinaires.

L'ophthalmie blennorrhagique fait son apparition

tout de suite après la suppression subite de l'écoulement
gonorrhéique ; il s'en suit aussitôt une chaleur brûlante
dans l'œil : les paupières et la conjonctive se gonflent et
s'enflamment ; la conjonctive forme autour de la cornée
lucide un ourlet circulaire plus ou moins épais qui fait
que cette dernière membrane est injectée à son tour,
s'enflamme, perd sa transparence et laisse découvrir une
quantité de vaisseaux sanguins qui parcourent sa surface en différents sens, après quoi elle présente des écorchures et des ulcérations ; ces ulcérations ont un aspect
sale et un caractère corrosif assez grave ; on peut observer un écoulement de pus muqueux, jaune-verdâtre
assez abondant, qui constitue le symptôme principal de
cette maladie. Mais au milieu de tout ce centre spécial
d'inflammation, caractérisé par une grande tendance à
la sécrétion purulente, la cornée ulcérée se trouvant dans
un brasier ardent et transpercée par l'ulcère, laisse fuir
les humeurs intra-oculaires et les parties renfermées dans
sa sphère ; dans un cas si déplorable, on pourrait s'estimer
bien heureux si un staphylôme venait mettre fin à une
telle maladie. Il est inutile de dire que ce serait au prix de
la vue que l'on obtiendrait une telle issue à l'ophthalmie
blennorrhagique. Par ce que nous venons de dire, on
peut juger de quelle énergie et de quelle circonspection
on doit user contre de semblables accidents.

Obstacles urétraux. — Dans les obstacles urétraux
(à la suite d'un traitement empirique par les injections
ou la cautérisation, moyen que nous ne nous cesserons
jamais de blâmer), nous avons à craindre une autre conséquence funeste de la gonorrhée : quand on supprime

l'écoulement gonorrhéique au moyen d'astringents, sans guérir la cause spécifique qui l'alimente, au moyen d'agents thérapeutiques également doués d'une action spécifique, cette cause morbide s'inocule dans cette membrane muqueuse et la gâte beaucoup par la cessation brusque de l'écoulement et produit une hypertrophie, ou, pour mieux dire, elle engendre une véritable organisation nouvelle connue sous le nom d'*obstacles urétraux*, qui ont une consistance et une forme assez variable, et qui s'opposent tous, plus ou moins, à la sortie de l'urine de la vessie par ce canal membraneux ; les moyens ordinaires de traitement qui sont le plus souvent cause de ces obstacles, en raison de l'absurde traitement de la gonorrhée, ne sont pas plus logiques pour traiter cette issue finale de la blennorrhagie urétrale.

Guidés par l'analogie (1), qui, à notre avis, est en médecine un guide des plus sûrs, nous avons imaginé un moyen mixte, autant dire opératoire et thérapeutique, et nous pouvons assurer que les résultats pratiques ont de beaucoup surpassé nos espérances théoriques. Voici le moyen opératoire : nous choisissons une petite baguette en gomme élastique, petite, mais résistante et pointue, et dont la grosseur varie suivant le calibre particulier du canal de l'urètre ; nous l'introduisons doucement et graduellement dans ce canal en l'explorant dans tous les sens ; nous arrivons ainsi à rencontrer le point

---

(1) Nous ne prétendons en aucune façon guérir les obstacles de l'urètre à l'aide de nos seuls spécifiques. Il nous serait impossible de détruire des tissus qui, bien qu'éventuels, sont parfaitement organisés et doués de toutes les propriétés de la vie. On devra donc, à l'aide de moyens mécaniques, réduire ces tissus de nouvelle formation.

précis du premier obstacle : alors nous appuyons la
pointe de la baguette sur cet obstacle,et,comme elle doit
être résistante,nous pourrons ainsi l'entourer et le lacérer;
nous répétons plusieurs fois la même opération, en
appuyant toujours la pointe solide et aiguë sur l'obstacle ; une fluxion sanguine se développera bientôt sur ce
point qui deviendra assez érectile et laissera tout de
suite couler le sang : la brèche étant ainsi faite, nous
appuyons de nouveau l'instrument (faisant bien attention
de ne dévier ni à droite ni à gauche, ni dans le bas ni
dans le haut de l'urètre afin de ne pas tracer une fausse
voie) et l'obstacle se trouve transpercé. Quand il se
trouvera dans de telles conditions, il rentrera dans la
sphère des inflammations traumatiques et conséquemment sous l'empire des pouvoirs médicinaux. Nous
prescrivons tout de suite l'énergie du spécifique antivénérien aussitôt l'opération finie (et c'est spécialement
avec une telle pratique que l'on peut espérer de bons
résultats), nous faisons faire et répéter deux fois par
jour, c'est-à-dire matin et soir une injection d'eau fraî-
che dans laquelle on aura fait dissoudre de 20 à 25 globules du spécifique antivénérien ; on verra se former
bientôt un écoulement purulent indice certain que l'inflammation s'est emparée de la substance de l'obstacle,
qui, attaqué directement par l'action mécanique de la
baguette et par l'action spécifique de l'injection, ne
tardera pas à être détruit. Il est bien rare qu'on n'ait
affaire qu'à un seul obstacle et,quand il arrive de constater
la présence de plusieurs, après en avoir opéré un, on
répète l'expérience sur le second, sur le troisième, etc.

Ce moyen opératoire, puissamment aidé par l'usage interne et par les injections antivénériennes débarrassera totalement le canal de l'urètre des obstacles de toute espèce.

Le régime diététique que l'on doit suivre pendant le cours de la gonorrhée aiguë et même pendant le traitement de ses conséquences chroniques, est l'opposé de celui qu'il convient de suivre ordinairement pour la syphilis primaire, constitutionnelle et tertiaire. La gonorrhée est accompagnée d'une inflammation érysipélateuse qui occupe une grande extension sur une membrane muqueuse, parsemée d'une masse de vases capillaires et de papules nerveuses assez délicates ; de là provient une réaction érectile qui se fait ressentir sur le système cardio-vasculaire : la diète, la boisson d'eau glacée, le repos et l'usage continuel du suspensoir sont des précautions indispensables. Le virus gonorrhéique agit, par rapport à la crase des humeurs, d'une manière opposée au virus syphilitique ; pendant que ce dernier occasionne la décomposition de la plasticité des humeurs, le virus gonorrhéique semble vouloir, au contraire, pousser les membranes muqueuses à l'hypertrophie, en condensant les parties fluides des humeurs du corps humain. En effet, combien de fois, à la suite de la gonorrhée, ne voit-on pas surgir des végétations (*crêtes de coq ou choux-fleurs*) au prépuce, au gland chez l'homme, et, chez la femme, aux grandes et petites lèvres, ou col de l'utérus, en très grande quantité ?... C'est pour cela que le régime alimentaire, dans le traitement de la gonorrhée et de ses conséquences, doit être

moins tonique que dans le traitement des diverses manifestations vénériennes, pendant lesquelles un régime
analeptique doit compenser l'organisme de la grave attaque portée à la composition plastique de ses humeurs.
Ces considérations thérapeutiques et pratiques jetteront
une grande lumière sur une controverse où l'opinion des
syphilographes n'est pas encore formée, c'est-à-dire sur
l'origine ou cause prochaine de la sycosis ou maladie
vulgairement nommée crêtes de coq, chou-fleurs, végétations, excroissances, etc. Quant à nous, nous sommes
persuadés que ces végétations proviennent du virus
gonorrhéique. Quoi qu'il en soit, ce qu'il nous importe
le plus de savoir, c'est que ces symptômes, qui sont le
résultat d'un coït impur et les conséquences de la gonorrhée, cèdent comme par enchantement à l'usage externe
et interne de nos spécifiques antivénériens. Ce traitement
sera le plus souvent suffisant pour guérir les excroissances sycosiques ; mais il pourrait se faire qu'à cause de
la négligence du malade elles aient acquis un développement extraordinaire. Dans ce cas, pendant que l'on
combat leur essence gonorrhéique ou syphilitique, comme
prétendent quelques auteurs, par l'usage extérieur du
spécifique antivénérien, l'on devra en même temps produire l'atrophie de ces excroissances charnues au moyen
d'un fil avec lequel on serrera la base ; après la chute
de ces excroissances, on continuera le traitement externe
et interne afin d'éloigner les fréquentes rechutes de tels
symptômes gonorrhéiques.

Infection gonorrhéique. — Chez la femme, ce sont
ordinairement les grandes et petites lèvres de la vulve,

le canal du vagin qui restent infectés par le virus gonorrhéique, qui y engendre la vulvite et la vaginite
blennorrhagique ; mais il n'est pas non plus rare d'y
trouver l'urétrite gonorrhéique ; toute la portion du col de
l'utérus, la membrane muqueuse de cet organe peuvent
aussi être envahies par une extension de la blennorrhagie
vaginale. Une fois le diagnostic de cette maladie établi,
on devra la traiter comme chez l'homme, c'est-à-dire
mettre en œuvre l'usage de l'antiangioïtique et du spécifique antivénérien ; la dose de ces deux remèdes
devra être assez forte, car ces membranes muqueuses
exigent une forte action thérapeutique pour en être
impressionnées. Avant de fermer ce chapitre si important
du traitement de la syphilis et de la gonorrhée chez
l'homme et chez la femme, nous voulons faire une observation qui est le résultat d'une pratique vieille et continuelle. Les indices qui annoncent l'influence bienfaisante
de l'Electro-Homéopathie sur les manifestations syphilitiques et gonorrhéiques récentes, consistent dans une
diminution graduelle de tous les symptômes et surtout
dans la disparition rapide des phénomènes dynamiques
dont nous avons parlé autre part. Dans les cas invétérés,
ces indices sont au contraire, dès le début, l'aggravation
de toutes les affections vénériennes ou gonorrhéiques,
l'apparition de quelques symptômes qui s'étaient mon-
trés dans les premiers moments de l'infection syphilitique. Après qu'une telle véhémence, qui n'est accompagnée d'aucun danger, sera calmée, la lutte entre le
mal et le remède sera plus égale, les conditions organiques s'amélioreront à vue d'œil, les symptômes syphi-

litiques disparaîtront sans laisser la moindre trace et le corps sera tellement revenu à son état normal, qu'on aura acquis la conviction physique et morale que le malade est complètement délivré de ce fléau meurtrier.

Influence de la syphilis et de la gonorrhée sur le développement de différentes affections pathologiques protéiformes. — Hahnemann a certainement exagéré en disant que le plus grand nombre des maladies chroniques n'étaient que le résultat de l'infection *galeuse ou psorique,* de la *sycosis ou gonorrhée* et de *la syphilis.* De même que dans toutes les autres questions médicales, il a mis une telle ardeur et une telle passion dans la discussion, que cela l'a entraîné souvent au delà des limites de la vérité et l'a forcé de se départir de ce calme toujours nécessaire à quiconque veut exposer des doctrines. Mais il nous faut avouer, au grand honneur de ce philosophe observateur, que l'infection galeuse comme l'infection syphilitique et gonorrhéique sont, à la suite du mauvais traitement le plus en vogue, la source d'une foule de maladies qui affligent la pauvre humanité ; les tristes effets de l'infection de ces miasmes ne se limitent seulement pas à la personne qui a eu le malheur d'être touchée par leur souffle impur. Mais, héritage funeste, elle se transmet aux descendants, et à chaque moment le médecin observateur voit se développer avec un progrès incessant et sous les plus étranges apparences, les scrofules, le rachitisme, l'ostéomalacie, l'entéro-mésentérite ou *carreau,* l'hydrocéphale, l'idiotisme, les défauts de conformation, la faiblesse physique accompagnée d'enflures et du relâchement des fibres organiques chez les enfants. Si l'on remonte à l'origine de ces maladies, on trouvera toujours que c'est le père ou la mère qui en ont été frappés, par quelques-unes de ces disgrâces et, à l'opposé des affections névrothiques, telles que l'épilepsie, etc., il ne faut pas les faire remonter aux aïeux, car c'est toujours le père ou la mère (les virulences se radoucissent et diminuent degré par degré à mesure qu'elles passent d'un organisme à l'autre) qui ont le triste attribut de donner la vie à ces pauvres victimes. Mais son influence se déploie spécialement sur le système lymphatique, qui en est directement attaqué et dont elle dévie les fonctions ; l'absorption en est altérée, et cela vous expliquera le gonflement qu'on voit souvent chez les malheureux qui sont sous l'action de l'infection vénérienne ; mais ce qu'il y a de pire, c'est qu'elle contribue puissamment à exciter une prédominance de tel système au préjudice des autres appareils organiques. En effet, on voit à chaque moment des individus, d'un tempérament sanguin prononcé et d'une constitution herculéenne, qui subissent des métamorphoses instantanées et chez lesquels le système lymphatique et l'abattement de l'économie animale prennent le dessus.

————o◇◇✻◇◇c————

DES LIQUIDES ÉLECTRIQUES

et de leur application

———•⊶•⊷•———

Ces liquides, espèces d'électroïdes, sont en nombre de cinq, savoir :

EAU ROUGE, *avec propriété électrique ; par abréviation: Électricité Rouge.*

Elle a une action positive, convient aux tempéraments lymphatiques, dans les affections de l'estomac et du ventre, dans les douleurs nerveuses et dans la sciatique, parce que l'homme est généralement négatif. Appliquée aux sus et sous orbitaux elle fortifie la vue.

EAU JAUNE, *avec propriété électrique ; par abréviation : Électricité Jaune, qui possède une action négative.*

Elle est efficace quand les autres ne donnent pas de résultats ; s'oppose à l'action de l'*électricité rouge* et par conséquent neutralise le trop grand effet de celle-ci.

Elle est très avantageuse quand on doit agir sur un excès de vitalité.

Elle est aussi vermifuge. Les électricités rouge et jaune alternées abrègent puissamment la convalescence.

EAU BLANCHE, *avec propriété électrique ; par abréviation: Électricité Blanche, neutre.*

S'emploie particulièrement en compresses sur la tête et, plus spécialement, dans les affections du bas-ventre. Elle convient à toutes les constitutions.

EAU BLEUE, *avec propriété électrique ; par abréviation : Électricité Bleue ou Angioïtique, est positive.*

Elle a une action efficace sur les vaisseaux sanguins, sur les varices, dans les hémorragies et contre toutes les maladies du sang. Bue jusqu'à 50 gouttes, elle est héroïque dans les apoplexies. C'est l'électricité pour les tempéraments sanguins.

EAU VERTE, *avec propriété électrique ; par abréviation : Électricité Verte, qui a une action négative.*

S'emploie comme cicatrisateur. Elle est très puissante plus spécialement dans les douleurs articulaires et le cancer.

Ces liquides s'emploient généralement à l'extérieur et quelquefois en injections et à l'intérieur.

Les différentes espèces d'électricités produisent des actions de nature différente, mais, toutes, elles ont une égale puissance qui se fait ressentir plus ou moins selon le tempérament de l'individu que l'on traite et le développement plus ou moins prononcé de la maladie. Cette action est rapide, parfois instantanée ; dans des cas plus rares elle produit la secousse comme le ferait une petite pile électrique.

Huit ou dix fois seulement, pendant l'espace de vingt ans, il nous est arrivé de constater ce phénomène si singulier ; mais il faut noter aussi que, généralement, les personnes qui se soignent à l'aide de l'Electro-Homéopathie ne se donnent point la peine d'observer attentivement les effets immédiats de nos spécifiques.

Un des effets les plus remarquables et les plus précieux des électricités est de soulager et, très souvent, de faire disparaître entièrement la douleur, sans toutefois ébranler l'organisme.

Certaines maladies, quand elles ne proviennent pas d'une viciation très prononcée de la lymphe ou du sang, se guérissent très rapidement, et même assez souvent instantanément, par de simples applications d'électricité. C'est ainsi que nous avons fait disparaître des tétanos partiels avec l'électricité jaune appliquée à l'occiput ; de même aussi, avec les seules électricités convenablement ménagées, nous avons guéri par centaines des amauroses, des céphalalgies chroniques, des rhumatismes, des sciatiques, des douleurs articulaires et le bégaiement chez une personne âgée de quarante-cinq ans.

La science a reconnu la corrélation du sang avec les nerfs. Les guérisons par les seules électricités (qui agissent sur les nerfs), la disparition de certaines maladies nerveuses, sous l'influence des seuls remèdes qui purifient le sang, seraient faites pour prouver, à chaque instant, combien est fondée une pareille assertion.

Les électricités ne pourraient, employées isolément, guérir une maladie constitutionnelle ; le traitement interne est indispensable quand on se trouve en présence d'une maladie de ce genre.

Mais, même dans ces cas, les électricités ajoutées au traitement interne sont d'un puissant secours pour

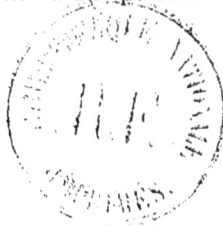

7

hâter la guérison et surtout pour abréger la convalescence.

La santé étant le résultat de l'équilibre existant entre
toutes les forces de l'organisme, on ne saurait contester
qu'il n'y eut du vrai dans le système de Brown (dont
on a tant abusé !) réduisant toutes les maladies à la
sthénie et à l'*asthénie*. Nous sommes malades par excès
ou par manque de forces ; la santé repose dans un juste
milieu. C'est pourquoi nous avons trouvé de très grands
avantages à alterner l'électricité rouge, positive, avec la
jaune, négative, surtout pendant les convalescences.

La suppression, ou du moins l'adoucissement de la
douleur, est déjà un bienfait appréciable que les électricités végétales apportent dans une multitude de maladies,
notamment dans les ulcérations du cancer, dans les
plaies et les blessures de tout genre. Quand nous n'au-
rions trouvé que ce moyen, pour atténuer les souffrances, n'aurions-nous pas raison de remercier la Providence,
et de tout faire pour répandre un agent thérapeutique
d'une si grande valeur ?

Mais c'est surtout dans le traitement des maladies
scrofuleuses que l'emploi des électricités vient en aide
aux remèdes internes et produit les meilleurs effets,

On emploi les électricités : en *compresses*, en imbibant
de quelques gouttes un morceau de linge qu'on applique
aussitôt au point endolori ; en *ventouses*, ce qui se fait
en les appliquant à l'aide d'une petite bouteille à large
orifice sur les points de l'épiderme où les nerfs sont le
plus à découvert, et sur les muscles endoloris.

POINTS D'APPLICATION. — Les points d'application des électricités sont généralement indiqués par le siège de la douleur ou du mal (contusions, blessures, plaies, etc.).

Dans tous les cas, on a soin de toucher, comme nous avons dit, les endroits où les nerfs sont le plus près de la peau, ou de l'endroit où la douleur se fait le plus ressentir ; c'est d'après cette règle qu'est tracée la planche à la fin de ce volume, à laquelle nous renvoyons le lecteur qui veut bien se rendre compte de notre système.

Pour agir sur tout le corps, les applications doivent être faites à l'occiput, au grand sympathique, au plexus solaire, le long de l'épine dorsale, des deux côtés où sortent les nerfs et sous la plante des pieds.

Pour agir sur le côté droit de la tête, on applique les électricités à la tempe droite, au frontal, au sous et sus-orbital droit, à la racine du nez.

Pour le côté gauche, on choisit les points homologues du même côté.

Pour la langue, aux grands et surtout aux petits hypoglosses.

Pour les yeux, à l'occiput, au grand sympathique, aux sous-orbitaux et sus-orbitaux.

Pour les nez, à la racine du nez entre les deux yeux, à l'occiput, aux sus et sous-orbitaux.

Pour le oreilles, aux trois petits muscles derrière l'oreille, mais surtout au fond de l'oreille. Et pour cela on fait ouvrir la bouche et l'on applique des compresses d'électricité rouge ou blanche à l'endroit où l'oreille touche à la mâchoire. On peut aussi faire des gargarismes avec les électricités positives ; jamais avec la jaune ni la verte.

Pour le bras : (voir les points indiqués sur la planche).

Pour la jambe : (voir la planche), de plus touchez aux nerfs sacrés, aux côtés de l'épine dorsale et sous la plante (arcade) du pied.

Pour agir sur la vessie, la matrice, etc., faire des applications sur les nerfs sacrés, le périnée, le pubis, et le grand sympathique.

Le siège de la douleur suffit généralement à indiquer quels sont les points qu'il faut toucher ; un peu d'habitude rendra aisé et facile l'emploi des électricités.

Durée de l'application.— En ventouses, elle varie de trois à trente secondes. Les applications de sept, dix, quinze secondes sont généralement les plus efficaces ; nous les conseillons courtes et fréquentes. On laisse les compresses jusqu'à ce que le linge se soit desséché ; on les renouvelle plus ou moins souvent, suivant l'effet que l'on en obtient.

Quand il s'agit d'une douleur, on commence toujours par l'électricité ; si la douleur revient, on ajoute un traitement interne aux applications électriques.

En général, c'est la rouge qu'on applique tout d'abord car, généralement, l'homme étant malade par défaut de vitalité, est négatif. On alternera la rouge avec la jaune pour ramener l'état neutre, la santé. Ces alternances sont très efficaces, pendant la convalescence surtout.

Quand i s'agit d'une douleur, on attend l'effet de

l'électricité rouge avant de passer à la jaune. Mais, pour déplacer une humeur, pour agir simplement sur l'économie, les applications des électricités rouge et jaune doivent se suivre immédiatement.

Lorsque ni la rouge ni la jaune ne produisent d'effet, on fait des compresses (pour la tête surtout) avec la blanche qui fait toujours du bien. Si aucune de ces trois n'a agit, c'est qu'il existe une viciation du sang ou de la lymphe, car, sans cela, l'une des trois aurait certaine-ment produit de l'effet.

L'Électricité bleue convient, comme nous avons eu lieu de le faire remarquer, aux tempéraments sanguins. Il ne faudrait cependant pas aller à la légère dans le choix des électricités ; il faut, avant tout, s'assurer si l'on a à soigner un individu à tempérament sanguin ou lymphatique, l'expérience nous ayant démontré que, chez les tempéraments sanguins, l'usage des électricités rouge et jaune peut donner lieu à des perturbations, passagères sans doute, mais qu'il est bon d'éviter. Aussi faut-il toujours, avec de tels sujets, s'en tenir exclusivement à l'électricité bleue ou angioïtique. On reconnaît la puissance de son action dans les blessures ; de fortes compresses font disparaître la douleur, arrêtent l'hémorrhagie et même elles cautérisent les artères blessés (1).

L'électricité verte en compresses sert surtout à calmer les douleurs du cancer ulcéré : on l'emploie pure ou

(1) A la suite d'une blessure à l'artère brachiale, un médecin maladroit n'avait pas su panser un homme ; après dix-huit jours d'hémorrhagie, il était près de mourir. De bonnes compresses d'électricité angioïtique arrêtèrent le sang, et cicatrisèrent l'artère même, l'homme fut sauvé. C'est un fait qui, autrefois, aurait semblé impossible !

mêlée dans l'eau selon le besoin et les effets produits. Elle peut être employée dans toute sorte de plaies, mais surtout pour combattre les douleurs articulaires dont elle triomphe toujours, dès le début de la cure ; il faut adapter les doses aux organismes.

L'expérience nous permet de constater que la prostration des forces augmente avec l'application de l'électricité jaune ; l'électricité rouge, au contraire, rétablit les forces, parfois même instantanément, au simple contact avec la partie lésée

Dans un cas de tétanos partiel, causé par une blessure, l'électricité jaune à l'occiput, au grand sympathique et au point blessé, délia immédiatement les nerfs, tandis que la rouge avait augmenté la douleur.

C'est en m'appuyant sur de pareilles observations, sans cesse renouvelées, que j'ai adopté la dénomination d'électricité *végétale, positive* et *négative.*

Dans les maladies aiguës, ces électricités, prises à propos, rendent de très grands services. Ainsi, dans les érysipèles violents à la face, des applications de l'électricité rouge à l'occiput, au grand sympathique, au frontal, aux sus-orbitaux et sous-orbitaux, avec antiscrofuleux 1 à l'intérieur, font disparaître la douleur, l'inflammation, la fièvre et tous les autres symptômes ; dans les points de côté, les fluxions de poitrine, les pleurésies, l'électricité au sympathique et au plexus solaire, prises avec scrofuleux 1 et pectoral 1 intérieurement, elles font également tomber la fièvre et disparaître l'oppression, la douleur et les symptômes les plus graves.

Dans la sciatique aiguë, si l'on n'a pu réussir avec

l'électricité appliquée au nerf sciatique et aux nerfs sacrés, on fera des onctions avec anticancéreux 5 et antiangioï̈-tique 2 alternés.

Dans les apoplexies, il faut, avant tout, se rendre compte de la cause, afin de pouvoir choisir plus sûre-ment l'électricité qui convient mieux ; car les électricités qui conviennent à l'apoplexie nerveuse, peuvent ne pas convenir à l'apoplexie sanguine.

Il est facile de se convaincre, par ce que nous venons de dire, combien est grande l'influence des électricités, et combien elles peuvent seconder le traitement interne : ainsi, dans l'érysipèle à la face, on peut suivre à vue d'œil l'abaissement de l'enflure ; dans l'ophthalmie, les applica-tions à l'occiput, au sympathique, à la racine du nez, aux yeux, rétablissent la lacrimation ; l'enflure et l'inflamma-tion diminuent. Dans les plaies, l'électricité provoque aussitôt l'écoulement des humeurs et la suppuration.

Doses et Mode d'application

DES REMEDES EN GLOBULES

Nous nous proposons de donner ici des indications générales sur les doses des remèdes ; mais on ne saurait donner des règles absolues, car les organismes variant à l'infini, de nombreuses exceptions peuvent se présenter ; il faut donc laisser un champ assez vaste à l'observation individuelle.

La dose la plus commune, pour les remèdes internes, est d'un globule par jour à la première dilution. La deuxième dilution convient mieux, en plusieurs cas, mais plus spécialement aux femmes et à toutes les personnes très sensibles. On peut prendre cependant, dans certains cas, de 10 à 20 globules à sec du remède en dilution, soit aussi d'un second remède qu'il faut alors alterner avec le remède dissous dans l'eau. Nous ne donnons la troisième dilution que dans des altérations excessivement violentes, telles que l'hystérie, l'épilepsie, le typhus, etc.

Dilutions. — On obtient la *première dilution* en faisant fondre un globule dans un verre ordinaire d'eau potable ; nous l'appelons aussi *premier verre*.

Pour obtenir la *deuxième dilution*, on prend une

cuillerée à café de la première dilution, on la met dans un deuxième verre d'eau. C'est le deuxième verre. On obtiendrait le *troisième verre* ou *troisième dilution* de la même manière en prenant une cuillerée de cette seconde préparation.

On prend le remède par cuillerées à café, de manière à épuiser la dose prescrite dans la journée.

Il ne faut pas oublier que la dose doit être diminuée en raison de la gravité ou de la violence de la maladie, et, que plus la dose est diminuée, plus il faut rapprocher les intervalles, excepté dans certains cas que nous indiquerons dans la partie de ce livre qui concerne le traitement des diverses maladies.

Usage externe. — On use des grains à l'extérieur de différentes manières, à savoir : en *bains, compresses, onctions, gargarismes*.

Pour préparer *un bain* ordinaire (d'eau douce), on dissout 100, 150, 200 grains dans un verre d'eau que l'on mêle ensuite à l'eau du bain.

Pour les *compresses* et les *gargarismes,* on fait fondre de 20 à 25 globules dans un verre d'eau ordinaire.

Pour *l'onction,* on fait dissoudre 5 grains dans une goutte d'eau que l'on mêle avec une cuillerée d'huile, d'axonge, ou de glycérine. On se sert aussi des électricités pour les bains et les gargarismes. La proportion est de 3 cuillerées à bouche d'électricité pour le bain, et de 8 à 10 gouttes pour le gargarisme. On renouvelle les compresses trois fois dans la journée, et même plus souvent, si l'on croit la chose nécessaire. Nous n'avons pas besoin de rappeler que l'action externe des grains ne diffère point de leur action interne.

On augmentera les doses au fur et à mesure que le mal diminue, par la raison bien simple, que les remèdes obéissent à la loi des semblables et agissent homéopathiquement.

Il nous serait impossible de préciser exactement toutes les circonstances que peuvent exiger des modifications dans les doses, il nous faudrait suivre pas à pas les différentes péripéties d'une infinité de maladies qui se montrent sous mille aspects différents. C'est à celui qui soigne qu'incombe le soin de juger, par l'état du malade, quelle dose il faut s'en tenir.

Cependant nous tenons à donner ici quelques règles tirées de l'expérience et que nous conseillons de lire attentivement.

Si l'on s'est trompé sur le choix du remède, il ne se produira aucun effet. Si, au contraire, il se produit aggravation, c'est l'indice que le remède est trouvé ; il faut seulement en diminuer la dose, jusqu'à ce qu'il ne produise plus d'aggravation.

Les effets d'un remède ne se feront jamais attendre pourvu, toutefois, qu'il s'adresse à une maladie comprise dans sa sphère d'action. Par conséquent, si après quelques cuillerées, on ne remarque rien ou si, malgré la diminution de la dose, on remarque une persistance dans l'aggravation, on en conclut que le remède ne convient pas à la maladie qu'on traite.

L'aggravation n'est, toutefois, que passagère et nullement dangereuse.

Mais, soit en diminuant la dose, soit en passant aux homologues, soit en changeant de remède, on est toujours sûr de réussir.

Ce sont là des essais, des expériences préliminaires inévitables, et qu'un peu d'habitude rendra faciles.

Les petites doses n'amoindrissent pas l'action du remède, elles ne font que mettre le remède en rapport avec la condition du malade.

Pour les nourrissons, on donne le remède à la nourrice ; aux enfants en bas âge, on donne les deuxièmes dilutions.

La nécessité de prendre le remède aux dilutions basses et de réitérer souvent les cueillerées dans les maladies graves, s'explique par le fait que ces remèdes ont une action instantanée qui se termine aussitôt après leur absorption ; dès lors, il faut la répéter très souvent pour arriver à bonne fin. Et l'expérience a montré que ce qu'on prendrait en surplus est perdu pour l'effet curatif.

On continue à prendre le remède jusqu'à l'heure du repas, et même pendant le repas.

Les menstrues ne sont pas une raison pour suspendre l'usage des remèdes ; c'est, au contraire, le moment le plus favorable, où le sang travaille pour expulser les principes morbides.

Seulement il faut savoir que les antiangioïtiques, à la dose commune, rappellent les menstrues supprimées, tandis que, en petites doses, ils sont spécifiques contre l'excès opposé, le trop d'abondance de sang menstruel, et contre les hémorragies en général.

Le seul régime est une nourriture saine et suffisante. Les acides puissants tels que le vinaigre et le
citron sont des antidotes à nos remèdes. On ne mêle
jamais les remèdes : les compresses et les onctions de
deux remèdes différents doivent être faites successivement.

De même, lorsque dans les maladies compliquées
on fait usage de plusieurs remèdes, il faut les donner
séparément et successivement, en ayant soin de les
alterner.

Vu que l'action de chaque cuillerée de remède est
de courte durée, il n'est pas rigoureusement nécessaire
de réserver à chacun des deux remèdes qu'on alterne
une partie entière de la journée ; on peut les alterner
aussi en faisant suivre à la cueillerée du premier celle du
deuxième, puis recommencer par le premier et repasser
au deuxième, et ainsi de suite, aux intervalles prescrits.

L'eau des compresses ou du bain, celle pour usage
interne, peut être froide, tiède, plus ou moins chaude, au
gré de chacun. On peut aussi l'adoucir avec du
sucre, etc.

Telles sont les règles au moyen desquelles tout
homme qui sait distinguer un sujet lymphatique d'un
sujet sanguin, peut administrer convenablement ces
remèdes.

Nous pourrions ici citer mille exemples tendant à
prouver qu'une erreur dans le choix du remède ou de la
dose peut retarder indéfiniment la guérison d'une
maladie.

Une femme, entre autres, ayant un cancer au sein et

sujette à des hémorrhagies, les vit augmenter pour avoir mis deux grains dans son verre au lieu d'un seul. L'accident disparut aussitôt qu'elle en revint à la dose prescrite ; impatiente de guérir, elle doubla de nouveau la dose, mais l'hémorrhagie prit, cette fois, des proportions inquiétantes ; puis, enfin, elle disparut encore sous l'action de l'antigioïtique et de l'anticancéreux aux doses ordinaires.

Si l'état du malade présente quelque gravité, il est prudent de commencer toujours par les deuxièmes dilutions, sauf à augmenter ensuite.

Il y a des cas où les plus petites doses, les troisièmes dilutions, par exemple, sont de rigueur, comme dans les maladies de cœur organiques, l'épilepsie, l'hystérie, et en général les maladies convulsives.

Dans d'autres cas, on doit employer, sans hésiter, des doses très fortes : 20 ou 30 grains à sec sur la langue, au début du choléra, l'arrêtent ordinairement ; dans l'asphyxie, on obtient les mêmes résultat avec un procédé semblable.

Enfin il est des personnes qui se trouvent mieux en prenant 8 ou 10 globules à sec, un à chaque heure, au lieu de la dilution. Ce sont des cas particuliers, qui s'expliquent par la différence des organismes, et pour lesquels il faut s'en rapporter à l'observation individuelle. Mais dans les grandes infirmités, il est d'une grande importance de s'en tenir aux doses prescrites.

Un des nombreux avantages que nous présente l'Électro-Homéopathie est celui de pouvoir agir immédiatement, y aurait-il des doutes dans les résultats du diagnostic. Les antiscrofuleux 1 et 5, administrés à dose ordinaire, amèneront certainement une amélioration, si la maladie est dans leur sphère d'action, sinon, ils mettront le praticien sur la bonne voie, en donnant lieu à des symptômes qui ne laisseront plus de doute sur le genre de la maladie.

Ce sont surtout les maladies du foie et de la rate, celle provenant des vers intestinaux, notamment le ténia, qui peuvent donner lieu à des hésitations et à des jugements souvent dangereux. Rien n'est plus bizarre que ces maladies ; les médecins s'y trompent aussi bien que le plus ignorant des profanes. Dans ces derniers cas, le vermifuge et le fébrifuge nouveau seront la pierre de touche qui révèleront bientôt la nature de la maladie.

La persistance de certaines affections se rattache parfois à un principe syphilitique occulte, héréditaire ; quand on se doute de la chose, on alterne l'antivénérien avec le spécifique approprié. — C'est ce qu'on ne doit pas négliger surtout dans certains cancers, squirrhes, plaies suspectes, en n'oubliant jamais, pourtant, que l'anticancéreux 1° est aussi spécifique contre le virus syphilitique invétéré.

Nul ne saurait nous nier que la nouvelle thérapeutique a franchi les bornes posées par l'allopathie ; toute maladie réputée incurable cède tôt ou tard à nos remèdes. C'est un grand pas ; et même avons-nous la certitude que notre science n'a pas encore dit son dernier mot. Mais il est un fait que nous pouvons affirmer, sans crainte d'être jamais contredit, c'est que l'on peut électriser un cadavre, mais on ne parviendra jamais à le guérir ; de sorte que si nous nous trouvons en présence d'un sujet dont la masse du sang soit totalement corrompue et les différents systèmes complètement désorganisés, nous pouvons, oui, le soulager, le faire vivre pendant quelque temps d'une vie artificielle, mais il nous serait impossible de le guérir, nos forces ne pouvant aller au-delà des forces humaines, parce qu'il faut que toute maladie soit *prise à temps*.

EXPÉRIENCES FACILES

Bien des personnes ont entendu parler de l'Électro-Homéopathie ; d'autres ont lu ou liront des livres qui traitent cette matière ; mais comme il se trouve des hommes — le plus grand nombre peut-être — qu'il s'agit moins de convaincre que de vaincre avec l'aide des faits, qui sont les plus brutaux et les plus entêtés des arguments, nous indiquerons ici un moyen de faire des expériences faciles et qui ne demandent aucune connaissance médicale.

1° Huit à dix grains d'antiscrofuleux pris à sec dégrisent un homme en état d'ivresse, font cesser une menace de paralysie ou un évanouissement, etc. ;

2° Deux ou trois grains du même remède sur la langue rétablissent une digestion arrêtée ou difficile, donnent de l'appétit, du sommeil ; coupent les crampes d'estomac, calment les maux de dents, etc. ;

3° Quelques cuillerées d'anticancéreux, première ou deuxième dilution, font cesser très souvent à l'instant, les spasmes de la matrice, et à l'aide de ce même remède suffisamment continué, on délivre la femme de tous les malaises qui la troublent avant, pendant et après l'accouchement.

4° De fortes compresses d'électricité angioïtique enlèvent la douleur, arrêtent le sang d'une blessure, la ferment et la cicatrisent, etc. ;

5° Quelques compresses d'électricité blanche enlèvent instantanément les névralgies de la tête ; un gargarisme suffit bien souvent pour emporter le mal de dents le plus enraciné, etc. ;

6° Un traitement suffisamment prolongé, avec antiscrofuleux 1 et des applications d'électricité rouge, fait sortir la *pierre* en forme de bouillie, ferme les hernies, ramène les couleurs vives et la santé chez les chlorotiques, etc. ;

7° Avec le fébrifuge 1 à l'intérieur et des onctions de fébrifuge nouveau, aux hypocondres, on conjure les fièvres et toutes les maladies du foie.

Voilà des expériences que les commençants peuvent faire pour prouver la grande efficacité des médicaments électro-homéopathiques.

On pense assez généralement qu'il faut avoir de la confiance, de la foi pour ressentir les bons effets des remèdes ; les allopathes affirment que c'est en cela que consiste la force de l'Homéopathie. Ce n'est pas en parlant de médecine que l'on peut dire : la foi seule suffit. Est-ce donc la foi ou la confiance qui font guérir le nourrisson, qui n'a d'autres remèdes que ceux qu'on administre à la nourrice? Quelle foi peut

8

avoir un homme ivre-mort, une personne évanouie, un aliéné, qui n'en sont pas moins guéris pour cela. Sans doute, la confiance est nécessaire, non pas pour obtenir l'effet du remède, mais pour suivre les prescriptions d'une manière sérieuse. Il faut de la foi surtout aux commençants pour ne pas ajouter quelques grains de plus dans le verre, vu qu'ils sont si petits ; il faut de la confiance pour persévérer le temps nécessaire, pour éviter les tentations de guérir plus vite avec des doses plus fortes. La confiance est nécessaire seulement pour commencer ; dès qu'on a vu, on acquiert la conviction et la certitude.

Partie anatomique et physiologique

Afin que les personnes étrangères à la médecine puissent tirer profit de nos enseignements, et pour leur rendre plus facile l'étude de notre thérapeutique expéri-rimentale, nous avons voulu dicter quelques données d'anatomie et de physiologie qui, quoique renfermées dans quelques pages, suffisent, à notre avis, à expliquer la structure du corps humain et les différentes fonctions de nos organes, pour ce qui regarde et la vie végétative et la vie de relation.

Le corps de l'homme qui, considéré sous le rapport mécanique, nous offre un exemple de perfections, de complications, est cependant d'une simplicité telle, qu'on ne saurait rencontrer rien de pareil dans nulle autre machine, si grand que soit le génie qui puisse en avoir conçu l'idée. Tout s'y trouve : modèles de leviers, poulies de tous genres, articulations de toutes formes ; les arts n'ont jamais su exécuter en optique des appareils aussi complets que l'œil ; la musique, des instruments aussi variés et aussi parfaits que la voix, l'ouïe, etc.

L'homme est un chef-d'œuvre dont seul un Dieu pouvait concevoir le plan, et dans lequel des études chaque jour plus approfondies font incessamment dé-couvrir des choses nouvelles et merveilleuses dans leurs détails. Ses organes, admirablement distribués, se com-

posent de solides et de liquides. Les organes solides sont
les os, les cartilages, les muscles, les tendons, les aponévroses, les nerfs, les viscères, etc.

Les liquides comprennent le sang, le chyle, la bile,
la sueur, l'urine, la salive, les larmes, etc.

Les os représentent la charpente du corps humain ;
durs, solides et résistants, tantôt ils offrent des points
d'appui aux autres organes, tantôt ils forment des cavités
qui les protègent ; et c'est toujours sur eux que se mo-
dèlent les formes extérieures. Complètement passifs, ils
ne participent au mouvement que lorsqu'ils y sont
sollicités par l'action musculaire. La différence dans la
forme, que l'on observe dans les os, les a fait distinguer
en os longs, os courts et os plats.

Les premiers se rencontrent là où il y a à exécuter
de grands mouvements, par exemple, dans les membres ;
les os courts se rencontrent dans les parties qui doivent
jouir à la fois d'une grande mobilité et d'une grande
solidité, comme, par exemple, dans la main, le pied et
la colonne vertébrale.

Les os plats, ceux dont la longueur et la largeur pré-
dominent sur la grosseur, sont en général destinés à
former les cavités protectrices des organes ; ils se trouvent dans la tête, dans la poitrine et dans le bassin.

La structure des os varie suivant leur forme et leur
position et se trouve toujours en rapport avec leur destination ; par conséquent, dans les os longs qui demandent
une plus grande solidité, domine la substance composée,
tandis que la substance celluleuse domine dans les os
courts.

Les os sont environnés d'une membrane mince, solide et adhérente, qui accompagne les vaisseaux nutritifs dans l'intérieur de l'organe, et que l'on nomme périoste.

Les muscles sont des organes formés par des fibres longues, parallèles, rouges ou rougeâtres et contractiles ; ils sont destinés à imprimer le mouvement aux différentes parties du corps ; ils s'unissent aux os par leur extrémité au moyen des tendons et des aponévroses, qui sont presque des prolongements arrondis ou membraniformes du périoste.

Le corps de l'homme, généralement symétrique, se partage en tronc et en membres. Le tronc est la partie centrale ou principale, celle qui contient les organes les plus essentiels à la vie, et les viscères. On y reconnaît trois cavités : la tête, la poitrine et l'abdomen ou ventre.

La tête contient le centre du système nerveux, le cerveau et les principaux organes des sens.

La poitrine, unie à la tête au moyen du cou, renferme les organes de la respiration et ceux de la circulation ; sa partie postérieure reçoit le nom de dos, et l'antérieure sert de soutien aux seins, organes sécréteurs du lait.

Le diaphragme, muscle très fort, sépare la poitrine de l'abdomen.

L'abdomen contient les organes de la digestion, de la sécrétion urinaire et de la génération.

Pour faciliter l'étude des parties contenues dans l'abdomen, on le suppose divisé en trois grandes ceintures, moyennant deux lignes idéales horizontales, et deux autres verticales, ce qui produit neuf régions. La région moyenne de la ceinture supérieure s'appelle épigastre ; les deux latérales portent le nom d'hypocondres. La région du milieu de la ceinture moyenne, est la région ombilicale, les latérales sont les flancs ; finalement la région moyenne de la ceinture inférieure a été nommée hypogastre, et les régions latérales, fosses illiaques. La partie postérieure de l'abdomen porte le nom de lombes, et les plis qui séparent le ventre des cuisses, s'appelent aines.

Les membres, appendices articulés et destinés aux mouvements, se distinguent en supérieurs, thoraciques ou pectoraux, et en inférieurs, pelviens ou abdominaux.

Les articulations divisent les uns et les autres en plusieurs parties qui sont : les épaules, le bras, l'avant-bras et la main qui finit avec les doigts, ou membres supérieurs ; la cuisse, terminée supérieurement par le flanc et inférieurement par le genou ; la jambe, le pied qui termine avec les doigts et le talon, ou membres inférieurs.

Le système nerveux se compose d'un très grand nombre de filaments, dits nerfs, et il est rendu parfait par l'adjonction de divers organes et appareils, au moyen desquels il établit le rapport de nos parties avec les objets extérieurs. Ce système est formé d'une substance molle et pulpeuse qui est presque liquide dans l'état primitif de son organisation, et qui acquièrt une consistance d'autant plus forte que l'on avance en âge.

Cette substance, qui s'appelle tissu nerveux, est très variable dans son aspect ; elle est blanche, ou grise, ou cendrée ; tantôt elle forme des masses plus ou moins volumineuses, et tantôt des cordons longs et ramifiés ; ces derniers organes portent le nom de nerfs, et les premiers s'appelent ganglions ou centres nerveux, parce qu'ils se réunissent aux nerfs.

Le centre commun, connu sous le nom de moëlle allongée, est formé par les extrémités centrales des nerfs et par plusieurs fibres qui composent les hémisphères du cerveau et du cervelet. Celles-ci, unies ensemble, forment le cerveau ou encéphale dans la tête.

En outre, ce centre est constitué en grande partie par la moëlle épinière qui, étendue dans la colonne vertébrale, semble composée uniquement de filaments continus avec les nerfs, qui en tirent du reste leur origine. On comprend donc facilement que la fonction des nerfs, est celle d'établir une espèce d'harmonie et de relation entre tous les organes du corps humain.

Les hémisphères du cerveau sont formés par des fibres médullaires distinctes, et répandues dans la subtance cendrée, parmi laquelle elles se croisent et se mêlent, et qui composent les parties intérieures dont la structure est assez compliquée.

Le cervelet est le résultat de petits fossés qui ont leur origine dans la moëlle allongée. Ceux-ci forment une quantité de petites plaques divisées de telle sorte, par la substance cendrée qui s'y croise, qu'ils ont beaucoup d'analogie avec la pile de Volta.

Quelques appareils, comme on l'a dit, perfectionnent davantage le système nerveux ; ils sont composés de nerfs propres à une fonction déterminée, c'est-à-dire

qu'ils peuvent transmettre, au sensorium commun,
l'impression faite par les objets extérieurs. Ses extrémités périphériques sont fournies d'organes disposés à
recevoir ces impressions. Ces organes, appelés sens, sont
construits selon les idées physiques auxquelles obéissent les corps qui doivent les exciter, comme on peut
le voir dans l'œil, l'oreille, les narines et dans la langue.

Les nerfs qui vont se placer dans ces organes sont
les nerfs olfactifs, les nerfs optiques, les nerfs acousti-
ques, et ceux du goût, auxquels il faut ajouter les pneumo-
gastriques destinés à nous transmettre les sensations de
l'anxiété et de la faim. Les autres nerfs se ressentent des
qualités des corps reconnaissables au toucher.

Les phénomènes très nombreux et variés qui s'exécutent dans notre corps, sont toujours le résultat d'une
ou plusieurs parties du corps, et ces parties, qui peuvent
être considérées comme les principaux instruments, ont
reçu le nom d'organes. La réunion de plusieurs organes
pour la production du même phénomène se désigne
sous le nom d'appareil, et l'action d'un organe ou d'un
appareil, s'appelle fonction.

Dans une machine aussi compliquée que celle du
corps humain et qui se compose d'un si grand nombre
d'organes, il doit également s'exécuter un grand nombre
de fonctions. Chaque individu ayant dans le parcours de
son existence deux missions différentes à accomplir, celle
de veiller à sa propre conservation, et à celle de son espèce, il est facile de reconnaître deux classes de fonctions ;
les fonctions de la vie individuelle et celles de la conservation de l'espèce.

Les fonctions de la première peuvent se distinguer :
1° en fonctions exclusivement végétatives, au moyen desquelles l'individu assimile à sa propre substance les
aliments dont il se nourrit, c'est-à-dire les fonctions de
nutrition ; 2° en fonctions au moyen desquelles il se met
en rapport avec les êtres qui l'entourent, c'est-à-dire en
fonctions de relation.

Aux fonctions de nutrition se rattachent la digestion,
l'absorption, la respiration, la circulation, la nutrition et
la sécrétion.

Les fonctions de relation sont : les sensations, la voix
et la parole, les mouvements.

Les fonctions de la 2me classe, qui assurent la perpé-
tuité de l'espèce, se divisent en génération, gestation,
accouchement et allaitement.

DE LA DIGESTION

La digestion est une fonction, commune à tous les
animaux, moyennant laquelle diverses substances qui
leur sont étrangères, introduites dans le corps et assu-
jetties à l'action d'un système particulier d'organes,
changent de qualité, et fournissent un noùveau composé, propre à leur nourriture et à leur accroissement.

Exécutée par un appareil très compliqué, la digestion
comprend beaucoup de phénomènes qu'il sera utile
d'examiner séparément. Ces phénomènes sont : l'ingestion des aliments, la mastication, l'insalivation, la

déglutition, la chimification, la chylification, l'absorption du chyle et la défécation.

Le tube digestif qui, commençant par la bouche, finit par l'anus, offre dans ce passage une infinité de parties, qui, chacune à sa manière, coopèrent au but général.

La bouche est la première. La cavité buccale est limitée en haut par le palais, en bas par la mâchoire inférieure, en arrière par le voile pendant du palais et par le pharynx, en avant par les dents et les lèvres, aux côtés par les joues ; dans le milieu se trouve la langue qui se remue en tous sens.

Une des deux mâchoires, l'inférieure, est douée d'une mobilité extrême, mue comme elle est par des muscles très puissants ; l'autre, la supérieure, est complètement immobile. Chaque mâchoire est garnie, dans l'individu adulte, de seize dents qui sont constitués de deux parties, l'une extérieure qui s'appelle couronne, et l'autre intérieure qui se nomme racine.

La bouche offre aussi, à l'examen, les glandes salivaires, situées dans l'intérieur des joues, au point de réunion entre les lèvres et les gencives, et principalement les deux parotides qui se rencontrent sous la peau entre l'œil et la mâchoire, et qui s'ouvrent dans la bouche moyennant un canal qui traverse la joue ; les deux glandes sous-maxillaires, situées en dedans de la partie moyenne de la mâchoire inférieure, et dont le canal s'ouvre à proximité du filet de la langue.

Si on regarde l'intérieur d'une bouche complètement ouverte, retenant la langue déprimée on verra dans la partie supérieure et postérieure une espèce de séparation transversale mobile, qui s'appelle le voile pendu du palais, qui sépare la bouche du pharynx, et dont on voit un prolongement qui se nomme luette.

De chaque côté, le voile du palais est terminé par deux piliers qui continuent avec la langue et le pharynx, et au milieu desquels on voit les tonsilles ou amygdales. Dans la partie postérieure de la cavité, par derrière du voile du palais, on voit l'entrée du pharynx, canal membraneux, infundibuliforme, qui continue avec l'œsophage, conduit musculo-membraneux chargé d'apporter dans l'estomac les aliments reçus par le pharynx.

L'estomac, organe principal de la digestion, placé transversalement dans la région de l'épigastre, outre sa cavité, nous présente deux ouvertures ; l'une dite cardia, orifice gauche ou orifice œsophageux, se trouve dans le point de réunion des deux tiers droits avec le tiers gauche de l'organe ; il reçoit la terminaison de l'œsophage ; l'autre le pylore, ou orifice intestinal est placé plus bas et plus en avant du cardia, et à droite. Il commence par un élargissement infundibuliforme, et finit tout à coup par un rétrécissement circulaire autour duquel on trouve intérieurement une petite élévation circulaire qu'on appelle la soupape du pylore.

L'estomac est formé par trois membranes, une extérieure séreuse, une moyenne musculaire et une interne muqueuse, et reçoit un très grand nombre de vaisseaux et de nerfs. Les intestins sont la continuation de l'estomac ; plus restreints que lui, ils se divisent en intestins grêles et en gros intestins. Les intestinsgrêles sont : le duodénum, le jejunum et l'ileum. Les gros intestins plus larges, mais moins longs que les précédents sont : le cæcum, le côlon et le rectum qui finit par l'anus.

Toute la masse intestinale se trouve resserrée dans l'épipléon et dans le péritoine.

Le foie, organe producteur de la bile, fournit au sang des substances particulières ; c'est le viscère le plus volumineux du corps ; il est placé dans la partie droite supérieure de l'abdomen et descend jusqu'au niveau du bord inférieur des côtes. Sa surface supérieure est convexe, et l'inférieur est irrégulièrement concave ; sa couleur est d'un rouge brun. Il est composé d'une substance tendre et compacte, et, si on la déchire, elle semble formée par l'agglomération de petites granulations où s'embranchent les vaisseaux sanguins, et d'où tirent leur origine les conduits excréteurs destinés à conduire la bile au dehors.

Ces conduits excréteurs se réunissent successivement entre eux pour former des petites branches, et après un tronc qui sort de la surface inférieure du foie pour se rendre dans la duodénum, et qui communique aussi avec un sac membraneux adhérent au foie, presque toujours rempli de bile, et qui s'appelle sac cysthépathique.

Le conduit excréteur se décharge dans le duodénum, près de l'estomac.

Le pancréas, qui sécrète le suc pancréatique destiné à émulsionner les substances grasses, est une glande analogue aux glandes salivaires, masse granuleuse divisée en plusieurs lobes qui se subdivisent en lobes secondaires. Le pancréas est assez consistant, de couleur blanc-

grisâtre avec tendance au rouge ; il est placé transversalement entre l'estomac et la colonne vertébrale. Chacune
des granulations qui constituent cette glande donne origine à un petit conduit excréteur, et tous ces conduits
se réunissent pour former un canal qui se jette dans le
duodénum, tout près de l'embouchure de celui qui vient
du foie.

La rate, viscère spongieux, de couleur bleu céleste
rougeâtre, qui contribue, lui aussi, en partie, à la formation de la bile, est placé au fond de l'hypocondre
gauche entre le fond du ventricule et les côtes verté-
brales. Il a la figure d'un œuf coupé dans sa longueur, sa
structure est formée par un tissu vasculaire pas trop
mince enveloppé dans deux membranes.

Le manque de conduit excréteur fit rester les physiologistes dans l'incertitude à propos de son usage ;
cependant il semble que le tissu capillaire de ce viscère
ne prépare pas seulement le sang pour avoir une sécrétion
de bile plus abondante mais qu'il en fournit encore une
plus grande quantité aux vaisseaux courts quand il est
comprimé par l'estomac.

INGESTION DES ALIMENTS, MASTICATION, INSALIVATION

Les aliments, pris avec la main, sont portés à la bouche, et immédiatement assujettis à l'action broyante et
masticante des dents. L'acte de la mastication, quoique
très simple, exige cependant le concours des joues et de

la langue pour ramasser les matières et les rapporter incessamment sous l'action des mâchoires. Pendant ce temps, les glandes salivaires, excitées par la présence de l'aliment, sécrètent et versent sur lui une grande quantité de salive qui le pénètre de chaque côté.

Successivement, quand le broiement est assez complet, la langue compose, avec tous ces débris une masse arrondie et, établissant un plan incliné elle l'amène à la gorge. Alors le voile du palais se soulève et devient horizontal pour fermer l'orifice des fosses nasales; la luette s'abaisse pour fermer le larynx; le larynx s'allonge et la bouchée, poussée au moyen d'un mouvement alternatif et partiel de dilatation et de constriction, descend à travers l'œsophage dans l'estomac. La déglutition est ainsi opérée.

CHIMIFICATION, CHYLIFICATION, DÉFÉCATION

Dans l'estomac s'opère un des phénomènes les plus importants de la digestion. L'élaboration que les aliments subissent dans cet organe est attribuée à l'action d'un fluide particulier, le suc gastrique, secrété par les glandes comprises dans les parois stomacales.

Après un laps de temps plus ou moins long, les aliments sont transformés en une espèce de pâte liquide, grisâtre, à laquelle on a donné le nom de chyme, et qui, au fur et à mesure de sa transformation, se porte vers le pylore qui lui permet le passage dans le duodénum pendant qu'il arrête les parties insuffisamment digérées. Quelquefois, sous l'influence de causes diverses, l'estomac se renverse, entre dans une violente contraction, surmonte la résistance de l'œsophage et, aidé par les contractions des muscles de l'abdomen, rejette en dehors les matières qu'il contenait. C'est ce qu'on appelle le vomissement.

Arrivé dans le duodénum, le chyme subit un mélange avec la bile et le suc pancréatique. On ne connaît pas exactement l'action de ces liquides, mais on sait cependant qu'elle est indispensable pour la digestion. Quoi qu'il en soit, le chyme se modifie, et de sa masse se sépare un liquide blanchâtre, alcalin, qui s'appelle chyle et qu'absorbent, comme mille bouches avides, les vaisseaux chylifères qui s'ouvrent dans la surface interne de l'intestin, et auxquels la nature a confié le soin de s'approprier la partie essentielle de la pâte alimentaire. Au fur et à mesure qu'elle avance sous l'influence des légères ondulations péristaltiques des intestins grêles, la masse nutritive se dépouille de plus en plus et arrive enfin dans le cæcum d'où elle ne peut plus retourner en arrière, retenue comme elle se trouve par un anneau musculaire qui fait la fonction d'une valvule et qui sépare l'ileum du cæcum.

Ici les matières se conforment selon les reliefs intestinaux, y abandonnent les dernières parties nutritives, et quand elles sont accumulées en grande quantité dans le rectum, le besoin de l'éliminer se fait sentir ; l'intestin entre en contraction, et, aidé par les efforts combinés du diaphragme et des muscles du ventre, s'en débarrasse et constitue l'acte de la défécation.

C'est de cette manière qu'a lieu chez l'homme, la digestion.

DE L'ABSORPTION

L'absorption est la fonction moyennant laquelle les êtres vivants puisent, au moyen de certains vaisseaux, les éléments utiles à leur réparation. Cet acte s'exerce dans le canal digestif sur les aliments et les boissons, dans l'intérieur même de nos organes, finalement à la surface de notre corps au moyen des téguments.

Pendant que chez plusieurs animaux l'absorption ne s'accomplit que par l'intermédiaire des vaisseaux sanguins, chez l'homme, comme chez les animaux à organisation assez compliquée, elle s'effectue au moyen d'un système de canaux qui s'appellent vaisseaux lymphatiques. Ce sont de petits canaux qui commencent par de petites racines très minces dans la trame des divers organes et qui, après s'être réunis en tronc plus ou moins volumineux, se jettent dans les veines. Ils ont les parois très minces et transparentes, et ils existent dans toutes les parties du corps. Leur plus grand nombre conflue dans un gros tronc appelé canal thoracique. Pendant leur trajet les vaisseaux lymphatiques traversent des petits organes arrondis, placés aux aines, aux aisselles, au cou, dans la poitrine et dans l'abdomen.

L'usage et la structure de ces corps, nommés ganglions lymphatiques, ne sont pas encore bien connus.

Pour rendre plus facile l'étude de la digestion, il est utile de savoir comment la substance nourricière, procé-

dant des aliments, passe de l'estomac et du tube intestinal dans la masse du sang qu'elle est destinée à renou-
veler. Plusieurs liquides, et quelques-unes parmi les
substances solubles introduites dans l'estomac, sont
absorbés directement par les veines qui s'entrelacent
sur les parois de cet organe et de l'intestin grêle ; mais
la plus grande partie de la fibrine et des substances grasses
qui constituent le chyle, suivent une autre voie et pénètrent dans un système particulier de canaux appartenant
à l'appareil des vaisseaux lymphatiques qui, à cause de
leur aspect laiteux et qu'ordinairement le chyle remplit,
prennent aussi le nom de vaisseaux chyliphères.

Ceux-ci ont leur origine à la surface de la membrane
muqueuse intestinale et confluent, par des ramifications
plus ou moins grosses qui glissent entre les deux feuil-
lets du mésentère, passent à travers des ganglions
appelés ganglions mésentériques, et se jettent dans le
canal thoracique qui finit dans la veine sous-clavière
gauche.

DE LA RESPIRATION

La respiration est la fonction par laquelle l'air s'introduit dans un organe spécial pour y subir une décomposition et céder aux fluides, qui y circulent, un de ses
principes qui les rend propres à vivifier nos tissus.

L'air atmosphérique est l'agent principal de la respiration et ses organes sont : la trachée-artère, les bronches
et les poumons.

La trachée-artère est un tuyau cylindrique fibro-car-
tilagineux, placé sur le devant de la colonne vertébrale,
qui sert de conduit au larynx et qui se bifurque dans sa
partie inférieure pour donner origine à deux autres conduits qui pénètrent dans les poumons. Ces conduits sont
les bronches qui se distinguent en droite et gauche. La
droite est plus large, plus courte et plus horizontale que la
gauche.

Parvenus dans le poumon, ces deux conduits se subdivisent en deux autres ramifications qui se bifurquent à
leur tour et, après un petit trajet, donnent origine à
d'autres ramifications toujours moins volumineuses qui
prennent toutes sortes de directions, et qu'il est très
difficile de suivre jusqu'à leur terminaison.

La trachée et les bronches sont composées d'anneaux
incomplets dans leur partie postérieure, et séparées par
une membrane solide. Leur face intérieure est tapissée
par une membrane muqueuse.

Les poumons sont deux organes spongieux, luisants,
divisés en un certain nombre de cellules dans lesquelles
pénètre l'air, et sur les parois desquelles s'entrelacent les
vaisseaux qui contiennent le sang qui doit être assujetti
à l'influence de l'oxigène contenu dans l'atmosphère. Ils
sont placés dans la poitrine et séparés l'un de l'autre par
le cœur et le médiastin ; ils se distinguent en poumon
droit et poumon gauche. Leur couleur est d'un fauve
pâle qui, plus ou moins, se rapproche du blanc ou du
gris. Leur figure est assez difficile à déterminer ; le droit
est divisé en trois lobes, le gauche en deux seulement.
La face extérieure de l'un et de l'autre est polie et con-

vexe, en rapport avec les parois de la poitrine, mais,
dans l'état normal, sans aucune adhérence ; la face intérieure est plane ou légèrement concave. Vers la moitié
de sa hauteur se trouve l'insertion des bronches. Les
poumons sont renfermés séparément dans les plèvres,
membranes minces, diaphanes, qui tapissent intérieurement chaque côté de la poitrine et, de là, se reflètent sur
chaque poumon. Leur surface interne, comme celle de
toutes les séreuses à l'ordre desquelles elle appartient,
est toujours en rapport avec elle-même, et chacune
représente par conséquent un sac sans ouverture.

Ils ressemblent à deux C qui se toucheraient par
leur partie convexe ЭC.

Ils forment au milieu de la poitrine deux espaces
triangulaires nommés médiastins, et distincts, antérieur
et postérieur.

La respiration, dont nous avons jusqu'à présent indiqué les organes, s'opère au moyen de deux mouvements
alternatifs de dilatation et d'abaissement des parois de la
poitrine, appelés inspiration et expiration.

Ces mouvements ne s'effectuent convenablement
que sous une certaine pression atmosphérique, et quand
l'air est composé de 21 parties d'oxygène, 79 d'azote et
d'une petite quantité d'acide carbonique.

La chaleur animale qui monte ordinairement de 30 à
32 degrés centigrades, semble dépendre en grande partie
de la décomposition de l'air pendant l'acte de la respiration, qui a été considérée par Lavoisier comme
une véritable combustion. Nous pouvons, suivant notre
volonté, accélérer ou ralentir les mouvements respira-

toires, mais nous n'avons pas la faculté de les suspendre entièrement.

L'inspiration ou introduction de l'air dans les poumons, s'exécute de la manière suivante :

Le diaphragme, qui fait une saillie dont la convexité est tournée en haut, se contracte ; son plan se trouve horizontal et repousse en bas les viscères abdominaux ; d'un autre côté, les côtes, sous l'impulsion des muscles inspirateurs, se soulèvent et donnent lieu réciproquement à l'ampliation de la poitrine.

Par suite de ces mouvements, le thorax s'agrandit, les poumons augmentent de volume ; l'air s'introduit par la bouche et par les fosses nasales, traverse le larynx, la trachée, les bronches, se précipite dans toutes les ramifications et dilate les vésicules pulmonaires, d'où il est enfin expulsé par l'expiration après une permanence de quelques instants.

La quantité d'air respirée dans chaque inspiration a été évaluée de 30 à 40 pouces cubiques, mais sa composition analysée à la sortie des poumons, est considérablement changée, car, au lieu de 21 parties d'oxygène et 79 d'azote, elle ne contient plus que 0,14 d'oxygène et 79 d'azote, mais reste chargée d'acide carbonique.

Ce changement a lieu par le contact de l'air avec le sang veineux qui, en s'emparant de l'oxygène, de noir qu'il était, devient rouge et capable d'apporter la vie à tous les organes soumis à son influence.

L'expiration dont nous n'avons pas encore parlé, s'opère par un mécanisme diamétralement opposé à celui de l'inspiration, c'est-à-dire que le diaphragme se relâche en même temps que les muscles inspirateurs et la poitrine se retrouve alors resserrée.

Les organes de la respiration prennent aussi part à certains phénomènes qui se manifestent continuellement sous nos yeux, et qui sont : le rire, la toux, l'éternuement, le bâillement, les soupirs et les sanglots.

Le rire, qui se manifeste généralement quand nous voyons ou écoutons des choses plaisantes ou agréables, est une succession d'inspirations fréquentes et courtes qui attirent et repoussent l'air avec un bruit particulier et variable selon les individus.

La toux, toujours causée par une irritation des voies respiratoires, consiste en une forte expiration qui balaye les bronches et la trachée, et transporte en dehors les matières qui constituent les crachats, avec un bruit toujours reconnaissable, quoique changeant fréquemment.

L'éternuement a beaucoup de rapports avec la toux, mais avec cette différence qu'il est toujours moins fréquent, et occasionné par une irritation de la muqueuse nasale.

Le bâillement est une longue inspiration accompagnée d'une grande dilatation des mâchoires ; on bâille quand on s'ennuie, quand on s'endort, quand on se réveille, et il semble que, dans tous ces cas, ce phénomène ait pour but de réveiller les puissances respiratoires affaiblies, ou de faire remonter les muscles du thorax au degré nécessaire à la respiration, toujours plus active pendant la veille que pendant le sommeil.

Les soupirs sont dans le même cas; ils se manifestent

lorsque l'individu, fortement préoccupé, oublie de respirer suffisamment.

Pour cette raison, il est nécessaire que, de temps en temps, une inspiration profonde vienne compléter la dilatation des vésicules pulmonaires.

Finalement, le sanglot consiste en une contraction spasmodique du diaphragme, qui, déterminant l'entrée de l'air par sursauts, produit quelques inspirations brusques, sonores et fatigantes.

———

DE LA CIRCULATION

La circulation est le mouvement par lequel le sang, partant du cœur, est continuellement transporté dans toutes les parties du corps, et qui, par la voie des veines, retourne au centre d'où il était parti, traversant les poumons, dans lesquels il reprend par son contact avec l'air, les propriétés nutritives qu'il avait perdues dans son passage à travers les organes.

Les instruments de cette fonction très importante, entièrement indépendante de la volonté, et nécessairement liée dans l'individu adulte à la respiration, sont le cœur, les artères et les veines.

Le cœur est un organe musculaire, de la grosseur à peu près du poing, irrégulièrement conique avec la base renversée en haut, placé dans la partie moyenne et antérieure de la poitrine, et un peu à gauche entre les deux poumons, dans le médiastin antérieur, et environné d'un sac séreux qui s'appelle péricarde.

Le cœur présente à l'examen deux moitiés séparées par une rainure superficielle, et quatre cavités ; deux de ces cavités sont situées dans le corps même de l'organe, et portent les noms de ventricule gauche et de ventricule droit ; les autres deux, sous forme d'appendices, communiquent avec les ventricules, et s'appellent oreillette droite et oreillette gauche.

Les communications entre les oreillettes et les ventricules sont munies de valvules ; celle de droite porte le nom de valvule mitrale, et celle de gauche, de valvule tricuspide.

Les artères sont des vaisseaux cylindriques destinés à porter le sang du cœur à toutes les autres parties du corps. Les parois de ces vaisseaux sont grosses, solides et se composent de trois membranes. Dans leurs derniers embranchements, les artères communiquent avec les veines au moyen de divisions extrêmement minces, auxquelles on a donné le nom de vaisseaux capillaires.

Les veines dont l'image et la structure diffèrent de celles des artères, sont destinées à recevoir l'excédant du sang distribué dans les artères et à le reconduire au cœur. Les membranes des veines sont aussi au nombre de trois, mais moins consistantes que celles des artères ; l'intérieur présente quelques valvules ordinairement placées près des embranchements, qui sont destinés à empêcher que le sang transporté par son propre poids ne puisse rétrocéder.

Démontré par Harvey dans le XVIIe siècle, le phénomène de la circulation peut être facilement compris, malgré la complication qu'il semble présenter. Nous l'expliquerons en quelques mots, et pour suivre plus facilement la circulation du sang, nous l'examinerons dès le moment où, ramassé dans toutes les veines du corps, il arrive aux veines-caves.

Ces veines, dans lesquelles aboutissent toutes les autres, versent le fluide sanguin dans l'oreillette droite du cœur qui se dilate pour le recevoir ; après, elle entre en contraction et le repousse dans le ventricule du même côté.

Porté, par ces vaisseaux, dans le poumon, le sang se distribue dans les embranchements de l'artère, dans tous les points de l'organe respiratoire et se trouve en contact de l'air atmosphérique ; alors il absorbe l'oxygène, et par sa combinaison avec le gaz, de noirâtre qu'il était, le sang devient rouge, et s'introduit dans les veines pulmonaires qui le reconduisent dans l'oreillette gauche du cœur.

Celle-ci reçoit le sang oxygéné, se contracte et le fait passer dans le ventricule gauche qui, à son tour, le repousse dans l'artère aorte et de là jusqu'à l'extrémité des vaisseaux artériels.

La diastole, mouvement de dilatation dans les cavités du cœur, et la systole, mouvement de contraction, s'exécutent en même temps par les deux ventricules et par les deux petites oreillettes, de telle façon que, pendant la diastole des oreilletttes, se vérifie la systole des ventricules et vice-versà.

Ces mouvements alternatifs constituent les battements du cœur, toujours précipités par les émotions morales, la course, et par tous les efforts musculaires.

Pendant la systole, la pointe du cœur bat sur la paroi de la poitrine.

Poussé par le ventricule gauche, le sang artériel ou, pour mieux dire, le sang oxygéné, passe dans l'aorte, et de là se répand dans tous les organes au moyen des artères résultant de divisions et subdivisions innombrables que l'on rencontre dans toutes les parties du corps.

La marche de ce liquide a lieu par l'impulsion que le cœur lui communique, et aussi par une espèce de contractibilité qui anime les membranes artérielles.

Le pouls est le mouvement des flots produit dans chaque artère ; il rend toujours un compte précis de la fréquence, de la force, etc., des battements du cœur, et par conséquent, de l'état de la circulation.

Dans l'individu adulte, et dans l'état de santé, le pouls bat de soixante à soixante-dix fois par minute ; il bat plus fréquemment chez les enfants et en général aussi chez les femmes. Après un certain nombre de subdivisions, l'artère dégénère en vaisseaux si petits, qu'ils ont été nommés capillaires.

Le sang pénètre au moyen de ces vaisseaux dans tous nos organes pour y déposer ses éléments nutritifs, et les vaisseaux capillaires reprennent ce fluide ainsi appauvri, et par les veines il est transporté jusqu'au cœur pour y être soumis une autre fois à l'influence de l'air dans les poumons.

Donc, le cœur est le centre de l'impulsion, les artères portent le sang du centre à la circonférence, et les veines le reportent de la circonférence au centre.

DES SÉCRÉTIONS

La sécrétion est le résultat de l'élaboration du sang dans des organes particuliers destinés à s'approprier certaines parties de ce liquide et à en former de nouveaux produits.

Les sécrétions ont été classifiées en récrémentielles, excrémentielles et récrémento-excrémentielles, selon qu'elles doivent rester dans l'économie pour servir à différents usages, ou être totalement ou partiellement rejetées.

On compte ordinairement dans le langage physiologique, trois espèces d'organes sécréteurs : les exhalants, les follicules et les glandes.

Les exhalants se composent de petits tubes qui puisent dans les artères l'humeur qu'ils versent sur certaines surfaces. Les membranes séreuses qui enveloppent nos organes, comme par exemple la plèvre, le péricarde, le péritoine, exhalent quelques sérosités.

Les follicules, espèces de petites vessies placées dans l'intérieur des téguments et des membranes muqueuses, dégagent une humeur onctueuse, à laquelle on a donné le nom de mucosité.

Les glandes qui sont les plus importantes et les plus compliquées des organes sécréteurs, fournissent des produits particuliers et sans rapport aucun entre eux. Elles sont formées par un très grand nombre de vaisseaux qui passent avec certains nerfs dans un tissu cellulaire ou parenchyme. Le produit de la sécrétion a son issue dans un conduit isolé, qui, à cause de sa destination, a reçu le nom de canal excréteur. Le foie, les reins, la rate, les glandes salivaires, etc., sont des organes sécréteurs.

Parmi les sécrétions récrémentielles, nous trouvons :

1° La sérosité séparée par les membranes séreuses destinées à faciliter le glissement et empêcher l'adhérence des organes environnés par ces membranes ; cette humeur est réabsorbée en raison de sa formation, et son accumulation, due à un excès de sécrétion ou à un défaut de relation entre la sécrétion et l'absorption, donne lieu aux hydropisies ;

2° La synovie, humeur très analogue à la précédente, destinée à rendre glissantes les articulations ;

3° Le gras, les différentes humeurs de l'œil, etc., appartiennent aussi à l'ordre des sécrétions.

Sécrétion excrémentielle. — La seule que nous devons indiquer est l'urine, sécrétée par les reins, organes qui ont la forme d'un haricot, placés aux deux côtés de la colonne vertébrale et d'une structure très compliquée.

Formé dans les reins, le liquide urinaire se porte par les uretères dans la vessie d'où il est expulsé après qu'il s'en est accumulé une certaine quantité.

Sécrétions recremento-excrémentielles. — Parmi celles-ci on trouve la salive, sécrétée par les glandes salivaires desquelles nous avons déjà parlé : la bile, liquide jaune verdâtre, visqueux, amer, nécessaire à la digestion, est fourni par le foie qui est situé dans l'hypocondre droit, et qui est le plus gros de tous les organes glandulaires.

Les larmes, élaborées par un appareil spécial, situé dans l'angle interne de l'œil, et appelé glande lacrymale, le suc pancréatique, le lait, etc., sont aussi des sécrétions recremento-excrémentielles.

FONCTIONS DE RELATION

DES SENSATIONS

La sensation est la fonction par laquelle l'esprit s'aperçoit des différentes impressions des objets extérieurs. Les organes destinés à recevoir et à transmettre les impressions des objets extérieurs jouissent dans l'adolescence de leur plus grande impressionnabilité, s'affaiblissent avec l'âge, et s'appellent sens.

On distingue cinq sens : la vue, l'ouïe, l'odorat, le goût et le toucher.

L'œil, organe de la vue, est contenu dans une cavité dont la figure est appelée orbite. De forme presque sphérique, le globe de l'œil est tenu fixe et mobile dans l'orbite moyennant six muscles ; le défaut de concert entre ces muscles donne lieu au strabisme.

La sclérotique, membrane fibreuse blanche, qui forme l'enveloppe principale de l'œil, est percée dans la partie antérieure par une ouverture circulaire, qui est remplie par la cornée transparente, par laquelle pénètre la lumière. L'iris, qui est une division contractile de diverses couleurs, sépare l'intérieur de l'œil en deux chambres qui communiquent par l'ouverture qu'on appelle prunelle. Derrière celle-ci est placé le cristallin, loupe organique qui remplit les mêmes fonctions qu'une loupe en verre d'un instrument d'optique, et dont l'opacité constitue la maladie appelée cataracte.

Dans la surface interne de l'œil se répand la rétine séparée de la sclérotique par la coroïde recouverte d'un pigmentum noir qui, remplit dans l'œil les mêmes effets que le noir dans les instruments d'optique. Sur la rétine, formée par l'expansion du nerf optique, vient se réfléchir l'image des objets que nous voyons.

L'oreille est l'organe de l'ouïe. L'appareil auditif est divisé en trois régions : l'oreille extérieure, la moyenne et l'intérieure ; ces deux dernières sont contenues dans le crâne.

L'oreille extérieure se compose du pavillon, qui peut être considéré comme un cornet acoustique, et du conduit auditif, au moyen desquels le son arrive dans les autres régions de l'appareil.

Dans l'intérieur, ce conduit est fermé par une membrane très mince qui s'appelle tympan.

Le son frappe et fait vibrer le tympan qui transmet ses vibrations à trois petits os qui, par leur forme, ont été appelés marteau, enclume et étrier, et qui, à leur tour, les transmettent à l'oreille intérieure afin que les sons soient transmis aux expansions du nerf auditif qui aboutit dans un fluide particulier nommé la lymphe de Cotugno.

L'air arrive dans la caisse du tympan par un canal qui s'ouvre dans la partie supérieure latérale du pharynx et qui s'appelle trompe d'Eustache.

Le nez et ses dépendances sont les organes de l'odorat. Attiré par des inspirations courtes et répétées, l'air chargé d'aromes pénètre dans les fosses nasales tapissées par une membrane muqueuse qui se nomme pituitaire. Sur cette membrane se trouve répandu le nerf olfactif qui reçoit l'impression produite par les odeurs.

La langue est le principal organe du goût, qui se perfectionne avec l'habitude de la comparaison, et s'affaiblit avec l'usage des mets trop irritants.

La peau est le siège du toucher, qui est d'autant plus développé, que la peau est plus fine, et que la partie qui touche est d'autant plus susceptible de se mouler sur l'objet qu'on touche.

DE LA VOIX ET DE LA PAROLE

La parole, nous l'avons déjà dit, est un des grands caractères de l'homme qui possède seul la faculté d'exprimer sa pensée au moyen des sons. Plusieurs animaux peuvent faire entendre des sons et par conséquent une voix ; mais chez aucun on ne trouve la voix articulée, c'est-à-dire la parole.

Le larynx est l'organe producteur du son vocal qui, une fois modifié par la langue, par les lèvres, par le palais, prend le nom de parole. Cet organe, situé vers le milieu du cou sous la peau et en avant de l'œsophage, continue en dessus de la trachée-artère et vient s'ouvrir dans la partie inférieure de la gorge.

L'ouverture supérieure du larynx, recouverte au besoin par l'épiglotte, comme, par exemple, au moment de la déglutition, a à peu près une largeur de dix lignes et porte le nom de glotte. Le larynx proprement dit se compose de cartilages, de fibres cartilagineuses, de nombreux muscles et d'une muqueuse ; le cartilage qui est le plus intéressant à étudier, est le tyroïde, vulgairement connu sous le nom de pomme d'Adam.

Le cartilage cricoïde est situé au-dessus et en avant du précédent ; le cartilage aritenoïde se trouve en arrière.

Pendant longtemps on a discuté pour savoir si l'on devait comparer le larynx à un instrument à vent ou à un instrument à cordes ; la question n'est pas encore parfaitement résolue, on le considère cependant tous les jours de plus en plus comme un instrument à languette.

La voix simple est l'effet de l'expiration de l'air, qui produit les sons, en traversant la glotte.

Quand le son vocal subit quelque modification dans ses intonations, dans son intensité, etc., ce phénomène qui prend le nom de voix modulée ou de chant, est la conséquence de l'élévation ou de la diminution du diamètre, etc., des lèvres et de la glotte.

La voix articulée, c'est-à-dire la parole, a encore besoin d'autres organes : quand le son vocal se produit dans le larynx, il y est en quelque sorte saisi par la langue, par les lèvres, par la gorge, etc., qui lui font subir toutes les modifications qui distinguent la parole de la voix et qui nous permettent d'émettre nos pensées avec tant de rapidité.

Le bégaiement est un vice de prononciation dont la cause est loin d'être connue ; le mutisme est l'impossibilité de parler, infirmité due en grande partie à la surdité qui, nécessairement, ne laisse pas la faculté de répéter des sons dont on n'a aucune idée, du moment que cela tient à un vice de conformation de la langue.

L'engastrimysme ou ventriloquie, n'est pas, comme on le croit généralement, la propriété de parler avec le ventre, mais simplement la faculté de produire une voix sourde et profonde; on peut l'acquérir par un long exercice aidé par l'extension et par la flexibilité du larynx qui permettent d'imiter plusieurs voix d'intonations différentes.

DU SOMMEIL

Si les sens et l'action musculaire de l'homme s'exerçaient pendant trop longtemps, cette incessante dépense de force ne manquerait pas de nuire à l'individu et hâterait la fin de son existence. Il ne pouvait pas en être ainsi, et la nature a obvié à cet inconvénient en suspendant, pendant un certain laps de temps, l'action de nos organes et en permettant à la machine humaine de réparer ses forces, grâce à un assoupissement journalier, qui est le sommeil.

Tant que le sommeil dure, les fonctions de relations sont en repos; la circulation et la respiration elles-mêmes paraissent légèrement assoupies, mais les fonctions de l'assimilation ne suspendent, en aucune façon, leur propre action; elles travaillent activement à réparer les. forces des organes et on dirait que toute l'activité organique est passée chez elles.

Quelle est la première cause du sommeil? La physiologie n'a pas pu nous le dire; nous savons simplement que la fatigue, le silence, un bruit monotone, l'inaction, la faiblesse, provoquent le sommeil.

Plus long chez l'enfant qui, à cause de son activité, fait une grande dépense de forces ; léger ou intermitent chez le veillard, le sommeil dure chez l'adulte en bonne condition de santé de six à sept heures.

Il ne faut cependant pas croire que le sommeil soit toujours accompagné du parfait repos des organes, des sens et des mouvements ; cela est tellement vrai qu'un homme qui a le sommeil très tranquille, ne se réveillera jamais dans la position qu'il avait en s'endormant.

L'intelligence elle-même travaille, associe et combine souvent ensemble les idées les plus folles, quelquefois naturelles ; elle nous fait voir des choses bizarres, des périls imaginaires, nous fait éprouver indifféremment la crainte ou l'espoir, la tristessse et la joie et de toutes ces idées, il ne nous reste plus, une fois éveillés, qu'un vague souvenir et souvent rien ! Nous disons alors que nous avons rêvé.

Quelquefois nous parlons en dormant ; on voit même quelques individus qui se lèvent, s'habillent, sortent de leur maison en ouvrant et fermant soigneusement les portes, et qui, après avoir fait diverses choses pendant leur promenade, retournent se coucher et se réveillent sans garder le moindre souvenir de tout ce qu'ils ont fait. Cet état constitue le somnanbulisme. On raconte à ce sujet des histoires merveilleuses, auxquelles il ne faut accorder qu'un crédit très limité : les somnanbules ne sont guère plus heureux que ceux qui sont éveillés et on en a vu qui se sont jetés par une fenêtre en croyant sortir par une porte. Si ceux-ci évitent bien souvent des dangers dans lesquels tomberait un homme éveillé, cela dépend de leur état qui, ne leur permettant pas de juger l'étendue de ce danger, les préserve de ces étourdissements qui occasionnent si souvent des accidents chez des hommes qui ont beaucoup de sang-froid.

DE LA LOCOMOTION

La locomotion est la faculté par laquelle nous accomplissons tous les mouvements volontaires, soit pour échapper à un danger, soit pour nous rapprocher d'un objet qui nous intéresse, pour le retenir ou nous en emparer ; en un mot, c'est la faculté d'établir ou d'éviter des rapports avec les objets qui nous entourent.

Les principaux agents de la locomotion sont les os et les muscles. Les premiers sont les organes passifs, quand les seconds en sont les actifs, les os étant entièrement soumis aux contractions musculaires.

Mouvements. — Les mouvements dont est capable l'homme sont infinis. Nous n'essayerons pas de les examiner tous, car nous dépasserions les limites que nous nous sommes tracées, nous nous limiterons simplement à indiquer le mécanisme des mouvements de progression, c'est-à-dire la marche, la course, le saut et la nage.

De la marche. — Dans ce mode de progression, qui de tous est le plus employé, et que l'on peut continuer pendant longtemps, l'homme est debout, droit et se meut alternativement sur les deux jambes. Le poids du corps se porte d'abord sur la jambe qui reste sur le sol pour lui servir de point d'appui, tandis que l'autre est portée en avant au moyen de la contraction des muscles et de la flexion des articulations. Quand le pied, porté à une distance plus ou moins grande suivant les individus, est posé sur le sol, nous penchons le corps en avant pour pouvoir lever la jambe restée fixée en arrière, et pouvoir effectuer la même opération que la précédente. C'est par une succession de ces mouvements que s'accomplit la marche, d'autant plus rapide que l'on lève plus vite les jambes et que plus grande est la distance laissée entre un pied et l'autre.

Le saut est ce mouvement qui permet à l'homme de se lancer à certaines distances horizontalement ou verticalement ; il consiste dans l'extension brusque et rapide des articulations après leur flexion. Pour sauter il est nécessaire de produire jusqu'à un certain point l'effet d'une baguette élastique que l'on courbe et qui se redresse brusquement quand on cesse de la ployer. Ce sont les jambes qui supportent le plus grand effort dans le saut, et c'est pour cela que ceux qui s'adonnent particulièrement à un tel exercice, comme, par exemple, les danseurs, ont les mollets très développés.

La course tient de la marche et du saut.

La nage. Ce mode de progression n'est pas naturel chez l'homme qui ne peut le continuer pendant longtemps et qui ne l'adopte qu'accidentellement.

DU TEMPÉRAMENT

La prédomination de tel ou tel autre système d'organes, en raison de la différence plus ou moins notable de notre moral ou physique, constitue ce que l'on nomme tempéraments. On en distingue quatre principaux : sanguin, bilieux, nerveux et lymphatique.

On ne trouve nulle part un type parfaitement irréprochable de ces différents tempéraments qui, d'un autre côté, ont été établis sur des bases facilement attaquables. Par conséquent, pour décrire chacun d'eux, nous sommes obligés de réunir dans un être idéal les caractères disséminés sur plusieurs individus.

Tempérament sanguin. — Il résulte de la prédomination du système circulatoire et offre comme signes physiques : un pouls vif, fréquent, régulier ; des muscles fermes, développés, mais ronds ; une forte couleur, une moyenne grosseur.

Signes moraux. — Une très grande susceptibilité, conception prompte, mémoire heureuse, caractère vif et joyeux, propension aux passions amoureuses.

Le tempérament athlétique, qui est une exagération du précédent, est principalement caractérisé par une force beaucoup plus grande, le système musculaire étant tellement développé qu'il paraît recouvrir tous les autres.

Le tempérament bilieux. — A pour cause l'abondance des sucs bilieux. Voici les signes physiques auxquels on le reconnaît : cheveux noirs, peau jaunâtre, pouls fort, dur, fréquent, muscles durement développés, mouvements brusques.

Signes moraux. — Intelligence précoce, irascibilité, tendance à la persévérance, courage, audace, fermeté, souvent dissimulation.

Le tempérament mélancolique, qui n'est que le bilieux exagéré, se distingue principalement par une imagination assez lourde et par un caractère dissident.

Tempérament lymphatique. — Intelligence peu énergique, imagination sans énergie, passions médiocres, peu d'activité, de courage et de persévérance.

Tempérament nerveux. — Signes physiques. Coloration pâle, maigreur générale, muscles mous, pouls serré et fréquent.

Signes moraux. — Exaltation des idées, sensations vives, détermination prompte, caractère mobile, impérieux et agité jusque dans la vie d'étude ou sédentaire.

La fin de notre existence n'a jamais de limites fixes. Une discorde incomplète entre les lois qui régissent la vie constitue l'état de maladie, et un plus grand désordre amène la mort, en obligeant la matière à obéir à une loi entièrement opposée. La putréfaction est le sûr indice de ce dernier état. Il serait absurde de dire que notre vie finit à cause de la destruction de notre organisme. La cause de la mort est la cessation de cet acte vital que l'on nomme animation et vie, c'est-à-dire de cette mutuelle action entre l'activité sensitive de l'âme et l'activité de la matière.

Les physiologistes qui disent le contraire devraient trouver le moyen de nous décrire les lésions organiques qui surviennent chez un individu qui a cessé de vivre tout d'un coup, à la suite d'une joie inattendue, d'une grande frayeur, d'une décharge électrique, par un poison très violent et par d'autres causes analogues qui peuvent subitement faire disparaître cette puissance qui, pendant le cours de l'existence, a su résister à toute maladie.

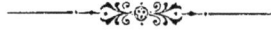

Résumé et Conclusions

La description des maladies et la manière de les soigner par l'Electro-Homéopathie sont présentées, dans le tableau suivant, par ordre alphabétique, et cela dans le but d'en faciliter la recherche. Plusieurs remèdes, au lieu d'un seul, sont indiqués pour une seule maladie parce qu'il peut arriver que le remède, grâce auquel on a obtenu une guérison, puisse ne pas triompher absolument de tous les cas possibles.

Dans le traitement de toute maladie, les antiscrofuleux conviennent aux individus chez lesquels prédomine le tempérament lymphatique, tandis que les antiangioïtiques sont les remèdes qui conviennent par excellence aux tempéraments sanguins; en d'autres termes, tout traitement doit avoir comme base principale un de ces deux spécifiques. Pour bien administrer cette matière médicale nul ne doit oublier qu'il faut partir de ce principe fondamental. L'on pourra pour cela consulter avec avantage les descriptions qui suivent, où chacun pourra discerner le traitement qui convient à chaque cas en particulier.

En dehors des cas particuliers nettement tranchés pour lesquels le discernement de chacun pourra conseiller des variations, on commencera toujours le traitement avec l'un des remèdes qui sont d'abord indiqués dans les descriptions. On passera ensuite aux suivants lorsque l'expérience (ce qui peut durer quelques minutes et parfois quelques jours, selon les cas,) aura démontré que le premier remède n'est pas suffisant.

Lorqu'on prend alternativement plusieurs remèdes pour la même cure, on peut les prendre de différentes façons. On peut prendre un remède le premier jour, un autre le second jour, et un troisième le jour d'après. Cette manière d'alterner les remèdes est préférable quand on traite des maladies chroniques ; dans les maladies aiguës au contraire, on prend l'un des remèdes le matin, pendant quatre heures environ ; un autre remède pendant les quatre heures qui suivent, un troisième remède pendant un pareil laps de temps. Une autre manière d'alterner (à laquelle il faudra s'en tenir de préférence) consiste à à prendre à tour de rôle une cuillerée d'un des trois remèdes préparés en dilution. L'effet des remèdes est électrique, instantané, de sorte que si cinq minutes après qu'on a pris un remède on en prend un autre, l'effet du premier est déjà achevé, et n'est jamais troublé par un second remède.

On peut constater cet effet instantané des remèdes dans les douleurs. Qu'il s'agisse, par exemple, d'un spasme à l'uterus, buvez une petite cuillerée de l'eau contenue dans un verre où l'on aura préalablement fait fondre un globule d'anticancéreux, la douleur disparaîtra soudain.

Quand ou prend plusieurs remèdes en une seule fois, il faut surtout insister sur le remède qui semble convenir le mieux à la maladie que l'on traite. Si l'on emploie un remède qui ne convienne pas à la maladie, il ne sera jamais nuisible, mais ne produira pas d'effet; il faudra se hâter alors, comme nous l'avons dit plus haut, lui substituer un autre remède, ou bien encore changer la dose. Pendant la cure il n'est nullement nécessaire de suivre un régime spécial. Un vin généreux donne aux remèdes une efficacité plus grande. Se soumettra qui veut à la diète, nous faisons une exception pour les maladies graves, pendant lesquelles il sera bon de se soumettre, pendant la cure Electro-Homéopathique, à un régime lacté.

Il est bon de faire observer que l'effet d'un remède interne se manifeste pareillement quand ce remède est employé extérieurement: quand on l'emploie également et à l'intérieur et à l'extérieur, l'effet est double, et l'on obtient plus vite un résultat.

Si une maladie cède à l'action du remède, il faut en augmenter la dose parce que les remèdes sont semblables. Par la même raison, quand la maladie est grave et violente, il faut diminuer la dose du remède; dans les cas désespérés, cependant, on peut administrer des doses de 40 globules en une seule fois.

On ne doit jamais interrompre subitement une cure commencée, afin de ne pas s'exposer à une rechute. Pour éviter toute interruption on peut prendre des globules à sec pendant les repas.

La cure doit durer, non seulement jusqu'à la disparition des symptômes de la maladie, mais jusqu'à la disparition de la cause, d'où résulte la nécessité de continuer, même après la guérison apparente, une cure moins ennuyeuse en prenant, par exemple, quelques globules dans le vin aux repas, surtout après une grave maladie.

Dans des cas désespérés, au lieu de la première dilution on administre 40 ou 50 globules par verre, et 40 ou 50 gouttes d'électricité blanche ou bleue. Des douleurs continues, des apoplexies, des fièvres malignes ont été vaincues en buvant 100 gouttes d'électricité blanche ou bleue.

L'électricité bleue arrête les hémorragies et même elle cicatrice les artères.

L'électricité appliquée au centre du crâne produit souvent de grands effets, parce que le cerveau étant l'origine de tous les nerfs, en agissant sur lui on agit sur tout l'organisme.

Quiconque veut se soigner avec l'Electro-Homéopapathie doit embrasser ces idées et suivre ces principes généraux.

ABRÉVIATIONS

S.	pour	**Antiscrofuleux**	N° 1.
S²	—	**Antiscrofuleux**	N° 2.
S³	—	**Antiscrofuleux**	N° 3.
S⁴	—	**Antiscrofuleux**	N° 4.
S⁵	—	**Antiscrofuleux**	N° 5.
S⁶	—	**Antiscrofuleux**	N° 6.
C.	—	**Anticancéreux**	N° 1.
C²	—	**Anticancéreux**	N° 2.
C³	—	**Anticancéreux**	N° 3.
C⁴	—	**Anticancéreux**	N° 4.
C⁵	—	**Anticancéreux**	N° 5.
C¹⁰	—	**Anticancéreux**	N° 10.
T. B.	—	**Anticancéreux**	T. B.
A.	—	**Antiangioïtique**	N° 1.
A²	—	**Antiangioïtique**	N° 2.
A³	—	**Antiangioïtique**	N° 3.
L.	—	**Antilymphatique.**	
P.	—	**Pectoral**	N° 1.
P²	—	**Pectoral**	N° 2.
P³	—	**Pectoral**	N° 3.
P⁴	—	**Pectoral**	N° 4.
F	—	**Fébrifuge**	N° 1.
F²	—	**Fébrifuge**	N° 2.
Vén.	—	**Antivénérien.**	
Ver.	—	**Vermifuge**	N° 1.
Ver²	—	**Vermifuge**	N° 2.
El. R.	—	**Electricité rouge.**	
El. J.	—	**Electricité jaune.**	
El. B.	—	**Electricité blanche.**	
El. A.	—	**Electricité angioïtique ou bleue.**	
El. V.	—	**Electricité verte.**	

Pour les points d'application des électricités, voir la planche à la fin de ce livre.

DES MALADIES

ET DE LEUR

TRAITEMENT AVEC LA MÉDECINE

électro-homéopathique

———◦⳩◦———

A

ABCÈS

Sous cette dénomination on comprend les abcès, le panaris, les furoncles ou clous, l'anthrax et l'orgelet et en général tout amas de pus dans une cavité accidentelle.

Au début d'un abcès, le malade éprouve des frissons, de la fièvre, de l'agitation ; le pus est épais et crémeux, d'un jaune verdâtre ; les abcès peuvent exister sur toutes les parties du corps, ou superficiellement ou profondément.

L'abcès froid n'a jamais lieu que sur des sujets où la lymphe prédomine. Il se développe lentement, n'est précédé d'aucun travail inflammatoire et le pus se forme sans que le malade ait ressenti de la douleur ; le pus de cet abcès est d'ordinaire très liquide.

Traitement

Chez les lymphatiques, dilution S. alt. C. ; mêmes globules dans le vin des repas bains de C⁵ alt. S⁵ Onctions et compresses de C⁵ sur les parties malades. Application d'El. R. alt. Et. J. sur les nerfs les plus proches de l'abcès et au sympatique, à l'occiput et au plexus solaire.

Pour les angioïtiques : dilution A alt S. et en cas de résistance A. alt. C. Bains de A³. alt. C⁵ onctions et compresses des mêmes remèdes application d'El. B.

Les abcès chauds ou aigus sont toujours accompagnés de tuméfaction, rougeur, élancements et chaleur, fièvre avec frissons ; le pus en est épais, crémeux d'un jaune verdâtre.

Dilution A. alt. C., mêmes remèdes aux repas, un globule de C⁵ toutes les heures. Bains de A³ alt. C⁵, onctions et compresses de A⁵ alt. C⁵, onctions au cœur de A³, onctions aux hypocondres avec F², application de El. R. alt El. J. aux plexus solaire, creux de l'estomac, sympathique à l'estomac, occiput et grand sympathique. Sur le crâne 5 gouttes El. B. Enlever la fièvre avec quelques cuillerées de F¹ (deuxième dilution.)

L'abcès par congestion est le résultat d'une gangrène ou d'une carie de l'os ; c'est un canal fistuleux qui, partant du siège même du mal, verse au dehors la sécrétion anormale produite par la carie d'où il part ; le pus est séreux, semi-liquide, et devient infect au contact de l'air.

Dilution C¹ (deuxième verre), même remède aux repas

un globule C^5 toutes les heures, bains de C^5. Application.
El. R. alt. El J. aux plexus solaire, creux de l'estomac,
à l'occiput, au grand sympathique. Onction F^2 aux
hypocondres. Compresses C^4·

ABDOMEN

Il est borné en haut par le diaphragme, en bas par
le bassin, en arrière par les vertèbres lombaires, sur les
côtés et en avant par plusieurs muscles larges et aplatis
dont les fibres se croisent dans diverserses directions. Il
a une forme oblongue, convexe en avant et surtout en
bas, concave en arrière et sur tous les côtés. Son volume
et sa forme peuvent varier suivant une foule de circonstances.

La paroi postérieure présente seulement deux
régions ; l'une supérieure ou lombaire, autrement *les
lombes* (vulgairement les reins) et l'autre inférieure ou
sacrée. Les parois latérales de l'abdomen comprennent
chacune trois régions ; une supérieure ou l'*hypocondre,*
une moyenne ou le *flanc,* et une inférieure ou *iliaque*
appelée aussi *fosses iliaques*. La paroi supérieure est formée par l'espèce de voûte qui représente le diaphragme;
la partie inférieure comprend deux régions : une antérieure ou *génitale,* l'autre postérieure ou *annale.* Ces
deux régions sont séparées dans l'un et l'autre sexe, par
un espace connu sous le nom de périnée.

Les affections du bas-ventre sont très nombreuses et comprenent toutes celles se rattachant au foie, au mésentère, aux intestins, à l'ovaire et à la matrice.

ASCITE

Hydropisie de l'abdomen, est une accumulation de sérosité dans la cavité du péritoine (bas-ventre). S'il y a défaut de circulation, l'hydropisie peut venir du cœur.

Traitement

Dilution A ou A alt. S à petites doses (deuxième verre), pas d'électricité, ou seulement la Bleue. Application de deux secondes sur le cœur.

Le foie peut être une cause de l'hydropisie et alors on donnera dilution F ou F alt. S (deuxième verre), mêmes remèdes aux repas. Onction de F^2 aux hypocondres.

L'hydropisie peut prévenir des glandes mésentériques : on donnera alors dilution C ou C alt. S^1 (deuxième verre), mêmes remèdes aux repas. Onction de F^2 ou de C^5 aux hypocondres.

ENTÉRITE

Inflammation des intestins. Au début la fièvre est rare, le ventre est tendu, douloureux, l'appétit est nul ou diminué ; le malade éprouve des coliques sourdes, aiguës ou lancinantes aux alentours du nombril, puis ces coliques s'étendent à tout le ventre ; diarrhée, matières jaunes mélangées de mucosités, l'anus devient brûlant, douloureux.

Si les coliques se calment, il reste toujours des borborygmes, et, si elles continuent, il survient des maux de tête, des défaillances, des nausées, des vomissements.

Si l'inflammation atteint la muqueuse de l'estomac en même temps que celle des intestins, il y a *gastroentérite*.

Traitement

Dilution S. ou S. alt. C¹, mêmes remèdes aux repas. 1 globule C⁵ toutes les heures. Bains de C⁵ ou de L. Compresses de El. B. sur l'abdomen. Application de El. R. alt. El. J. au plexus solaire, creux de l'estomac, au sympathique à l'estomac, occiput, grand sympathique. Onctions de C⁵ à tout l'abdomen.

MÉSENTÉRITE

Inflammation et tuberculisation des glandes du mésentère, appelée aussi carreau ; ne se développe guère que chez les enfants de cinq à dix ans.

Symptômes

Pâleur de la face, faiblesse, diarrhée alternant avec constipation, tumeurs rondes et dures dans la région du nombril ; quelquefois toux et sueurs nocturnes ; langue à l'état normal, appétit conservé malgré maigreur, atrophie des membres, tristesse et pleurs fréquents, puis enfin fièvre hectique, dépérissement et mort.

11

Traitement

Dilution C. (deuxième verre). 1 globule de C⁵
à sec toutes les heures. Bains de C^5. Onctions de L.
et compresses de El. B. sur l'abdomen. Application de
El. B. au sympathique. Onctions de F^2 aux hypocondres.

PHTHISIE INTESTINALE

Se reconnaît à une mauvaise digestion et spécialement à l'état de douleur et de tension du bas-ventre, et à
l'évacuation du pus et du sang par l'anus. Cette maladie
est accompagnée de fièvre hectique.

Traitement

Dilution S. L. ou, en cas de résistance, S. alt. C.
1 globule de C^5 à sec toutes les heures.

Traitement pour les sanguins

A. alt. S. Bains de C^5 alt. S^5 ou de A^2, onctions ou
compresses de C^5 sur l'abdomen, idem d'El. B. Application de El. B. au sympathique.

PÉRITONITE

Inflammation de la coiffe des intestins. Elle peut être
aiguë ou chronique.

Symptômes

Douleur vive, poignante et lancinante, augmentant
par la moindre pression sur l'abdomen ; constipation,

vomissements, respiration courte et gênée, pouls fréquent, grande altération du visage, digestions difficiles, épanchement de sérosités. La péritonite peut se compliquer de symptômes ataxiques, tels que : délire calme ou furieux ; de symptômes adynamiques ; prostration, langue noire et sèche, demi-sommeil, selles et urines involontaires ; de symptômes bilieux, teint jaune ou safrané, bouffissure, bouche amère, vomissements bilieux.

Traitement

10 globules Fébrifuge 1 à sec le matin. Dilution S. alt. C. (deuxième verre). Un globule C^5 toutes les heures. Pour les angioïtiques : A. alt. S. ou A. alt. L. Bains de C^5 ou de S^5 ou de A^3. Onctions et compresses de C^5, F^2, sur l'abdomen et aux hypocondres. Application El B. au sympathique ; 5 gouttes sur le crâne.

MISERERE

Coliques très dangereuses et très violentes, associant les phénomènes propres de la colique à des vomissements continuels de matières contenues dans les intestins.

Symptômes

Présence d'une tumeur douloureuse au côté droit, de forme cylindrique et montant jusqu'aux fausses côtes, douleur violente, quelquefois intolérable dans l'abdomen, avec une sorte de mouvement des intestins dans cette cavité, la contraction et la dureté des parois abdominales, les renvois de gaz, puis des matières contenues dans l'estomac, dans les intestins grêles, et plus tard dans les gros intestins.

L'altération successive porte à croire que les substances rejetées, remontent d'un point du conduit intestinal plus éloigné de l'estomac ; elles finissent par offrir l'aspect et l'odeur des matières fécales.

A ces symptômes locaux se joignent l'altération subite et profonde des traits, la décoloration de la face, la flexion du tronc en avant, l'anxiété, le découragement, la faiblesse de la voix, la dyspnée, les défaillances, les mouvements convulsifs, la fétidité stercorale de l'haleine, la petitesse et l'irrégularité du pouls, le refroidissement des extrémités, les sueurs froides, la prostration croissante des forces.

La marche est rapide et, dans l'espace de peu de jours, elle se termine par la mort.

Traitement

Dilution S. alt. C. (deuxième ou troisième verre). Un globule de scrofuleux à sec toutes les heures. Compresses et onctions de C^5 sur l'abdomen. Quatre fois par jour, lavements d'un quart de litre d'eau médicamentés avec 15 globules C^5.

ENTÉRALGIE

Coliques nerveuses.

Symptômes

Douleur vive par tout le ventre, plus forte au nombril,

figure altérée, pieds et mains froids, sueurs abondantes, borborygmes, évacuation de vents.

Traitement

S^2 à boire souvent. 1 grain de S. à sec toutes les heures. Bains de C^5. Application de El. B. au sympathique et onctions de C^5 au ventre.

OBÉSITÉ MORBIDE

Vice de nutrition du tissu adipeux qui produit l'accumulation de la graisse dans toutes les parties du corps et principalement sous la peau. C'est principalement sur le ventre, sur la partie supérieure du dos, sur les hanches et sur les glandes mammaires que se développe l'obésité.

Le développement exagéré du tissu adipeux, donnant au corps un volume considérable, constitue à l'intérieur, autour du larynx et des poumons, autour de l'intestin et du foie, une gêne encore plus grande qui entrave beaucoup l'exercice des fonctions. L'obésité est une cause prédisposante sérieuse du diabète sucré.

Un tempérament lymphatique, l'oisiveté, la vie sédentaire, le repos exagéré au lit, la bonne chère, l'abus des féculents, l'âge de retour chez l'homme ou chez la femme, sont les causes de l'obésité.

Traitement

S'abstenir des causes prédisposantes. Dilution A. alt. S. Bains de C^5. Application El. R. alt. El. J. à l'occiput,

sympathique, au plexus solaire. Onctions F^2 aux hypocondres. Bains L.

PANCRÉATIDE

L'inflammation du pancréas se montre quelquefois
dans le cours des fièvres graves, telles que typhoïdes ou
puerpérales ; sous l'influence de la phlébite ou de l'usage
du mercure.

Les principaux symptômes sont : une douleur fixe à
l'épigastre, irradiant sous l'hypocondre droit, accompagnée de chaleur au même point, avec flux intestinal
de matière incolores filantes, semblables à la salive, tension du ventre, tuméfaction de la région pancréatique,
fièvre, inappétence et quelquefois des vomissements ou
de l'ictère indiquent l'inflammation aiguë du pancréas.
(Mondière, Décourt.)

La pancréatite chronique, moins étudiée encore que
la pancréatite aiguë, est habituellement caractérisée par
une salivation continuelle, des éructations de matière
filante, jaunâtre, par de la constipation ou par un flux
diarrhéique de matière semblable à celle qui est rejetée
par la bouche, enfin par l'anorexie, du pyrosis et une
gastralgie très prononcée. (Mondière.)

Traitement

Dilution S. alt. F^1. Bains de C^5. Onctions de F^2 aux
hypocondres. Application El. R. alt. El. J. au sympathique.

FAUSSE GROSSESSE

L'hydrométrie, la physiométrie, ne sont pas des fausses grossesses, ce sont des accumulations de liquide et de gaz dans l'utérus. (Hippocrate.)

Une fausse grossesse est un germe avorté présentant une évolution incomplète ; tantôt il y a un développement des villosités placentaires ; tantôt il y a une expulsion du fœtus et une organisation rudimentaire du placenta puis consécutivement une végétation de la muqueuse utérine.

Traitement

Dilution S. alt. C. Bains de C^5. Onctions sur le ventre avec C^5. Application El. R. alt. El. J. aux nerfs sacrés et au sympathique. 1 globule S. toutes les heures.

AVORTEMENT

L'expulsion du fœtus hors du placenta avant l'époque ordinaire, constitue l'avortement.

L'état pléthorique, anémique, ou nerveux de la femme enceinte, une maladie grave telle que l'éclampsie, la variole, une colique saturnine, une mauvaise conformation, la syphilis, une médication mercurielle trop énergique, l'apoplexie placentaire, le décollement du placenta, une vive commotion morale ou physique, des affections aux organes abdominaux, la faiblesse de l'utérus, la sensibilité trop vive de cet organe, la présence de plusieurs fœtus, la mort du fœtus, la rupture du cordon, une violence traumatique ou un effort, sont les causes de l'avortement.

L'avortement dû à une mauvaise disposition de la mère, coïncide toujours avec l'époque de la menstruation.

Un avortement à une première grossesse, qui n'est pas occasionné exclusivement par une cause traumatique en entraîne presque toujours d'autres aux grossesses suivantes.

Traitement préventif

Dilution S. alt. A³ alt. C⁵. Bains de A³, C⁵.

ACCOUCHEMENT ARRÈTÉ

Dans les spasmes utérins, spécialement du col de la matrice, dans son inertie.

Traitement

Dilution C. 10 grains de S. ou C⁵ à sec. Application El. R. alt. El. J. au sacrum et au sympathique.

ABEILLE

Piqûre d'abeille.

Traitement

Dilution F¹ alt. S. Compresses de El. R. alt. El. J. la dernière en ventouses.

ACCOUCHEMENT

La femme qui veut se préparer à un accouchement facile ne doit pas négliger de prendre, pendant le temps de la grossesse, dilution S., quelques injections modérées de C⁵ (15 grains dans 250 grammes d'eau) et un bain par semaine avec 50 grains C⁵.

ACNÉ

Pustules isolées, pointues, légèrement suppurantes, occupant le nez, les joues, quelquefois le dos, laissant des taches violacées, persistantes, qui reparaissent et disparaissent rapidement.

La couperose et la mentogre en sont deux variétés. Cette éruption se montre particulièrement chez les individus pléthoriques, sujets à des hémorragies qui se sont supprimées ou sont devenues moins abondantes ; chez les femmes parvenues à l'âge critique, et chez les individus qui ont un teint brillant, qui sont adonnés à la bonne chère et aux liqueurs spiritueuses.

Traitement

Dilution S. (deuxième verre) quelquefois A. alt. S. Bains de S⁵ ou C⁵. Application El. R. alt. El. J. au plexus solaire, creux de l'estomac, sympathique à l'estomac, occiput, grand sympathique.

Si l'acné est syphilitique, dilution Ven. ou C^5 alt. Ven., il faut quelquefois ajouter A^2. Bains de Ven. alt. C^5 alt. A^2. Alterner aussi les remèdes dans le vin des repas.

———

ADÉNITE

Inflammation aiguë ou chronique des ganglions lymphatiques, vulgairement glandes. Ce sont des petits corps arrondis placés sur les trajets des nerfs et des vaisseaux lymphatiques et occupant le cou, l'aine, les aisselles, etc.

ADÉNITE AIGUË

Le malade ressent de la douleur et de la chaleur, la peau s'enflamme, la suppuration s'établit.

Traitement

Dilution S. alt. C. ou A. alt. C., mêmes remèdes aux repas. Quelques cuillerées de F^1. Bains de C^5 alt. A., C^5 ou de C^8 alt. A^3. Compresses, onctions de C^5 sur les glandes. Application de El. R. alt. El. J. aux nerfs intéressés.

ADÉNITE CHRONIQUE

Les ganglions engorgés sont indolents; s'ils s'ouvrent

le pus est mal lié, et si ces ulcérations dites abcès froids se ferment, ce n'est que pour se rouvrir plus loin. Ordinairement ce sont les ganglions du cou et des mâchoires qui s'engorgent.

Traitement

Dilution S. alt. A. ou A. alt. C. 5 grains de L. dans le vin aux repas. Bains de L., A³, C⁵. Compresses et onctions C⁵. Compresses El. V.

AFFAIBLISSEMENT

Etat dans lequel les forces diminuent ; il ne doit pas être confondu avec la faiblesse, qui peut être naturelle à l'individu, au lieu que l'affaiblissement indique toujours un changement dans l'exercice des fonctions. Autre chose est dire qu'un individu soit faible, autre chose qu'il s'affaiblit.

Traitement selon la constitution

Dilution S., A., mêmes remèdes dans le vin au repas. Bains de S⁵, C⁸, A³. Application El. R alt. El. J. au plexus solaire, creux de l'estomac, sympathique à l'estomac, occiput, grand sympathique. El. B. sur le crâne.

AGE CRITIQUE

Epoque de la vie chez les femmes où l'écoulement des menstrues vient à cesser. Ce phénomène est aussi désigné sous le nom de ménopanse et qui arrive à l'âge de quarante-cinq à cinquante ans. En thèse générale, plus une femme est précoce par rapport à la première éruption des règles, plus elle a des dispositions à avoir beaucoup d'enfants. La disparition des règles peut engendrer divers accidents ; la femme doit alors se soigner scrupuleusement.

Traitement

Dilution S., quelquefois A. Mêmes remèdes aux repas. Bains de C^5 (100 grains), injection de A. (20 grains par verre d'eau).

AGITATION NERVEUSE

Voir si elle est le résultat d'un vice dans la circulation du sang.

Traitement

S. (deuxième ou troisième verre) aidé de F^1 (deuxième verre). Onctions de F^2 aux hypocondres. Bains de L. alt. C^5.

Pour les angioïtiques, doses très faibles de A. alt. S. alt. F^1.

AIGREUR DE L'ESTOMAC

Signe de mauvaises digestions.

Traitement

S. (deuxième verre), application El. R. au creux de l'estomac.

ALBA DOLENS

Affection propre aux femmes en couche, se traduit par une enflure blanche, unie et chaude au toucher, qui occupe un des membres inférieurs, quelquefois les deux ; mal traitée, elle peut durer une année ; il peut y avoir fièvre ou absence de fièvre.

Traitement

S'il y a fièvre : A. alt. F^1 (deuxième verre). Onctions F^2 aux hypocondres. Compresses A^3 sur les veines atteintes. Compresses El. A. Application El. B. au sympathique.

ALBUMINURIE

Perte d'albumine (élément des corps organisés) par

les urines, accompagnée de maux de reins et de dépérissement graduel de l'organisme.

Traitement

Dilution S. Bains de C^5 ou S^5 ou A^2 ou L. Application El. R. alt. El. J. au sacrum, occiput, sympathique
et à tout le long de l'épine dorsale. Onctions S^5 aux
reins. En cas de résistance, essayer C., C^5, S^5 en dilution.

ALOPÉCIE

Chute des cheveux, si elle est naturelle.

Traitement

Dilution S. onction à la tête avec C^5. Application
El. R., El. B.

ALOPÉCIE SYPHILITIQUE

La syphilis provoque fréquemment chez la femme
aussi fréquemment que chez l'homme, la chute des
poils du corps et spécialement celle des cheveux.

L'alopécie crânienne est un accident sur lequel sont
généralement répandus dans le public certains préjugés
dont il n'est pas sans intérêt de faire justice. C'est là,
de plus, un symptôme des plus communs qui tourmente
beaucoup de malades.

C'est une opinion assez communément accréditée que l'alopécie constitue un symptôme de vieille vérole, de vérole remontant à de longues années. Voit-on, par exemple, un homme devenir chauve à l'âge de maturité, on ne manque guère d'entendre rattacher cette calvitie à ce qu'on appelle par euphémisme « *les péchés de jeunesse* » ce qui, médicalement signifierait ceci : que cet homme perdant ses cheveux vers la quarantaine, les perdrait par le fait d'une syphilis contractée dans l'adolescence, c'est-à-dire quinze ou vingt ans auparavant. Or, rien n'est plus faux ; rien n'est plus contraire à la vérité.

Loin d'être une manifestation tardive, l'alopécie syphilitique constitue au contraire un accident de vérole *jeune*, de vérole âgée de quelques mois, d'une ou de deux années tout au plus. L'alopécie syphilitique est *essentiellement secondaire*.

C'est en effet, une règle presque générale, que les cheveux commencent à tomber, à la suite des premières poussée secondaires. C'est, le plus habituellement, vers le troisième, le quatrième, le cinquième, le sixième mois de la diathèse que l'alopécie se manifeste, dans l'évolution naturelle de la maladie. Il est également assez commun de l'observer dans les derniers mois de la première année, et dans le cours de la seconde. Au delà de ce terme, elle devient rare, exceptionnelle même, et si parfois on la voit encore se produire à une époque un peu plus reculée, cela, est dû, presque toujours, à l'intervention du traitement spécifique qui l'a rendue plus tardive et en même temps aussi plus légère.

Mais passé les premières années de la diathèse, au delà de ce qu'on appelle la période secondaire, l'alopécie syphilitique n'existe plus, ne se rencontre pas.

Les cheveux des syphilitiques tombent de l'une des deux façons suivantes :

1. Ou bien ils tombent à la suite et sous l'influence de syphilides disséminées du cuir chevelu ;

2. Ou bien ils tombent, et même c'est là le cas de beaucoup le plus fréquent, sans raison locale, sans lésion apparente qui en explique la chute.

Dans le premier cas, il n'est pas rare de trouver, comme explication de l'alopécie, des syphilides disséminées du cuir chevelu, syphilides superficielles, plus ou moins confluentes, plus ou moins étendues comme surface plus ou moins rebelles comme durée. Quelles qu'elles soient, toutes ces syphilides contribuent à faire tomber les cheveux en altérant et en attaquant le bulbe pileux.

Au nombre de ces lésions du cuir chevelu, pouvant déterminer des alopécies partielles, disséminées, et d'une intensité proportionnelle, à la confluence des éléments éruptifs, citons plus spécialement : la syphilis acnéiforme, très commune au début même ou dans les premiers temps, de la période secondaire, et se caractérisant par de petites croûtelles légèrement saillantes, du diamètre d'une tête d'épingle, e d'une teinte jaunâtre ou brune ; — la syphilide papulo- croûteuse ; — la syphilide impétigineuse ; — l'ecthyma plat ou superficiel, etc.

Citons aussi une forme de syphilide, qui bien que peu connue, n'en est pas moins assez fréquente, chez la femme particulièrement. C'est la syphilide pityriasiforme ou roséole furfuracée du cuir chevelu, consistant en des rougeurs éparses, lenticulaires ou diffuses, assez pâles de ton pour échapper à l'examen le plus souvent, et recouvertes d'une desquamation très fine, presque microscopique, à peine appréciable pour l'observateur non prévenu.

Second cas. Très souvent, le plus souvent, les cheveux des syphilitiques tombent sans raison appréciable, ou bien, s'il existe sur le crâne quelques lésions, ces lésions sont loin de rendre compte de l'alopécie ; car elles .expliquent bien pourquoi le cheveu tombe là où elles existent, mais elles n'expliquent en rien pourquoi il tombe là où elles n'existent pas.

L'alopécie syphilitique n'est jamais que temporaire ; elle se produit pour un temps, pour quelques semaines, plus habituellement pour quelques mois, pour une année au plus ; au delà, toujours et invariablement il advient ceci : que les cheveux tombés repoussent, que les surfaces dénudées se regarnissent, et que finalement la chevelure revient à son état normal, à moins, bien entendu, que des lésions profondes et véritablement ulcéreuses n'aient entamé le cuir chevelu, car, sachez-le bien, la vérole n'a jamais fait de chauves. (1)

Traitement

A opposer à l'alopécie syphilitique : dilution Ven. alt. C. Onctions de Ven. Bains de A. Ven. C⁵.

(1) Fournier.

AMAUROSE

Voyez : vue, yeux.

AMENORRHEE

Causée par refroidissement après les couches ; absence, suppression ou grande diminution des règles.

Traitement

Dilution C.alt. A. (deuxième verre). Bains, injections, compresses C^5 ou A^3. Application El. R. alt. El. J. au sacrum et tout le long de l'épine dorsale. Légères applications El. A. sur le cœur.

AMPUTATION

Avant et après l'opération, dilution A^3 et après le pansement chirurgical, arroser l'appareil avec A^3 (20 globules dissous dans 200 grammes d'eau.

AMYGDALITE

Voir angine tonsillaire.

ANASARQUE

Infiltration de sérosité dans les tissus cellulaires, c'est proprement l'hydropisie générale de ce tissu. Chez les malades atteints de cette affection, la peau est pâle et présente un gonflement indolent qui cède sous les doigts et en conserve plus ou moins l'empreinte comme une cire molle, surtout aux jambes.

Il y a en outre de la faiblesse, de la soif, et, à une période plus avancée, de la diarrhée ; de plus, la sécrétion urinaire est presque nulle.

Traitement

Dilution S. alt. A. Onctions F^2 aux hypocondres. Frictions sur les points enflés avec El. B. alt. A. Bains de A^2, C^5, L.

ANCYLOGLOSSE

Maladie dans laquelle la langue ne peut librement se mouvoir à cause de ses adhérences avec la paroi inférieure de la bouche.

Traitement

Dilution S.,A. Gargarisme A$^?$. Application El. R. aux grands et petits hypoglosses.

ANÉMIE

Pauvreté de sang. Les personnes anémiques sont pâles, molles; leurs chairs sont flasques, couleur de cire, les gencives, les lèvres sont à peine rosées, le pouls est faible, la moindre marche leur procure de l'oppression et des palpitations.

Chez les femmes ou les jeunes filles, une leucorrhée abondante vient compliquer cet état.

Traitement

L'anémie comme paresse de circulation et faiblesse du sang se guérit chez les lymphatiques par dilution S. Même remède au repas. Bains L. alt. A³. Application El. R. alt. El. J. au plexus solaire, creux de l'estomac, sympathique, à l'estomac, occiput, grand sympathique.

Chez les angioïtiques, par dilution A. alt. L. ou S. Mêmes remèdes dans le vin aux repas. Bains de A. Onctions A² au cœur. Application El. A.

Chez les femmes avec pertes blanches, par dilution A. alt. C. (deuxième verre). Un grain C⁵ toutes les heures. Bains A² alt. C⁵. Onctions F⁸ aux hypocondres.

ANÉVRISME

Tumeur produite sur le trajet d'une artère par la dilatation des membranes. Signes d'un tempérament

angioïtique ; ils amènent avec eux, oppression, congestion à la tête, quelquefois toux. Il peut même exister
une tumeur externe à l'endroit de l'anévrisme, et cette
tumeur est toujours le siège de battements, de pulsations. Le cœur malade ne doit être soigné qu'à doses
très faibles, quelques cueillerées à café par jour au
début.

Les anévrismes réclament plutôt un traitement
externe qu'interne.

Traitement

En cas de palpitations violentes, on passe rapidement
la main humectée de quelques gouttes d'El. A. Les
compresses de A^2. ou A^3. (20 globules par verre) sur le
cœur font partie essentielle du traitement.

Dilution A. (deuxième ou troisième verre), quelques
cueillerées par jour. Application sur le cœur et pendant
deux secondes, avec El. A.

ANGINE

Inflammation des membranes muqueuses tapissant
le gosier et les parties environnantes. On en distingue
plusieurs variétés : l'angine gutturale, l'angine tonsillaire, l'angine pharingée, et l'angine pseudo-membraneuse (couenneuse).

ANGINE GUTTURALE

Symptômes

Douleur avec sécheresse dans la gorge, difficulté d'avaler ; l'arrière-gorge offre une couleur rouge et luisante, sécrétant peu à peu un mucus filant qui empâte les amygdales et le voile du palais ; la luette se gonfle et s'allonge, puis, mauvais goût de la bouche, haleine désagréable, inappétence, soif vive, diarrhée ou constipation, avec fièvre plus ou moins intense. Au bout de trois ou quatre jours ces symptômes diminuent d'intensité.

Il faut, pour le traitement, tenir compte de la constitution du malade. En cas de fièvre la couper, dès le début, par F¹ à petites cueillerées très rapprochées (toutes les dix ou cinq minutes, suivant la violence).

Traitement

Dilution A. alt. S. (deuxième verre). On ajoute P. si les bronches sont malades, c'est-à-dire s'il y a toux, expectoration, si l'haleine est fétide, ou si le mal résiste on donne C. seul ou alterné avec S.

Onctions de C⁵ alt. A³ à toute la gorge. Onctions A³ au cœur. Gargarisme El. R. ou B. ou A. Application El. R. alt. El. J. à tous les nerfs intéressés. El. A. sur la nuque. El. B. sur la tête.

ANGINE TONSILLAIRE

Mêmes symptômes que les précédents. L'inflammation gagne les amygdales, qui sont tuméfiées, rouges et dures. Elles peuvent entrer en suppuration suivie de gangrène.

Traitement

Dilution A. alt. C., puis, le même traitement que pour l'angine gutturale.

ANGINE PHARINGÉE

L'inflammation occupe la partie supérieure ou la partie inférieure de la muqueuse du pharynx. La muqueuse présente alors une couleur rouge, sèche, tapissée d'une sécrétion grisâtre ; il y a chaleur, cuisson et sécheresse de la gorge, comme dans l'angine gutturale, mais la déglutition est plus facile, et il y a moins besoin d'avaler. A ces symptômes se joint une toux qui provoque l'expulsion de la sécrétion grise. Si la toux changeait de nature et devenait rauque, il faudrait craindre le croup chez les enfants.

Traitement

Dilution A. ou S. alt. C. Onctions C^5 et A^3 à toute la gorge. Gargarisme El. R., A., B. et de C^5 (20 grains par verre d'eau.) Application à tous les nerfs intéressés de El. R. alt. El. J., El. B. sur la tête, et El. A. à la nuque. Onctions A^3 au cœur et de F^2 aux hypocondres.

ANGINE PSEUDO-MEMBRANEUSE

Cette angine occupe ordinairement le pharynx, les

amygdales, les piliers et le voile du palais. Elle est caractérisée par la formation d'une fausse membrane (ou peau)
grisâtre, qui tend sans cesse à envahir les parties environnantes.

Symptômes

Toux convulsive, respiration sifflante, douleurs vives
au larynx, puis perte de la voix, enfin, suffocation et
souvent asphyxie. Pouls petit et fréquent, force nulle,
diarrhée infecte ou constipation et vomissement bilieux.

Si la membrane grisâtre envahit les fosses nasales, il
s'en suit des saignements, puis un suintement fétide de
pus et de sang.

Des productions membraneuses se forment parfois
dedans ou derrière l'oreille, à la marge de l'anus, autour
du nez et aux lèvres.

Traitement

Dilution S. alt. A. (deuxième verre) parfois C.
(deuxième verre). 1 grain C⁵ toutes les heures, Gargarisme El. R., El. A., El. B. ou de C⁵ (20 grains par verre
d'eau). Application El. R. alt. El. J. aux nerfs intéressés.
Onctions de A² au cœur et de F² aux hypocondres.
Onctions et compresses de C⁵ et A² à toute la gorge.

ANGINE DE POITRINE

Sorte de suffocation pulmonaire, s'annonçant subitement par des malaises et de l'inquiétude, douleurs vives
suffocantes à la partie supérieure de sternum, continuant

à l'épaule gauche, au bras et se terminant par un fourmillement dans les membres, auquel succède une langueur physique indéfinissable. Cette maladie peut résul-
ter autant d'une perturbation nerveuse, que d'une altération du système sanguin.

Traitement

Dilution S. alt. P. ou C. al. P. Gargarisme El. R. ou
de C^5. Onctions de C^5 à toute la poitrine. Compresses de
A^2 au cœur.

ANGIOITE

Inflammation du système vasculaire (sanguin) avec
érysipèles, éruptions, paralysie, etc.

Traitement

Dilution A. ou A^2 ou A^3. Bains de A^3, de C^5. Application El. A. Compresses de A^2 sur le cœur.

ANKYLOSES

Inflammation des articulations, autrement appelée
goutte. Se présente surtout aux doigts. Cette maladie
est aiguë ou chronique ; elle est souvent le résultat d'un
vice des pores et souvent aussi d'un vice syphilitique.

Traitement

Très long. Dilution S. ou S² L. S⁵ ou C⁵ alt. A. (deuxième verre). 1 grain C⁵ toutes les heures. Bains de L., C⁵, S⁵ ou de El. B. Onctions de F² aux hypocondres. Compresses sur les articulations avec El. V. ou El. B. Application El. R. alt. El. J. au plexus solaire, creux de l'estomac, sympathique à l'estomac, occiput, grand sympathique, et à tous les nerfs endoloris. Si le mal résiste, dilution C., C².

ANTIDOTES

Contre l'usage d'un remède erroné, c'est le même remède à la deuxième ou troisième dilution ; en général on descend un ou deux degrés plus bas que la dose qui a pu causer du dérangement. Contre l'abus d'un remède, le vinaigre ou le citron.

ANTHRAX

Tumeur dure présentant à son centre des pustules livides qui ont pour base un noyau dur et insensible, qui devient bientôt d'un noir lisse ; il est entouré d'un cercle rouge vif, qui est le siège d'une chaleur âcre et brûlante. Chez les malades, perte de force subite et successive, du délire et des syncopes, et une grande anxiété. Cette affection a une marche très rapide si le charbon s'étend, il détruit muscles, vaisseaux et nerfs.

Traitement

Dilution S. alt. A., mêmes remèdes aux repas. Bains de C^5 (tous les jours) alt. de A^3. Onctions et compresses C^5. Application El. R. alt. El. J. aux nerfs intéressés.

ANTHRAX BENIN

Inflammation furonculeuse de plusieurs prolongements du tissu cellulaire ; tandis que le furoncle simple ne comprend que l'inflammation d'un seul de ces prolongements.

Au début : tuméfaction, douleurs au siège de l'affection ; bientôt la tumeur augmente, devient très dure, douloureuse, saillante et d'un rouge foncé. Il y a fièvre, frissons, agitations, perte de l'appétit, diarrhée ou constipation, nausées et quelquefois vomissements.

Traitement

Enlever la fièvre avec F^1, dilution et onctions de F^2 aux hypocondres. Même traitement que le précédent.

ANUS

Le fondement peut être le siège d'une foule d'affections ; les principales sont :

CHUTE DE L'ANUS

Traitement

Dilution C. (deuxième verre), bains, onctions et compresses C⁵. Compresses El. B. Lavements et injections de C⁵. Application El. R. alt. El. J. le long de l'épine dorsale, aux côtés et au périnée.

CONDYLÔMES

ou végétations charnues, toujours de nature syphilitique.

Traitement

Dilution Vén. alt. C. ; mêmes remèdes aux repas. Bains de C⁵ alt. Vén. Compresses El. B. Application El. R. alt. El. J. le long de l'épine dorsale et au périnée. Terminer un long traitement par S.

APHONIE

Maladie des organes de la respiration, perte totale de la voix. Cette affection est le symptôme d'autres maladies ; inflammation du larynx, de l'estomac, des bronches, des poumons. Les vers, une grossesse, une forte impression de froid, une maladie de la peau, une suppression d'hémorragie, et enfin le vice syphilitique en sont la cause.

Est facile de guérir quand elle vient d'exanthème ou d'hémorragie.

Traitement

Dilution A. alt. S., mêmes remèdes aux repas. Gargarisme avec El. B. Bains de C^5 alt. A^2. Application El. R. à l'occiput, sympathique, plexus solaire et au creux de l'estomac, parfois El. R. alt. El. J. aux hypocondres.

APHTHES

Petites ulcérations blanchâtres sur les lèvres de la bouche ou du tube digestif, accompagnées de gêne, de chaleur, de douleur dans la bouche, avec fièvre et engorgement des glandes, des deux côtés du menton. Les vésicules des aphthes s'ulcèrent et la cicatrisation est assez longue.

Traitement

Dilution S. ou S. alt. C. ; parfois A^2 alt. C^5. Bains de C^5, L. Gargarisme de C^3, A^2, S. (10 à 15 grains par verre).

APOPLEXIE

Est quelquefois précédée de vertiges, d'éblouissements, de pesanteur de la tête.

Symptômes

Epanchement de sang plus ou moins considérablement dans le cerveau, produisant la suppression plus ou
moins complète de l'intelligence, du sentiment et du
mouvement dans une ou plusieurs parties du corps.
Epanchement de sang dans le cerveau et les poumons et
infiltration séreuse dans les cavités cervicales, en sont la
cause.

Traitement

On commence dans toutes les circonstances par donner de 8 à 10 grains de S. à sec, et on répète cette dose
dix minutes après jusqu'à ce que la digestion soit bien
opérée, car toute attaque se complique d'ordinaire d'un
arrêt des fonctions digestives.

APOPLEXIE SANGUINE

Traitement

Doses très faibles d'A. (troisième verre). Application
El. B. à tous les points. Compresses de A. ou A² (20
globules pour verre d'eau). Application El. B. à l'endroit
où se donne l'épanchement sanguin.

APOPLEXIE SÉREUSE

Traitement

S. à sec, 10 à 20 globules au début si l'attaque est prompte et répéter s'il le faut après un quart d'heure. Dilution S. (deuxième ou troisième verre).

APOPLEXIE PULMONAIRE

Elle se distingue par des violents maux de tête, de l'oppression, douleurs sourdes ou vives dans la poitrine et toux avec rejet par la bouche d'un sang noirâtre.

Traitement

Mêmes globules à sec que précédemment. Dilution A. alt. S. (deuxième ou troisième verre). Application El. B.

APPETIT

Manque d'appétit.

Traitement

Se guérit par S. Bains de L., S. ou C^s. Insister application El. R. au creux de l'estomac.

ARTHRITE

Inflammation des tissus fibreux et séreux des articulations, se distingue de la goutte en ce qu'elle n'attaque qu'une ou deux articulations à la fois.

Traitement

Dilution S. 20 globules L. à sec au réveil. Bains de C^5. Compresses A^3 au cœur et de F^2 aux hypocondres. En cas de résistance, dilution C. Application El. V. aux points endoloris.

ARTICULAIRES

Douleurs plus ou moins insupportables qui se trouvent dans les jointures et occasionnent le plus souvent des gonflements et de la rougeur aux parties malades, avec fièvre plus ou moins vive. Cette maladie peut se compliquer de deux graves affections : l'inflammation d'une membrane qui enveloppe le cœur ou l'inflammation de la membrane qui en tapisse les cavités.

Traitement

Dilution A. alt..C., mêmes remèdes aux repas. Bains de C^5 et de El. V. Onctions au cœur de A^2 et aux hypocondres avec F^2. 10 globules vermifuges avant de s'endormir.

ARTICULATIONS

Les articulations peuvent être le siège de rhumatismes goutteux, articulaires et noueux, d'arthrites, d'ankyloses, de carie ; si elles viennent à se gonfler chez les enfants, c'est un signe de rachitisme. Celles du genou et du coude peuvent être atteintes de tumeurs blanches.

Traitement

Dilution S. Application El. R. au plexus solaire, occiput, creux de l'estomac et au sympathique. En cas de résistance C. alt. A. Bains de C^5 ou de S.

ASPHYXIE

Difficulté de respirer, perte des sens, rendus insensibles aux plus fortes impressions. Peut être occasionnée par congélation, par submersion, par suffocation, par une chute, par la foudre et enfin par des gaz délétères.

Traitement

S. à très fortes doses suivant l'âge, 10, 15 à 20 grains à sec et à la fois, et les répéter au besoin jusqu'au retour de la vie. Application à la nuque, au sympathique, à l'occiput et au creux de l'estomac, avec El. R. Onctions de A^2 au cœur.

13

ASTHME

Affection spasmodique et périodique des organes de la respiration, caractérisée par la difficulté de respirer, revenant par accès irréguliers, inégaux et sans fièvre. La crise est précédée de bâillements, d'oppression, d'urines abondantes. Cette maladie est spécialement dangereuse si elle vient de la poitrine ou du cœur. Se traite, avant tout. selon la constitution de celui qui en est atteint ; s'il y a toux, on y ajoute le pectoral.

Traitement

S'il est angioïtique. Dilution A. (deuxième verre). Au moment de l'accès quelques globules de S. à sec pour le couper. Application de El. B. au creux de l'estomac, sympathique, plexus solaire. Bains de C^5 alt. A^2.

Si le malade est lymphatique. Dilution S. (deuxième verre). Application El. R. au creux de l'estomac, sympathique et plexus solaire. Onctions de C^5 au sympathique. Bains de L. alt. C^5. S'il y a tendance catarrhale on ajoute : dilution A. alt. P. ou S. alt. P.

ATROPHIE

Générale ou partielle d'un membre, dépérissement d'un organe ou de ses éléments constitutifs (muscles, vaisseaux) et des os.

Le marasme, par exemple, n'est que l'atrophie des tissus cellulaires et musculaires.

Traitement

Dilution S. Application sur les nerfs des parties atrophiées et au grand simpathique avec El. R. ou El. R. alt. El. J. En cas de résistance C^5 ou A^2. Bains de C^5. Onctions de F^2 aux hypocondres. Bains de El. B. (2 cuillerées par baignoire). Compresses de El. B.

AVERSION

Aversion du nourrisson pour le sein.

Traitement

On donne à la nourrice S., à l'enfant, onctions de C^5 aux hypocondres et quelques cuillerées à café de S. (troisième dilution).

B

BALBUTIEMENT

Ce phénomène peut être habituel ou accidentel ; il a quelquefois lieu dans les fièvres nerveuses.

Traitement

Application El. R. aux grands et petits hypoglosses. Dilution S. Gargarismes de El. R. ou El. B. Bains de L. C^5 ou de A^2.

BARBE

Voir alopécie.

BLENNORRHAGIE
ET
BLENNORRHÉE

Vulgairement chaude-pisse. Ecoulement aigu et chronique des organes génitaux, presque toujours dû à une cause syphilitique.

Des injections âcres dans les parties indiquées et le

coït trop fréquemment répété, peuvent encore produire cette maladie. (Voir Antivénérien à la page 54.)

Traitement

Dilution Vén. ou Vén. alt. S. Bains de Vén. alt. S. alt. C^8. Injection de Vén. alt. C^5.

BLÉPHARITE

(Voir paupières.)

BLESSURES — PLAIES

Pour calmer la douleur, s'il n'y a pas hémorragie, Application El. B. ou El. V.

S'il y a hémorragie, compresses de A. (15 à 20 globules par verre) au besoin dilution A. (deuxième verre.) compresses de El. A. qui agit sûrement.

S'il y a menace de gangrène, on donne dilution C. (deuxième verre) ou C. alt S.

Le S. cicatrise promptement les plaies, et si la plaie est due à un choc extérieur, à une sorte de contusion des vaisseaux sanguins, on donne A.

BORBORYGMES

Voyez estomac.

BOUCHE

Stomatite, inflammation de la bouche.

Traitement

Dilution S. gargarisme El. R. ou El. B. ou de S. alt. C. Application El. R. au creux de l'estomac. Bains de A² ou de C⁵

Stomatite mercurielle

Même traitement.

Stomatite Syphilitique

Dilution Vén. ou S. alt. Vén. gargarisme avec les mêmes médicaments. Application El. R. au creux de l'estomac. En cas de résistance C⁵ : un grain toutes les heures et dilution C⁵.

BOULIMIE

Faim presque insatiable, et si pressante qu'elle produit des défaillances si l'on n'y satisfait pas. On l'observe quelquefois dans l'hystérie, et plus souvent dans la grossesse.

Traitement

Dilution S. 5 grains du même remède à sec, trois fois par jour. Bains de L.

BRADYSPERMATISME

Emission lente du sperme. Phénomène qui peut rendre impropre à la fécondation, il dépend le plus ordinairement d'un vice de conformation ou de la faiblesse des organes génitaux.

Traitement

S. ou A., selon le tempérament, qu'on alternera avec C. Compresses El. R. alt. El. J. en ventouses. Injection El. R. (Une cuillerée par verre d'eau.)

BRONCHITE

La bronchite est l'inflammation de la membrane muqueuse des bronches. On la divise en aiguë et chronique, en capillaire et pseudo-membraneuse.

BRONCHITE AIGUË

Symptômes: mal de tête, manque d'appétit, frissons,

douleurs dans les membres, rhume de cerveau, pression et douleur entre les deux seins, toux provoquée par le froid, la parole, le mouvement, et arrivant par quinte, surtout le soir et la nuit ; pendant ces accès la face devient rouge, les yeux larmoyants.

Les quintes amènent parfois des vomissements bilieux, glaireux, ou même d'aliments, puis les crachats se forment comme de l'écume ou comme de l'eau, d'une saveur salée, parfois sanguinolents ; fièvre, soif, langue chargée. Quand la bronchite tire sur son déclin, les crachats deviennent plus épais, jaunâtres et verdâtres.

Traitement

On doit d'abord abattre la fièvre par F. (deuxième verre) et onctions de F^2 aux hypocondres. Puis dilution P. ou P^2 ou P. alt. F., en maintenant les fébrifuges tant que la fièvre n'est pas vaincue.

Avoir soin de baisser les doses des pectoraux si on s'aperçoit qu'ils aggravent le malade.

S'il y a du sang dans les crachats, donner par jour 1/4 de verre de A. ou A^2 à dose faible. Compresses El. R. ou El. A. sur la poitrine font beaucoup de bien. La phase d'inflammation passée, continuer les pectoraux en alternant avec S., puis S. seul.

BRONCHITE CAPILLAIRE

Symptômes

Oppression excessive, respiration sifflante, très accélérée, surtout chez les enfants, toux fréquente excitant une douleur atroce dans la poitrine, expectoration de crachats filants, écumants, jaunes et épais dont le rejet ne soulage pas ; visage pâle, décomposé ; parole brève, saccadée ; peau chaude, aride, avec pouls accéléré ; lèvres et joues violettes ; la suffocation semble imminente et si la maladie n'est pas arrêtée à temps, le malade succombe lentement par asphyxie progressive.

Même traitement que la bronchite aiguë, insister sur A. à faibles doses et compresses de El. A.

BRONCHITE CHRONIQUE

Il n'existe ordinairement aucune douleur à la poitrine, simple essoufflement en cas de marche ou de légère fatigue, l'expectoration est comme du blanc d'œuf, ou jaunâtre, ou verdâtre, purulente et opaque, toux rare ou fréquente.

Traitement

Comme la bronchite aiguë.

BRONCHITE PSEUDO-MEMBRANEUSE

Cette forme, très rare à observer, n'offre de particulier que le rejet, par la toux, de fausses membranes en forme de tuyaux.

Traitement

S. alt. A. alt. P.

BRULURES

Se guérissent par S. externe et, s'il y a gravité, dilu-
lution S. et compresses El. B.

Avoir soin dès que l'on vient de se brûler, d'appliquer immédiatement une compresse de El. R. ou de El.B.
et par dessus une plus grande compresse de S. (20 globules par verre d'eau).

Cela a réussi toutes les fois que l'on a essayé. Sur
une brûlure avec plaie compresse de El. V.

BUBONS

Tumeurs inflammatoires formées par les glandes
lymphatiques sous-cutanées et particulièrement par celles
de l'aine, de l'aisselle et du cou.

Il y a trois espèces de bubons : simple, pestilentiel,
syphilitique.

BUBON SIMPLE

Traitement

S. interne et externe. Bains L.

BUBON PESTILENTIEL

Dilution S. alt. A. alt. C. Bains de C^s, compresses de
El. R. alt. El. J.

BUBON SYPHILITIQUE

Dilution Vén. alt C^5. Bains de Vén. et de L.

C

CALCULS

Concrétion pierreuse dans les reins, la vessie ou les voies hépatiques,

Calculs rénaux, sortant par les urines sous forme de gravier (gravelle), puis de pierre grisâtre ou brunâtre avec émission douloureuse des urines et douleurs dans les reins.

Le défaut d'exercice, le séjour prolongé au lit, une conformation particulière des organes urinaires qui permet à quelque portion du liquide d'y séjourner plus longtemps peuvent, sans aucun doute, favoriser la formation des calculs.

Un corps solide quelconque contenu dans la vessie, formé dans ce viscère ou venu du dehors, devient inévitablement, s'il y séjourne, le noyau d'un calcul.

Les calculs peuvent exister pendant longtemps et acquérir un volume considérable avant de produire des troubles dans la santé ; mais, au bout d'un temps plus ou moins long, il arrive qu'ils déterminent soit une inflammation vive dans les tissus des reins, qu'on nomme néphrite calculeuse, soit la suppuration et la destruction de ces organes.

Traitement

Dilution A³ alt. S. (première dilution). 5 globules S. dans le vin à chaque repas, Bains de S. alt. A³.

CALCULS BILIAIRES

Provoquant des coliques affreuses appelées coliques hépathiques ; ces calculs sont expulsés par les selles.

Traitement

Dilution S² alt. F. Mêmes remèdes aux repas. Bains de S. alt. F². Onctions de F² aux hypocondres. 10 globules de F. au réveil, à sec sur la langue.

CANCER

Matière d'une formation inconnue, tendant sans cesse à envahir et à détruire les parties environnantes. Si on l'extirpe, il se reproduit presque toujours, soit au même lieu, soit sur un autre point. Le cancer se distingue d'une multitude de tumeurs et, entre autres, du cancroïde (ulcère rongeant), par la présence dans son tissu d'une cellule qui lui est particulière, et qu'on ne peut discerner qu'au microscope. Et tandis que dans les autres tumeurs la cachexie n'est point constante, dans le cancer elle est un fait constant, et provient d'une

résorption dans le sang du suc cancéreux et d'un empoisonnement constitutionnel général. Les douleurs lancinantes, peuvent manquer ; mais, en général, elles sont
nulles dans le début ou phase de formation ; elles commencent avec la phase d'accroissement et ne font que
grandir jusqu'au terme fatal.

PRINCIPAUX TYPES DU CANCER

1° Le cancer encéphaloïde, cancer mou, offrant une
substance semblable à de la moëlle, est le plus fréquent
de tous.

2° Le cancer gélatineux ou colloïde, plus mou que
le précédent ; ici, au tissu cancéreux, vient se mélanger
une sorte de gelée transparente, incolore ou jaunâtre,
parfois rougeâtre, semblable à de la colle ou de la
gélatine.

3° Le cancer hématode. Dans ce cancer la masse
cancéreuse a une tendance sanguinolente qui rend les
hémorragies plus fréquentes.

4° Le cancer mélanique (noirâtre). Dans ce cancer,
une matière colorante noire s'ajoute au tissu cancéreux,
et lui donne une teinte variant du gris au noir.

5° Le cancer squirrheux ou squirrhe, cancer dur,
dont la dureté varie depuis la consistance du cartilage à
celle de la pierre ; que le cancer soit plus ou moins dur,
ou plus ou moins mou, cela ne change rien à sa nature
essentielle. La viciation est la même dès que la cellule
cancéreuse existe.

L'ulcération n'existe pas toujours, même dans les cancers du sein et de l'estomac. Dans le cancer de la peau elle manque souvent ; dans les cancers des os et ceux de l'œil elle vient tard et n'est due qu'au développement de la tumeur. Elle est très rare dans le cancer du foie, du testicule, des ovaires, des reins, et le ramollissement se produit à peine dans la moitié des cas.

Souvent l'affection cancéreuse se traduit par l'apparition soit autour du cancer primitif, soit autre part, d'une quantité plus ou moins grande de tumeurs secondaires ; mais il est des circonstances où cet effet ne se montre pas et où cependant l'infection cancéreuse ne continue pas moins d'envahir la masse du sang, et la mort est plutôt le résultat de cette décomposition que du ravage accompli sur les organes.

Les troubles généraux de cette affreuse maladie sont : l'amaigrissement, le dépérissement, la pâleur, la couleur jaune de la peau, la diarrhée.

Les troubles spéciaux se font sentir dans les fonctions de l'organe attaqué et dans les fonctions des organes voisins ou dépendants.

CANCER DES AMYGDALES

Le gêne de la déglutition et de la parole produite par une tumeur volumineuse, inégale, bosselée, dure, quelquefois saignante, située entre les piliers du voile du palais, indique un cancer de l'amygdale. C'est seulement chez l'adulte qu'on observe cette espèce de cancer.

CANCER DE L'ESTOMAC

Dans le cancer de l'estomac, l'orifice cardiaque ou pylorique, la petite ou la grande courbure de l'organe sont seuls occupés par la production morbide qui se développe dans la muqueuse gastrique, s'étend aux parties voisines et amène le rétrécissement du viscère ou de ses orifices. Le cancer du cardia rétrécit cette ouverture en produisant au-dessus la dilatation de l'œsophage, et il amène des vomissements peu après l'ingestion des aliments solides. Le cancer du pylore, en rétrécissant cette ouverture, occasionne la dilatation considérable de l'estomac, le séjour prolongé des aliments qui passent difficilement dans les intestins ; et les vomissements ne se produisent que deux ou trois heures après les repas.

Le squirrhe, l'encéphaloïde, les végétations épithéliales ou cancroïdes et la matière colloïde en plus ou moins grande quantité, constituent anatomiquement le cancer de l'estomac.

De la gastralgie et des douleurs dans le dos, de la pesanteur à l'épigastre, des éructations inodores ou sulfurées, des régurgitations glaireuses, neutres ou acides, des vomissements noirs formés de sang à demi digéré et une tumeur épigastrique annoncent sûrement un cancer à l'estomac. Le cancer de l'estomac laisse vivre quelques années, mais il entraîne toujours la mort par inanition, par péritonite suite de rupture ou par épuisement ou cachexie cancéreuse, caractérisée par une teinte jaune paille du visage.

———

EXTRAIT de la *Revue française d'Hélectro-Homéopathie*.
(Août 1883). — Dr LABONNARDIÈRE.

Malgré l'exemple de la plupart de nos confrères, directeurs et rédacteurs de Revues et journaux scientifiques et médicaux populaires, adressés aux gens du monde comme aux médecins indépendants et progressistes, nous ne voulons faire, ici, ni politique, ni polémique, ni réclame médicale, industrielle ou commerciale ; car nous savons qu'en toutes choses il est des adversaires, — le plus grand nombre peut-être, — qu'il s'agit moins de convaincre, avec l'aide des faits, les plus brutaux, mais les plus entêtés des arguments ; avec l'aide du temps, qui fait souvent de l'absurde d'hier et du paradoxe d'aujourd'hui la vérité de demain ; avec l'aide, enfin, du bon sens public, qui, parfois offusqué par quelque prestige, éclipsé par quelque défaillance, revient toujours à certaine heure ; heureux encore quand ce n'est pas *trop tard*, deux mots fatidiques qui ont retenti dans presque toutes nos révolutions comme le glas funèbre d'un irréparable passé !

Mais toute actualité médicale nous appartient de droit, quel qu'en soit le sujet ; ainsi croyons-nous de notre devoir d'entretenir aujourd'hui nos lecteurs de la maladie terrible, de plus en plus fréquente à notre époque d'attristantes préoccupations et de passions dépressives, qui a frappé à mort le dernier descendant de la branche aînée des enfants d'Henri IV, l'héritier de la race des Bourbons et d'une royauté quatorze fois séculaire, à la mémoire duquel nous venons rendre hommage après l'opinion européenne et universelle.

Mr le comte de Chambord vient de succomber, après plusieurs mois d'une maladie, chronique d'emblée en apparence, quoique datant probablement de plusieurs années quand à ses débuts réels, à l'étiologie de laquelle les amertumes de l'exil, les regrets patriotiques sur les revers de la France, les déceptions cruelles, enfin, qui ont suivi le brisement de toutes ses espérances prêtes à se réaliser, n'auront pas dû rester étrangers ; en un mot, à un *cancer* de l'estomac, suivant la première opinion émise, que nous croyons être la plus vraie, ou, suivant les résultats publiés d'une autopsie sommaire, à une ulcération de l'estomac, avec tumeur ou sans tumeur, compliquée de lésion de l'œsophage, d'atrophie des reins, d'anévrisme de l'aorte et d'autres graves désordres organiques.

Si, dans les premiers jours de juillet dernier, lorsque la maladie du prince, annoncée alors seulement par le journal l'*Union*, mais dont d'autres journaux bien informés et moins discrets avaient parlé dès le milieu de mai, semblait éclater comme un coup de foudre, quelques bruits et soupçons d'empoisonnement criminel s'étaient produits au milieu de la première stupeur et de l'émopublic inséparables d'une pareille alarme, malgré les démentis les plus autorisés et l'absurdité scientifique d'une intoxication capable de produire une telle dégénérescence graduelle, la vérité sur la nature probable de la maladie s'est fait jour de prime abord pour le monde médical.

Toutes les réticences et les atténuations voulues et intentionnelles des médecins et chirurgiens de premier ordre, tant étrangers que français, qui ont été appelés à lui donner leurs soins éclairés et zélés, mais déjà bien tardifs, n'ont pu donner le change, même de loin, aux médecins qui suivaient jour par jour les bulletins de Frohsdorff dans leurs détails caractéristiques. Tout au plus aurait-on pu hésiter, dans la première période, et d'après des rapports incomplets ou obscurcis de parti pris, à bonne intention, nous le savons, sur un diagnostic différentiel, à distance, entre une gastrite aiguë, arthritique, à marche rapide, avec ulcération progressive de la muqueuse gastrique, ou bien un cancer de l'estomac, inaperçu au début, à marche insidieuse, à *processus* plus ou moins lent, mais l'un ou l'autre devant, selon un pronostic trop probable, aboutir au dénoûment inéluctable de la mort par inanition.

Toutefois, les symptômes successifs et journaliers de la dégénérescence cancéreuse, les vomissements de ma-

14

tières glaireuses, puis alimentaires, les alternatives de recrudescence et d'accalmie, les rechutes et les apparences de retour au mieux, surtout sous l'influence d'une alimentation liquide sévèrement ménagée, mais en même temps l'amaigrissement rapide, la prostration absolue, la pâleur caractéristique, le marasme et l'état squelétique auxquels les bulletins journaliers montraient l'auguste malade réduit par une affection inexorable, à physionomie si difficile à méconnaître ; enfin, les intolérables et indicibles douleurs des derniers quinze jours d'une véritable agonie, d'autant plus navrante qu'elle a coïncidé jusqu'au bout, comme il arrive ordinairement en pareil cas, avec une intégrité, une lucidité parfaites, sauf quelques défaillances passagères, de l'intelligence, du sentiment, de la volonté, et les angoisses du supplice mortel de la faim ; un tel appareil morbide faisait trop vraisemblablement pressentir le diagnostic si grave tout d'abord, qu'avaient porté dans leurs premières consultations les célèbres médecins viennois, MMrs les docteurs Mayr, Drasche et Billroth, et dont les révélations posthumes ont été confirmées par l'autopsie, pratiquée le 26 août, en présence de notre illustre professeur Vulpian, par MMrs les docteurs Drasche et Mayr, médecins traitants, et Stanzl, délégué des autorités de Neustadt.

Ainsi le diagnostic et le pronostic portés au début du traitement, et auxquels s'était associé Mr le professeur Vulpian dans les consultations communes des 15 et 16 juillet, ont pu être justifiés par le dénoûment mortel et les constatations posthumes. Pourtant, au lit d'un homme des plus vigoureusement constitués, dans toute sa force et sa santé apparentes il y a quelque temps à peine, d'une résistance vitale éprouvée et rare aujourd'hui, atteint d'une affection qui ne s'était révélée que depuis deux ou trois mois par des troubles gastriques que lui-même jugeait insignifiants, des maîtres de la médecine officielle moderne ont dû tout d'abord porter une condamnation sans retour ; ils ont fait, — c'est notre conviction, — tout ce que leur savoir, leur conscience et leur zèle pour sauver un malade sur lequel tout le monde avait les yeux, ont pu leur dicter et leur inspirer; cependant ils ont dû confesser de prime abord leur impuissance, ou plutôt celle de l'art médical, et se borner à une médication expectante *armée* — c'est le mot, — à une hygiène bien entendue, à un régime alimentaire approprié à la tolérance de l'estomac ; ils ont dû renoncer bientôt aux injections de morphine, dernière ressource, souvent pire que le mal, contre les douleurs poignantes du cancer; n'est-ce pas à désespérer de la médecine? N'y a-t-il pas lieu de s'écrier, après Claude Bernard : « La thérapeutique n'existera donc jamais ? »

Aurait-on pu faire autrement, dans l'espoir de faire mieux ? C'est la question qui s'impose tout naturellement à l'esprit de quiconque a étudié à fond, expérimenté largement et su apprécier de sens rassis, avec le critérium du vrai médecin, la médecine nouvelle du comte Mattei pour ses succès éclatants, comme pour ses échecs ou ses revers dans le traitement des maladies réputées incurables, comme les diverses maladies, toutes mortelles, aux yeux de la science officielle, dont était atteint le comte de Chambord, d'après les constatations nécroscopiques. Ce n'est qu'avec une réserve extrême que nous pouvons poser cette question si délicate, que nous ne mettrons pas même en discussion, autant par respect pour la mémoire d'un prince qui sut inspirer tant de dévoûments, que pour des médecins aussi autorisés et dont nous apprécions le savoir et le caractère.

D'ailleurs, la Providence a ses vues ; elle, qui n'a pas voulu accorder un miracle aux prières de tant de fidèles, aurait-elle permis qu'une méthode thérapeutique dont un grand nombre de médecins distingués ont observé depuis vingt-cinq ans, soit entre les mains du comte Mattei, son glorieux inventeur, à Bologne, à Rome, à la Rocchetta, soit entre leurs propres mains, soit même entre les mains des personnes absolument étrangères à la médecine, des triomphes surprenants, des succès merveilleux dans un grand nombre de cas de

maladies désespérées, d'affections cancéreuses et arthritiques de toute sorte et à tous les degrés ; qu'une telle
thérapeutique, disons-nous, remportât ici une victoire
absolue et décisive sur la science autoritaire qui ne veut
ni connaître, ni protéger les innovations en dehors de
ses Écoles et de ses Académies ?

Parmi les innombrables remèdes expédiés de tous
les points du monde, entre les conseils adressés de toutes
parts, s'il faut en croire les racontars et les reportages
de ces deux derniers mois, aux divers médecins qui ont
été appelés à Frohsdorff, a-t-on expédiés des remèdes
Matteï ? a-t-on conseillé de traiter l'auguste malade par
l'Electro-Homéopathie ?

Peut-être, et il y aurait d'autant moins lieu de s'en
étonner que l'on sait que dans plus d'une Cour de
l'Europe le comte Matteï compte des princes, et même
des souverains pour clients. Est-ce à dire que l'on eût
pu espérer, à l'aide d'un traitement électro-homéopathique, dont on n'a pas usé, si tant est qu'il ait été proposé à ses médecins ou à son entourage, le guérir d'une
maladie qui, pareille à un poison lent, infiltré dans le
sang par la nostalgie de la patrie absente, plus encore
que d'un trône perdu, avait depuis longtemps étendu
ses ravages dans l'organisme entier.

Personne n'oserait l'affirmer, quoique des exemples
de cancers de l'estomac, même à une période avancée de
leur évolution, qui ont été guéris par l'Electro-Homéopathie radicalement et sans récidive, aient été consignés en
assez grand nombre dans les divers ouvrages ou publi-
cations relatifs à la médecine nouvelle qui ont paru depuis
vingt-cinq ans. A défaut d'une guérison complète, il ne
nous paraît guère douteux que l'intervention opportune et
sagace d'un traitement électro-homéopathique, aux débuts même des premières manifestations dyspeptiques,
des vomissements en particulier, qui pouvaient mettre
un praticien expérimenté en garde contre une affection
cancéreuse des organes de la digestion, n'eût présenté
des chances heureuses d'enrayer la maladie, d'en combattre pied à pied le développement sur place et l'ex-

tension aux organes voisins, d'en retarder la marche fatale en favorisant la nutrition, de prolonger une existence précieuse, mais surtout de diminuer, de soulager et, comme nous l'avons vu chez la très grande majorité des malades affectés de cancers viscéraux, de supprimer presque complètement les atroces et continuelles douleurs qui étreignent les malheureuses victimes d'un cancer des organes digestifs à sa dernière période.

Nous nous reprocherions d'insister sur ces considérations à l'appui desquelles nous pourrions invoquer en assez grand nombre des souvenirs comparés, empruntés à notre pratique personnelle antérieure et postérieure à l'adoption de la médecine et des remèdes du comte Mattéi, dans toutes les affections cancéreuses. Mais nous croirions, encore une fois, ne pas avoir rempli jusqu'au bout un devoir de conscience, si nous n'en déduisions les conséquences logiques et des conseils profitables pour les familles qui veulent bien nous accorder leur confiance, et qui se rallieront de plus en plus nombreuses à la médecine d'action et de combat, à la médecine nouvelle déjà éprouvée, mais susceptible de progrès, qui a guéri, guérit encore tous les jours tant de maladies considérées comme inéluctables, dès leur invasion ; à la médecine qui seule a la puissance de poursuivre le mal jusque dans les dernières profondeurs de l'organisme humain, et si cet organisme est condamné à périr, de soulager et d'atténuer au moins, les plus affreuses douleurs humaines. *Aide-toi, le Ciel t'aidera !*

CANCER AU FOIE

Au foie, augmentation de volume, douleurs dans l'hypocondre droit, sourdes, lancinantes, allant jusqu'à l'épaule et le bras droit, dyspepsie, constipation, ictère ascite et anasarque ; vers la fin, la diarrhée, puis le dépérissement particulier au cancer, etc.

CANCER AU SEIN

Au sein : apparition de la glande dans l'un des seins, l'autre ne se prend que par voie d'infection tardive. On distingue trois périodes : celle de formation du dépôt cancéreux, celle d'accroissement, celle d'infection générale de l'économie avec ulcérations profondes et dépôt secondaires et multiples à l'autre sein, à la peau, aux os, au foie.

CANCER A LA MOËLLE ÉPINIÈRE

A la moëlle épinière, les indices ressemblent à ceux de toutes les autres tumeurs du cerveau ; ce sont : douleurs de tête, troubles de sens, des facultés ; paralysie, convulsions ; il se distingue aussi par la paralysie des jambes.

CANCER AU PALAIS

Au palais, tumeur diffuse et sans contours arrêtés ; quelquefois tumeur enkystée, pouvant atteindre le volume d'un œuf de pigeon. Enfin, cancer de la langue, de la peau du pharynx, de l'œil, des os, amenant tous l'infection générale ou la totale décomposition du sang.

CANCER DU POUMON

Chez un adulte non scrofuleux, de petites hémopthysies fréquentes et peu abondantes, de la dyspnée avec faiblesse partielle, de la résonnance thoraxique, l'absence de bruit respiratoire et le retentissement de la voix sans souffle bronchique, doivent faire craindre un cancer du poumon.

Le cancroïde a son siège à la peau et n'est qu'une dégénérescence de la peau ; il apparaît le plus souvent à la face, au col utérin, aux lèvres, à la verge, à la vulve, à l'anus ; à la langue, à l'œsophage, à l'estomac, aux intestins, au rectum.

Il est essentiellement local et ne produit pas d'infection générale de l'économie.

Nous pouvons affirmer que l'Electro-Homéopathie possède réellement de précieux agents, capables de neutraliser le virus et de détruire la diathèse cancéreuse. La puissance des anticancéreux peut surprendre tout observateur consciencieux.

Il verra une *lutte terrible* engagée entre la médication et le mal. Et si le cancer n'est qu'en formation, si la tumeur ou l'ulcération est de date fréquente et, que l'infection des tissus se fasse assez lentement pour permettre au sang de se refaire, on verra le cancer retrograder, puis disparaître ; enfin la partie désorganisée se réorganisera. Plus le mal sera combattu à temps, plus la guérison se fera vite.

Symptômes du cancer. — Glande cancéreuse.

1° Dureté plus ou moins grande.

2° Absence de sensibilité au toucher.

3° Tendance à grossir plus ou moins lentement après être restée des années stationnaire, à se fixer après être restée longtemps mobile, à adhérer à la peau extérieure, à donner à cette peau une couleur d'un rouge plus ou moins terne.

Glande ouverte. — Plaie.

1° Bords élevés, déchiquetés, durs.

2° Douleurs lancinantes.

3° Couleur noire ou lardacée de l'intérieur.

4° Suppuration limpide comme de l'eau.

5° Odeur fétide.

Quand un cancer rétrograde, il perd tous ces caractères à peu près dans l'ordre inverse qu'ils ont suivi pour paraître. La glande devient moins grosse, moins dure, moins adhérente, plus incolore ; elle redevient mobile, elle acquiert une certaine sensibilité ; se fond, se dissout, s'amoindrit et enfin disparaît entièrement.

La plaie perd sa fétidité, les douleurs sont diminuées, puis supprimées entièrement, (si bien que dans des cas de cancer traités trop tardivement, nous avons vu les malades s'éteindre par faiblesse, mais sans souffrance aucune). La couleur passe du noir au rouge, plus tard au rose.

Des fragments de chair cancéreuse se détachent et tombent à chaque pansement tandis que les bords s'abaissent, se régularisent et s'attendrissent.

La suppuration tend à se transformer lentement en pus épais, jaunâtre ou rose. Des chairs nouvelles se forment dans le fond de la plaie qui, peu à peu, se cicatrise.

Pendant que s'accomplira ce long procédé de déblayage et de réconstitution, on peut être assuré que la médication opère et on se gardera bien de rien changer au traitement et surtout de l'interrompre, même pour un seul jour.

Il est des cancers, celui du sein, de la lèvre et celui de la matrice, où la tumeur tombe parfois d'un seul bloc au lieu de s'en aller par fragments. Il est d'autres circonstances où le cancer, paraissant guéri, reprend tout à coup une nouvelle force. On doit alors modifier le traitement, ou par un abaissement de la dose ou par l'emploi d'autres anticancéreux.

L'Anticancéreux étant le plus puissant purificateur du sang et de la lymphe, et le cancer ne se produisant guère que chez un tempérament angioïtique, tout au plus mixte, on saura que les deux principaux remèdes sont C. et A. S'il y avait fièvre on ajouterait à ces deux remèdes F., jusqu'à ce que la fièvre soit enlevée.

L'emploi de F. au début de la fièvre de résorption a suffi pour l'arrêter et a permis la guérison de cas fort avancés.

Enfin lorsque le cancer, après avoir fait des pas visibles vers la guérison, s'arrête et résiste aux médications habituelles, on est parvenu à le tirer de cette inertie en prenant au réveil 20 globules C^3 en une seule dose, dose qu'on peut répéter pendant plusieurs jours. On a encore recours au traitement par le Ver. dans toutes les maladies rebelles à leur antitode naturel, parce que la présence de vers de toutes sortes peut paralyser l'effet des remèdes. Un état maladif quelconque suffit pour les faire pulluler.

Dans ces circonstances, on ajoutera au traitement, 10 globules Ver. à sec sur la langue (les prendre le soir avant de s'endormir), puis au réveil, première ou deuxième dilution du même remède sans retrancher. A. et C. On tâche de faire intervenir le C. le plus possible dans le traitement, en proportionnant la quantité de A. aux désordres sanguins. Si e C. n'a pas produit l'effet voulu essayé à quelques doses, ou que cet effet après avoir été efficace pendant quelques temps, discontinue de l'être, ou ne l'est plus autant, on lui substitue avec avantage le C^5.

Une fois la maladie vaincue, l'on continue encore longtemps le traitement par le C. puis le S. (vers la fin donnés à sec seulement). Dans des cas graves et sur des sujets affaiblis par l'âge, le traitement de S. ne doit finir qu'avec la vie ; il est toujours facile d'en mettre seulement dans le vin des repas.

Traitement interne

Le premier mois, deuxième dilution A. alt. C. (essayer la première dès qu'on peut la supporter). A. le matin et C. dans l'après-midi. D'heure en heure un globule de C. à sec sur la langue ; 5 globules C. dans le vin de chaque repas. Si le malade se plaint de mauvaises digestions, de faiblesse, on donnera S. 5 globules à sec au réveil et deux ou trois après chaque repas. Après le premier mois, si le C. produit peu d'effet, essayer le C^5·alt. A^2, un globule de C^5 toutes les heures, 10 globules C. dans le vin des repas.

Traitement externe

Trois fois le jour : au réveil, au milieu du jour, avant de se coucher, onctions de C^5 sur la tumeur (si elle est fermée, car on ne doit jamais mettre des corps gras sur les plaies ; pour les onctions, se servir de glycérine qui rend le remède plus adhérent à la peau).

Trois fois le jour : onctions de A^3 au cœur et de F^2 aux hypocondres et application de El. R. alt. El. J. aux

sympathiques, plexus solaire, occiput, creux de l'estomac et à tous les nerfs voisins de la tumeur. Au réveil,
5 gouttes El. B. sur le crâne.

On laissera perpétuellement sur la tumeur, qu'elle soit
ou non ulcérée, des compresses (renouvelées plusieurs
fois le jour, parce que sèches elles ne produisent aucun
effet); si la tumeur est fermée, on imbibera un petit chiffon
de toile avec El. R., on le placera sur la tumeur même,
puis on recouvrira d'une grande compresse bien mouillée
de C^5 (20 globules par verre d'eau) et ensuite d'une toile
gommée, pour conserver les compresses plus fraîches
et plus adhérentes à la peau.

Si la tumeur est sujette aux hémorragies, on imbibera le petit chiffon de toile avec El. A. et on le recouvrira
avec une grande compresse de C^5.

Si la tumeur est ulcérée on imbibera le petit chiffon
d'El. V. et on recouvrira d'une compresse de C^5. Ordinairement, grands bains deux fois par semaine, de 15 à
20 minutes selon que les peut supporter le malade. On
les alterne de A^3 et C^5 et, en cas d'état nerveux très prononcé, de temps en temps un bain de F^2, calme le système nerveux.

Si, après un long traitement, une plaie cancéreuse
externe tend à ce cicatriser, il faut hâter cette cicatrisation par des compresses de S. et continuer longtemps
encore le traitement interne et les bains de S^5.

Pour tous les autres cancers, soit de l'œil, soit de la
matrice, soit de l'utérus, soit de la gorge, bains, compresses, gargarismes, injections, lavements, etc., avec
les remèdes ci-dessus indiqués.

En cas de trop vives souffrances, descendre pour un jour ou deux seulement, la dilution, et remonter les doses dès que la souffrance est apaisée. Si on descend les doses pour la dilution, on les descend de même pour les bains, les compresses, enfin pour tout l'usage externe. Ne jamais désespérer, parce qu'avec la persévérance on sera sûr de vaincre. Cette maladie peut durer des mois, même des années, tout dépend de la gravité du mal. Se faire peser de temps en temps ; l'augmentation du poids est le signe certain que les tissus se réorganisent au lieu de se désorganiser ; et quelque vives que soient les souffrances, on peut être assuré que le travail réorganisateur s'opère.

CARDIALGIE

Douleurs d'estomac. La cardialgie est presque toujours symptomatique de quelque autre affection, telle que, l'inflammation, l'embarras gastrique, l'altération du tissu de l'estomac, l'accumulation de gaz dans sa cavité, l'introduction de substances vénéneuses, etc. Quelquefois aussi, elle existe sans qu'on reconnaisse aucune affection à laquelle elle puisse être rapportée.

Elle est caractérisée par une douleur continue ou intermittente, le plus souvent exacerbante, plus ou moins vive, occupant la partie moyenne de l'épigastre ou la région même du cardia, et n'augmentant pas par la pression extérieure.

Traitement

Dilution S. Application El. R. au creux de l'estomac. Bains L. S.

CARIE DES OS

Ulcération des os ; elle est ordinairement précédée d'une douleur locale vive et profonde ; l'os se gonfle, s'ulcère et donne lieu à une suppuration plus ou moins abondante.

Traitement

Dilution L. alt. C^4. Compresses El. V. alt. C^5. Bains de Vén., C^5, L., C^4.

CARIE DES DENTS

Traitement

Le même traitement pour les remèdes internes, plus gargarismes C^5 alt. A^3. Onctions de C^5 à la mâchoire.

CARIE DES OS DU NEZ

Traitement

Le même traitement, plus aspirations de C. et C^3. Onctions de C^5 à la partie.

CATALEPSIE

Affection intermittente, non fébrile, avec perte de connaissance, raideur générale ou partielle. Elle diffère du tétanos en ce que les membres conservent la position qu'ils avaient au début ou celle qu'on leur donne ; sensibilité nulle, respiration libre, pouls lent ; quelques malades avalent et digèrent ; peau froide, articulations très raides.

Le froid, qui donne aux muscles une sorte de rigidité, a paru devoir être aussi une des causes de la catalepsie ; la plus part des auteurs ont remarqué que cette maladie était plus commune en hiver qu'en été.

Traitement

L'El. R, à l'occiput et au sympathique, la dissipe en quelques secondes. Si elle persiste, dilution C. (deuxième verre). Bains de C^3 ou El. B. Onctions de C^6 à l'occiput.

CATARACTE

Espèce de cécité, perte de la vue par la formation de membranes de plus en plus opaques, à l'intérieur ou à l'extérieur de l'œil. Les causes de cette affection sont peu connues. On regarde généralement, comme telles, le grand âge, l'impression d'une vive lumière, les coups,

les chutes, la suppression des menstrues, des hémorroïdes, la rétropulsion des dartres, la syphilis, etc.

Elle peut attaquer les deux yeux à la fois, ou bien un
seul.

Traitement

Dilution A. alt. S., mêmes remèdes aux repas, de 5
à 10 globules. Bains de C^5, S., A^2. Onctions de C^5, S^5,A^2
à toute la tête, insister avec application El. R. alt. El. J.
ou El. A., selon le tempérament, à l'occiput sympathique, sus et sous-orbitaux.

S'il y a un principe vénérien ajoutez Vén.

Quand les peaux extérieures commencent à tomber,
il faut, sous peine de paralysie totale du nerf optique, et
de perte totale de la vue, préserver l'œil du contact
absolu de la lumière.

CATARRHE

Inflammation des membranes muqueuses. Mêmes
symptômes que ceux d'une bronchite aiguë légère ;
rhume de cerveau, fièvre, mal de tête, toux pénible,
courbature des membres avec grande faiblesse. Chez les
vieillards cette affection devient chronique.

CATARRHE D'INTESTINS

Traitement

Dilution S., C. alt. A. S'il y a constipation ou diarrhée,

mêmes remèdes aux repas. Bains de C⁵ alt· A³. Application El. R. alt. El. J. à l'occiput, sympathique, plexus
solaire, creux de l'estomac.

CATARRHE DE LA VESSIE

Traitement

Dilution S. 5, globules S. dans le vin aux repas. Bains
de C⁵ alt. S⁵ alt. L. Injection C⁵, Application El. R. alt.
El. J. au pubis, aux reins, au secrum.

CATARRHE DE MATRICE

Traitement

Dilution C. (premier ou deuxième verre) même
remède aux repas. Bains de C⁵. onctions de C⁵ à tout le
ventre. Application El. R. alt. El. J., plexus solaire, occiput
sympathique, creux de l'estomac et au pube. Injection C⁵.

CAUCHEMAR

Souvent le résultat d'une exitation nerveuse ou d'un
état fébrile du sang, il a particulièrement lieu dans l'hypocondrie, dans l'anévrisme du cœur et quand la digestion stomacale est laborieuse.

Traitement

Manger peu le soir en particulier, ne pas se coucher

immédiatement après le repas. Dilution S. ou A. deuxième verre). Application El. R. au creux de l'estomac. Dilution F. Onctions F² aux hypocondres.

CÉPHALALGIE

Mal de tête, céphalalgie nerveuse et céphalalgie congestive.

CÉPHALALGIE NERVEUSE

Traitement

Application El. B. au crâne, aux tempes, à la nuque et à la racine du nez, à droite et à gauche de l'épine dorsale et à la plante des pieds. On peut aussi essayer la R., la J. et l'A. Dilution F¹, onctions F² aux hypocondres. Bains avec L. Si elle est congestive, ajouter dilution A³.

CHAMPIGNONS

FONGUS HÉMATODE

Tumeur d'espèce particulière, développement morbide des vaisseaux sanguins. Excroissances flasques, rouges ou violettes ou bleuâtres, saignant facilement ; en forme de framboise ou champignons croissant sur la surface des ulcères.

Traitement

Dilution A. alt. S. (deuxième verre). Bains de C⁵

alt. A. ou de S⁵. Onctions et compresses de A². Onctions
et compresses de A² au cœur et de F² aux hypocondres.

CHANCRE

CHANCRE MOU

Petit ulcère ayant la propriété de s'étendre et de
s'assimiler les parties environnantes. Il secrète un pus
contagieux et inoculable.

CHANCRE SYPHILITIQUE

La lésion première qui, chez la femme comme chez
l'homme, trahit la présence de la syphilis dans l'économie, a reçu le nom de chancre.

A son début, c'est une érosion très limitée, superficielle, plate, rougeâtre, doublée parfois d'un très léger
épaississement des tissus sur lesquels elle repose,
n'offrant aucun caractère spécial, bénigne d'aspect, et
presque insignifiante.

A sa période de maturité complète, c'est encore le
plus habituellement une érosion ou tout au plus une
ulcération très superficielle, effleurant plutôt qu'enta-
mant les tissus ; indolente pendant toute sa durée, à
moins de complications éventuelles.

Erosion limitée comme étendue, offrant en général
les dimensions d'une pièce de 20 ou de 50 centimes.

communément arrondie ou ovalaire, mais pouvant affecter toutes les formes possibles.

Erosion plate et de niveau avec les parties voisines, souvent même soulevée, bombée, papuleuse, rarement au contraire creuse et excavée.

Erosion à fond lisse, égal et uni, sans bords véritables, sans arête circonférencielle, à contour se continuant de plain-pied avec les tissus sains périphériques ; n'offrant pas de coloration spéciale, mais se présentant le plus souvent sous l'aspect soit d'une plaie rouge, de couleur chair musculaire, soit d'une plaie à centre gris et à zone périphérique rougeâtre.

Erosion suppurant peu, et sécrétant de la sérosité purulente plutôt que du véritable pus, et reposant enfin sur une base résistante à des degrés divers et offrant l'une des trois variétés d'induration, dites indurations noueuse, parcheminée ou foliacée. (Voir Antivénérien, page 62.)

Traitement

Dilution Vén. alt. C^1. Compresses de Vén. et de C^8 toutes les heures, application et compresses de El. B. 5 globules Vén. à sec à l'heure du repas.

CHARBON

PUSTULE MALIGNE

Tubercule, bouton charbonneux, tumeur dure et très douloureuse, peu saillante, entourage d'un rouge vif, au centre, vesicules livides auxquelles succède une escarre noire comme du charbon. Maladie transmise à l'homme par les animaux atteints de maladie charbonneuse.

Traitement

Dilution S. alt. C., mêmes remèdes à sec, 5 globules chaque repas. Un globule de C^5 toutes les heures. Bains de C^5 alt. S. ou A^2. Onctions ou compresses de C^5 alt. A^2 alt. S. Application d'El. R. alt. El. J. aux nerfs intéressés.

CHAUDE-PISSE

(Voir Blennorrhagie.)

CHEVEUX ET CILS

(Voir Alopécie.)

CHLOROSE

Variété d'anémie, ou pâles couleurs. Une constitution faible, un tempérament lymphatique, l'usage d'aliments peu nutritifs, le défaut d'exercice, l'excitation trop .fréquente des organes génitaux, une inclination contrariée, l'aménorrhée, sont les causes. les plus fréquentes de la chlorose.

Traitement

Dilution S. alt. A. Un globule de C^5 à sec toutes les heures. Application d'El. B. au creux de l'estomac, sympathique, plexus solaire, occiput et d'El.A. au cœur. Bains de A^2, L., C^5. Onctions de F^2 aux hypocondres. En cas de résistance, dilution C^1.

CHOLÉRA

Il est une maladie marquée d'un cachet tout particulier, se présentant sous le plus effroyable des aspects, et qui, partie des bords du Gange, a visité déjà, à diverses reprises, presque toutes les contrées de l'Europe et du monde entier, répandant tout autour d'elle la terreur, la désolation et la mort ; ce mal est le choléra asiatique.

Bien que cet horrible fléau attaque d'un seul coup tout l'organisme, on ne saurait cependant ne pas constater que le canal intestinal est l'endroit où il se développe le plus, où il porte les plus fortes atteintes et les désordres les plus alarmants ; d'autant plus que les dangers imminents par lesquels s'annonce cette maladie et la nature même du mal n'ont rien de commun avec les maladies ordinaires du canal intestinal. La cause occasionnelle n'est autre chose qu'un poison subtil répandu dans l'air, poison à la fois contagieux et épidémique, qui échappe à l'impression de nos sens et s'insinue dans l'organisme par l'appareil respiratoire, par les voies cutanées et peut-être même au moyen de l'appareil gastro-entérique.

Les horribles symptômes de cette maladie, les innombrables victimes qu'elle fait, la façon même avec laquelle elle se développe, l'ont malheureusement rendue familière même aux gens du peuple ; outre cela, son caractère épidémique et toutes les circonstances alarmantes qui l'accompagnent, n'admettent point l'ombre du doute sur son diagnostic.

Sans entrer dans des considérations physiologiques et pathologiques (ce qui nous contraindrait d'entamer une matière se prêtant à de longues et curieuses digressions, qui cependant seraient d'une grande nécessité pour le traitement) sans toucher à l'historique de cette maladie, travail qui ne serait certes pas superflu dans un livre pratique, nous ferons une description concise et fidèle des différentes périodes qu'elle peut traverser.

La marche de l'affection cholérique peut se partager en trois périodes : période des prodromes, période algide et période de réaction.

1° *Prodromes.* — Le plus souvent l'invasion du choléra asiatique est précédée de prodromes suffisants pour avertir l'homme de l'art et le sujet lui-même.

Ces phénomènes sont d'autant plus significatifs s'il existe alors une épidémie déclarée. Assez fréquemment

l'approche de la maladie est signalée par un empêche-
ment gastrique, un état suburral qui dure quelques jours.
Dans une foule de cas, les phénomènes prodromiques
sont les suivants : Malaise indéfinissable et chute rapide
des forces ; transpirations faciles et débilitantes ; sensation pénible vers l'épigastre et dans tout l'abdomen ;
digestion longue et difficile ; tension abdominale,
diarrhée qui cède et se reproduit souvent ; coliques,
nausées, hoquets et enfin vomissements. Toutefois, ces
derniers sont rares et ne coïncident guère avec les
déjections. On observe aussi de la soif avec désir de boissons acidulées, des appétits bizarres, des vertiges, de l'in-
sommie, de la tendence à la syncope. Quand la maladie
se borne là, la convalescence est lente et la rechute est
facile.

Enfin, au moindre excès, il y a invasion brusque
dans tout l'appareil de symptômes cholériques

2° *Période algide ou de cyanose.* — Soit après les
symptômes ci-dessus, soit après une diarrhée prolongée,
soit après un excès quelconque, et quelquefois sans la
moindre circonstance de ce genre, le choléra proprement
dit se déclare par un malaise subit, accompagné de syncope, coïncidant avec les vomissements et les premières
évacuations alvines qui se succèdent d'abord avec beaucoup de rapidité. Les matières rendues ressemblent à du
petit-lait mal clarifié ou à une décoction de riz; elles sont
formées d'un liquide séreux dans lequel nagent des
flocons d'albumine coagulée. Bientôt après, crampes douloureuses dans les muscles des extrémités, surtout aux

mollets et qui s'étendent ensuite à l'abdomen. Le malade
accuse de violentes souffrances, une vive ardeur à la région
épigastrique, une pesanteur intolérable autour du cœur,
une soif vive.

L'anxiété est extrême, la voix tremble, les paroles
du patient sont plaintives et saccadées. Les sécrétions de
l'urine, de la bile, de la salive, se suspendent entièrement;
les évacuations deviennent très fétides, et la sueur prend
cette odeur singulière qui annonce l'approche de la mort;
en même temps la chaleur se supprime. A mesure que
le pouls se ralentit, une teinte bleuâtre ou violacée (cyanose), qui a commencé aux extrémités s'étend par plaques
marbrées à toute la surface du corps.

Les ongles sont livides, presque noirs, la peau des
doigts se ride et s'applique sur le corps des phalanges,
l'amaigrissement est bientôt tel, que le malade devient
méconnaissable.

En même temps l'œil semble fixé au fond de l'orbite
et la paupière supérieure n'en laisse voir qu'une partie.

La conjonctive est sale et pulvérulente; la cornée est
terne et plissée comme sur un œil vide. Une turgescence
plombée envahit la face; les lèvres grossissent et s'écar-
tent, l'haleine et la langue sont froides, et le nez est si
froid qu'il tombe quelquefois en gangrène. A la fin de
cette horrible scène, la respiration se ralentit, les tendons
des muscles s'agitent, la cyanose a envahi tout le corps,
le malade ne peut plus avaler, et, après deux ou trois
mouvements convulsifs, il meurt.

Jusqu'à la fin ses facultés intellectuelles sont conser-
vées, cependant il semble tomber dans une apathie

extrême et désirer qu'on l'abandonne à son sort. Les attaques de ce genre sont généralement fatales dans l'espace de quatre à huit heures.

Dans les formes moins graves que celle-ci, on observe le même cortège général de symptômes, mais ils sont moins rapides dans leur succession, et on a plus de temps pour les combattre. L'accès commence par les vomissements et les diarrhées, puis viennent le malaise et l'ardeur au creux de l'estomac ; les matières rendues prennent peu à peu l'apparence de l'eau de riz, la physionomie se grippe, le thorax se resserre, les crampes et les spasmes sont intolérables, la peau perd tout ressort ; pincée, elle conserve le pli qu'on lui fait ; piquée, elle ne donne plus de sang et, en vingt-quatre ou trente-six heures, le malade, tout bleu, froid et sans pouls, expire dans le coma.

Période de réaction. — Lorsque le malade a échappé aux dangers de la période précédente, on voit les symptômes les plus graves perdre de leur intensité ; les spasmes et la dyspnée diminuent, la chaleur naturelle du corps revient peu à peu et les pouls reprennent progressivement leur rythme naturel. Enfin, les évacuations se suspendent tandis que les sécrétions normales qui étaient supprimées reparaissent. Les traits s'améliorent, le malade prend quelques instants de repos et entre en convalescence.

Malgré ces signes favorables, il faut se tenir en garde, la réaction peut, ou avorter, ou donner lieu à quelque affection inflammatoire grave. Parfois le cholérique est alors emporté par une congestion cérébrale ou par quel-

que inflammation de voies respiratoires. Plus souvent il
survient une fièvre lente ou continue, avec accélération
du pouls et congestion de la face. Le malade tombe dans
l'assoupissement et la stupeur ; la bouche devient mauvaise ; il y a des vomissements bilieux, enfin la maladie
se termine fatalement, du quatrième au huitième jour,
rarement plus tard, par une affection typhoïde.

Les indications de nos remèdes et de leurs diverses
préparations à employer contre le choléra peuvent toutes
se résumer dans les suivantes :

1° PRÉCAUTIONS DE PRÉSERVATION AU DÉBUT D'UNE ÉPIDÉMIE

Prendre un à un, à sec, 10 à 12 granules de S^1 par
jour, un toutes les heures environ.

Employer, pour tous les soins de propreté, de toi-
lette, pour les ablutions du visage et des mains, etc.,
des dilutions étendues de S^1, S^2 ou S^5, à raison de
6 granules en moyenne pour une verrée d'eau pure ou
bouillie et refroidie.

Prendre aux repas, comme boisson habituelle, de
l'eau de source ou de fontaine filtrée, et au besoin
bouillie, avec du vin naturel et généreux, si c'est possible, et, aux principaux repas, y jeter 6 à 10 granules de
S^1 ou alternativement de S^1 et de L. : le premier au
repas de midi, le deuxième au repas du soir.

Si c'est en été, prendre tous les deux ou trois jours
un bain tiède de trente à quarante minutes au plus, avec
100 granules de S^5.

2° TRAITEMENT DE LA CHOLÉRINE INITIALE OU DU CHOLÉRA

DÉCLARÉ ET CONFIRMÉ

On pourra couper souvent la première attaque du choléra avec 15 à 20 granules de S. pris à sec et à la fois. En outre, on devra boire, à doses très petites et très rapprochées, d'une dilution de S. au demi-litre, au deuxième ou au premier verre.

Faire des applications, en les alternant à dix minutes d'intervalle, d'El. R. et d'El. J., ou plus souvent d'El. Bl. ou d'El. A., si le sujet est sanguin, au creux de l'estomac et sur les divers points ordinairement désignés, du nerf grand sympathique.

Après la cessation de l'attaque il y aura lieu de continuer quelque temps l'usage du S^1, en dilution au premier verre, à doses minimes et fréquentes, ainsi que les applications des électricités indiquées, et prendre des bains tièdes et courts avec S^5 (90 à 100 granules), C^5 ou, suivant les sujets, A^2 avec les mêmes nombres de granules, et faire des onctions sur les hypocondres avec un liniment composé avec 10 à 12 granules de F^2, dilués dans quelques gouttes d'El. B., le tout mêlé ensuite avec 30 grammes environ d'huile d'olive, qu'on agitera avant de s'en servir.

Si l'attaque de choléra est d'une violence et d'une résistance extrêmes, on ne devra pas moins insister sur l'emploi des moyens ci-dessus indiqués, en y joignant, par exemple, au besoin, l'emploi de grands bains tièdes où l'on versera une forte cuillerée d'El. B. ou d'El. R., et des frictions générales sur tout le corps avec un liniment composé de 50 à 60 granules de S^5 dilués dans un demi-litre d'alcool pur, des onctions de F^2 aux hypocondres avec le liniment indiqué ci-dessus.

Toutes les précautions et les indications anticholériques que nous venons d'énumérer peuvent se combiner et se concilier parfaitement avec les instructions médicales ordinaires, hygiéniques, prophylactiques et curatives usitées et conseillées par les commissions sanitaires contre cette formidable maladie. Qu'on veuille bien ne pas l'oublier pour ne négliger aucun moyen rationnel de la conjurer et de la combattre, et qu'on veuille bien ne pas l'oublier non plus que le sang-froid en face du péril, le courage calme, la tranquillité d'esprit, une vie absolument sobre et régulière, sont les meilleures garanties à appeler à l'aide de la thérapeutique la plus rationnelle.

CHOLÉRINE DES ENFANTS

Diarrhée, malaise général, abattement, tendance aux sueurs, insomnies, nausées, parfois vomissements, urines épaisses, rares et rouges.

Traitement

Même traitement à plus petites doses.

CORHÉE

(Danse de Saint-Guy)

Espèce de convulsion presque continuelle (sauf la nuit) caractérisée par des mouvements irréguliers et involontaires, limités à plusieurs membres ou à un seul, ou à certains muscles de la face.

Traitement

Dilution S. alt. C^5 (deuxième ou troisième verre). Application El. R. alt. El. J. aux sympathique, plexus solaire, occiput, le long de l'épine dorsale. Bains de C^5 (60 à 80 grains par bain) ou S^5 ou El. B. Onctions de C^5 à toute la tête et de A^2 au cœur.

CHUTE

Meurtrissures, contusions par suite de chute ou d'autres accidents.

Traitement

Dilution S. Application El. R. alt. El. J. Compresses El. B. ou El. A. sur les meurtrissures.

CHUTE DE MATRICE

(Voir matrice).

CLOUS

FURONCLES

Légère inflammation ayant son siège dans les prolongements du tissu cellulaire. Cette affection se termine
par résolution ou par suppuration.

Traitement

Dilution S. alt. A., mêmes remèdes aux repas. Bains
de C⁵ alt. A² alt. S⁵ ou L. Compresses C⁵. Application
El. R. alt. El. J. à l'occiput, sympathique et aux nerfs
intéressés.

CLOU SOUS-ORBITAL

Traitement

Dilution A. alt. S. Compresses C⁵ alt. A². Application El. R. alt. El. J. aux sus et sous-orbitaux.

CŒUR

Les cavités du cœur, des artères et des veines, étant
continuellement en contact avec le sang qui est, pour
ainsi dire, un des facteurs qui produisent l'inflammation, elles seront nécessairement accessibles aux processus inflammatoires, chose qu'il est aisé de constater
chaque jour. Les antiangioïtiques détruiront prompte-

ment ces centres inflammatoires, de sorte qu'une fonction aussi importante que la circulation ne sera jamais
troublée et suivra toujours son cours normal ; ce qui
n'est pas à dédaigner, puisqu'une perturbation dans la
circulation pourrait amener des désordres plus graves et
compromettre la vie générale.

Les caractères marquants des maladies du cœur
nous sont révélés par l'irrégularité des battements ou
pulsations de cet organe ; c'est un accroissement d'activité dans la contractibilité motrice, que l'on observe
dans la palpitation cardiacale, et parfois, au contraire,
c'est une diminution, d'où provient un ralentissement
dans les battements du cœur. De même aussi, la fonction du cœur pourra éprouver une altération dans les
battements et produire des mouvements intermittents.

Les maladies inflammatoires de cet organe les plus
remarquables sont : la péricardite (inflammation de l'enveloppe), la cardite, ou inflammation de la substance du
cœur, l'endocardite ou inflammation de la membrane qui
tapisse la cavité intérieure du cœur. Mais, à l'aide d'un
diagnostic différentiel attentif, on pourra reconnaître ces
affections et les distinguer les unes des autres. Cette
distinction devient inutile si on emploie notre thérapeutique expérimentale, puisque l'ensemble de ces maladies
exige l'usage des antiangioïtiques.

Voici d'ailleurs, en résumé, les différents symptômes
des affections aiguës du centre de la circulation. Le
malade accuse une douleur vive, presque brûlante, près
de l'appendice xifoïde, plutôt à gauche qu'à droite ;
c'est-à-dire dans la région précordiale, d'où il prend

différentes directions ; dypsnée considérable, qui n'accuse
nullement une affection pulmonaire, puisque la percussion et l'auscultation ne laissent deviner aucune trace
de pulmonie ou de pleurésie ; décomposition du visage ;
respiration brève, rapide, mais sans râle muqueux ; toux
accompagnée d'expectorations muqueuses ; battements
du cœur violents, souvent irréguliers ; pulsations à peine
sensibles mais plus fréquentes et parfois intermittentes :
le malade préfère être couché sur le dos et la tête haute ;
il lui serait impossible de reposer sur le côté du cœur, et
cette position rendrait la douleur plus intense ; il ressent
le besoin d'un repos absolu, le moindre mouvement
augmente ses douleurs. Outre ces symptômes on en
constate d'autres, qui ne sont, pour ainsi dire, que la
conséquence des premiers, tels que le délire, une
anxiété intolérable, des soubresauts, le hoquet, grande
difficulté à avaler les aliments, vomissements, enflure
des articulations, syncopes fréquentes ; souvent désac-
cord, entre le pouls artériel et les battements du cœur. Le
symptôme pathognomonique des affections cardiaques,
qui consiste en une douleur névralgique, qui va du cou
aux épaules et la partie interne du bras gauche, arrive
au comble de son intensité.

Dans les affections pathologiques du cœur, il est
bon d'administrer A. à très petites doses, deuxième ou
troisième dilution ; à de courts intervalles, une cuillerée à café tous les trois ou quatre minutes, en ayant
soin d'ajouter de légères applications d'El. A. Quand
on voit que les symptômes perdent de leur violence, on
pourra augmenter insensiblement la dose.

L'action des antiangioïtiques se déploie puissamment contre l'angioïte, l'artérite et l'aortite. Toutes les affections des grandes artères trouveront, dans les antiangioïtiques, des remèdes qui rendront inutiles saignées, sangsues et toutes les doses énormes de digitale que prodiguent tous les médecins ordinaires, et dont les conséquences désastreuses sont connues de chacun.

Hahnemann, aux observations duquel rien n'échappait, avait déjà fait observer les tristes conséquences de l'abus de la digitale dans les maladies de cœur ; les nerfs de cet organe restent comme engourdis ou paralysés : l'action des valvules est plus faible, un désordre total s'empare des différentes fonctions de cet organe et il est difficile de pouvoir compter sur la guérison d'un malade qui aura employé longtemps la digitale pour le débarrasser d'une cardite lente, ou d'une palpitation cardiaque.

La péricardite, ou sécrétion excessive de sérosités dans le péricardique (hydropéricardite) exige l'emploi des antiangioïtiques à l'intérieur et à l'extérieur ; ils sont également d'une grande utilité dans les syncopes ou évanouissements pourvu, toutefois, qu'ils ne proviennent d'un vice organique du cœur ou des valvules ; en pareil cas, ils ne sont que palliatifs. Les antiangioïtiques sont également les remèdes que doit employer quiconque veut soigner une hypertrophie, des anévrismes du cœur ou de toutes les artères du corps ; ils sont efficaces contre les pulsations de l'artère céliaque ou épigastrique qui se font sentir dans le creux de l'estomac et qui, presque toujours, accompagnent la gas-

16

trite ; contre la sténocardie ou névralgie du cœur ;
contre certaines névroses cardiaques produites par des
douleurs morales et des malheurs successifs ; contre les
réveils subits avec soubresauts, quand on est couché
sur le côté gauche, si toutefois un pareil symptôme n'est
point produit par un vice organique ; enfin contre toutes
les maladies des veines, les varices, et les hémorragies
des ulcères variqueuses. Non seulement ils sont souverains contre les inflammations des artères, mais aussi
contre la phlébite ou inflammation des veines. Toutefois, quand la phlébite attaque l'utérus, il est bon d'alterner les antiangioïtiques avec les anticancéreux.

Le traitement externe, dans les affections du cœur,
tient la première place. Se souvenir que le cœur malade
ne doit être soigné qu'avec des doses faibles surtout
quand il y a des symptômes d'enflure.

Traitement

Remède général aux affections du cœur : A. à doses
très faibles (troisième verre) et seulement quelques cuillerées à café par jour au commencement.

Les compresses de A. (15 à 20 globules par verre)
sont la partie essentielle et la plus efficace du traitement ;
on la renouvelle souvent.

De légères applications d'El. A. (de deux à trois
secondes seulement) enlèvent la palpitation. Dans
quelques circonstances quelques grains de A. à sec ont
produit de très bons résultats.

COLIQUES

Douleurs vives, se répandant dans tout le ventre, mais plus fortes près du nombril. Altération de la face, pieds et mains froids, sueurs abondantes, évacuation de vents qui soulagent.

L'invasion est souvent subite : la physionomie présente une altération prompte, le malade est dans un état remarquable d'abattement et d'inquiétude.

Traitement

Dilution S., à petites doses et répétées. 1 grain de S. toutes les demi-heures. Application d'El. R. alt. El. J. au creux de l'estomac. Onctions de C^5 sur le ventre. En cas de résistance, dilution C^5.

COLIQUES HÉPATIQUES

Traitement

Dilution F. alt. A. (deuxième verre). Onctions de F^2 aux hypocondres, de C^5 au ventre. Trois fois par jour prendre 4 gouttes d'El. B. sur un morceau de sucre. Bains de S., L. alt. F^2. Application El. B.

COMA

Assoupissement plus ou moins profond, d'où il est difficile de tirer le malade. Symptôme d'une congestion sanguine ou d'un épanchement quelconque dans les cavités cervicales ; ce symptôme s'observe dans les méningites et dans toutes les affections cérébrales.

Traitement

Dilution S. à doses faibles, avec El. R. Si la léthargie était congestive : A. à doses très faibles, et en onctions au cœur (A^3).

CONGESTION

(Voir apoplexie.)

CONSTIPATION

Elle provient, soit d'échauffement du sang, ou des ntestins, ou de la matrice.

Traitement

Pour les lymphatiques : dilution S. et 10 globules à sec du même remède le matin au réveil.

Pour les angioïtiques, le même traitement avec A.

Dans quelques circonstances la constipation a été vaincue par 3 grains de Ver. fondus dans un quart de verre pris le soir en deux ou trois gorgées.

CONTRACTIONS

Contractions nerveuses de tout le corps.

Traitement

Elles se dissipent ordinairement par El. R. aux sympathique, occiput, plexus solaire. Bains de C⁵ qu'on peut alterner avec des bains d'El. B. ou de L. Application d'El. B. sur le crâne.

CONTUSIONS

Contusions bleues, (ecchymoses) suite de chutes ou de coups à la tête ou ailleurs.

Traitement

A l'instant même, compresses d'El. R. ou El. A. recouvertes par des plus grandes compresses de S. (15 à 25 globules par verre). Lorsque le sang est étanché, compresses d'El. B. et de S.

COQUELUCHE

Toux convulsive des enfants, revenant par quintes ; la respiration est difficile, il y a suffocation, la face se congestionne et bleuit, les yeux sont saillants, larmoyants, et les efforts amènent souvent des vomissements.

Traitement

Les guérisons par A. sont les plus nombreuses. On peut aussi essayer S. et P. ou encore C. s'il y a surabondance de lymphe. Quel que soit le remède on doit, en général, le donner à la deuxième ou troisième dilution. Onctions de A^2 au cœur. Application d'El. A. au sympathique.

CORS AUX PIEDS

Oignons.

Traitement

Dilution S. Onctions de S. (20 globules par once de cérat). Le C^3 en onctions réussit aussi fort bien.

CORIZA

RHUME DE CERVEAU

Inflammation de la membrane muqueuse qui recouvre les fosses nasales.

Symptômes

Enchifrènement, yeux rouges, mal de tête, peau chaude.

Traitement

Dilution S., une cuillerée à café toutes les 5 minutes pendant une demi-heure, ou quelques globules à sec de S. sur la langue. Onctions de C^5 à toute la tête. Application d'El. R. alt. El. J. ou El. A. à l'occiput et au sympathique.

COUP DE SANG

(Voir apoplexie.)

COUP DE SOLEIL

(Voir insolation.)

COUPURES

Coupures avec émission de sang.

Traitement

Les laver dans de l'eau avec A.(20 globules par verre); le sang tarit de suite. On peut aussi ajouter des com-

presses d'El. A. recouvertes de plus grandes imbibées.
avec A³ (20 globules par verre d'eau). Ces compresses
renouvelées sans cesse ont même cicatrisé l'artère dans
un cas désespéré.

COXALGIE

Affection de l'articulation coxo-fémorale qui offre tous
les caractères anatomiques et physiologiques des tumeurs
blanches des articulations.

Dans sa première période, la coxalgie ne se révèle
localement que par une douleur sourde et profonde de
la hanche. D'abord intermittente et erratique, cette douleur devient fixe et plus vive, fort souvent elle se manifeste bien plus au genou qu'à la hanche elle-même. A
cette époque le malade se plaint de la faiblesse du
membre affecté et commence à boîter.

La seconde période est marquée par l'alongement
du membre, et la troisième par son raccourcissement.

Le second de ces phénomènes est la conséquence du
premier.

En effet, l'allongement du membre résulte de l'altération avec épaississement des surfaces articulaires ; mais
lorsque cette altération est arrivée au point que a cavité
cotyloïde n'a plus une profondeur suffisante pour loger
et maintenir la tête du fémur, cet os est ramené en haut
de la cavité par les muscles qui s'y insèrent, et l'on observe tous les phénomènes caractéristiques de la luxtion.

Enfin, l'altération des parties affectées suit la marche qui lui est propre ; il se forme des abcès dans l'articulation et dans son voisinage, et dans la majorité des cas, le malade finit par succomber parce que, en effet, la coxalgie spontanée ne constitue pas une simple lésion locale, mais elle est toujours liée à une affection générale, le plus ordinairement de nature scrofuleuse; ainsi, dans le traitement de cette maladie, il faut s'adresser à la cause qui, dans la majorité des cas et surtout à son début, peut très bien être vaincue par nos remèdes électro-homéopathiques.

Traitement

Si le malade est lymphatique on donne : dilution L. ou S. et application d'El. R. à la pointe du fémur et aux nerfs supérieurs de la jambe (soir et matin). Si l'état lymphatique est grave, on donne S. alt. C., et si la constitution est mixte, S. alt. A. 1 grain de C^5 toutes les demi-heures, à sec, et en cas de résistance, à sec, C^5 alt. A^2. Bains de C^5 alt. S^5 ou L. Compresses sur le fémur avec El. B. Compresses et onctions de C^3.

Dans la coxalgie spontanée le traitement est de plus longue durée, mais on obtient la guérison.

CRACHEMENT DE SANG

On comprend sous cette expression toute espèce de crachement de sang, quelle que soit la partie des voies respiratoires ou digestives dans lesquelles ait eu lieu l'hémorragie.

Traitement

Dilution A^3 (deuxième ou troisième verre). Si le symptôme est des voies respiratoires, A. alt. P. Bains de C^5 alt. A^3. Onctions et compresses au cœur avec A^2. Onctions de F^2 aux hypocondres. Application d'El. A. à l'occiput et au sympathique.

CRAMPES D'ESTOMAC

Si elles sont accidentelles, cèdent d'ordinaire à 10 grains de S. à sec. El. R. au creux de l'estomac.

CRAMPES PÉRIODIQUES ET CHRONIQUES

Traitement

Dilution S. Application El. R. au sympathique, plexus solaire, occiput et le long de l'épine dorsale aux deux côtés.

A l'époque des menstrues. — Dilution A. et compresses de A. sur le cœur, et El. A. à l'estomac. Toutefois, pour les lymphatiques, le S. est préférable.

Aux jambes. — Disparaissent avec onctions et compresses de C^5. Dilution S. et au besoin compresses d'El. B.

A la main. — Onctions de C^5 et compresses El. B.

10 grains S. à sec sur la langue. Application d'El. R. au poignet et le long du pouce.

A la nuque. — 10 globules S. à sec. Onctions de L. ou C⁵. Application El. R. alt. El. J. à la nuque.

Aux paupières. — Dilution S. Application d'El. R. au sus et sous-orbitaux.

Au nerf du talon. Application d'El. R. aux nerfs de la jambe, surtout aux chevilles. En cas de résistance, onctions de C⁵. Bains de C⁵ et dilution S.

CROUTES DE LAIT

Eruptions.

Traitement

On donne S. en dilution à la nourrice, et 1 grain de C⁵ toutes les heures. Onctions de C⁵ à la partie atteinte de croûtes.

CROUTES SERPIGINEUSES

On donne à la nourrice 1 globule de S. à sec toutes les demi-heures. Onctions de C⁵ ou de S⁵ sur la tête de l'enfant.

CROUP

Le vrai croup survient lentement et peu à peu. Le premier accès paraît d'ordinaire le jour ; il est épidémique. La toux est sourde, rauque et étouffée ; des débris de membrane sont expulsés par la toux et les vomissements.

Douleur assez vive au larynx et à l'arrière-gorge. La voix est sifflante, et le plus souvent il y a aphonie, la fièvre existe, et les accidents continuent sans interruption. La maladie est inflammatoire.

Traitement

Calmer de suite la fièvre avec F. (troisième verre) et onctions de F² aux hypocondres, puis dilution S. alt. P. alt. A³ (deuxième verre) ; toutes les cinq minutes une cueillerée à café. 1 globule S. à sec toutes les dix minutes. Gargarisme de S. (15 globules par verre d'eau) ou de El. A. (20 gouttes par verre d'eau). Onctions de C⁵ et application El. R. à la gorge et au grand sympathique entre les deux épaules.

FAUX CROUP

Il survient subitement et la nuit ; il n'est pas épidémique ; la toux est sèche, éclatante, sonore, sans expectoration, peu de douleur au larynx, voix rauque, creuse ou enrouée, mais elle est distincte ; pas de fièvre.

Traitement

Le même que pour le vrai croup.

CYSTITE

Inflammation aiguë ou chronique des membranes de la vessie.

Les symptômes les plus remarquables de la cystite aiguë sont une douleur et une chaleur continues et vives dans la région hypogastrique, des efforts fréquents, pénibles, et souvent inutiles pour uriner, des douleurs cuisantes pendant la sortie de l'urine, des épreintes et du tenesme. Ces phénomènes s'accompagnent de fièvre, avec soif vive, agitation, insomnie. Parfois il survient des hoquets, des vomissements, des sueurs urineuses.

Si l'urine contient des mucosités, elles sont peu abondantes, peu consistantes et rougeâtres.

La cystite aiguë résulte le plus souvent de causes accidentelles, comme un refroidissement brusque, les excès de boissons alcooliques, l'action des cantharides, le cathétérisme mal exécuté, etc.

La cystite aiguë dure de dix à vingt jours. Quand elle doit se terminer par résolution on voit sortir, avec les urines, un mucus visqueux de couleur blanchâtre, grisâtre, ou jaunâtre.

Elle finit aussi par suppuration ; alors le pus formé sort ordinairement avec les urines.

La cystite chronique succède parfois à la cystite aiguë, mais le plus souvent elle survient sans être précédée de celle-ci.

Ce n'est pas que la cystite chronique puisse être

considérée comme une maladie primitive ; au contraire, elle est en général consécutive à divers états pathologiques de l'appareil urinaire et des tissus voisins, et s'observe principalement chez les individus avancés en âge.

Ses symptômes habituels sont : pesanteur et gêne au périnée, besoin fréquent d'uriner qu'on ne satisfait qu'avec peine, ou même qu'on ne peut satisfaire, urines jaunes déposant un mucus abondant semblable à du blanc d'œuf, quelquefois du pus ou une matière blanchâtre, amaigrissement, teinte jaune de la peau, etc.

Traitement

Dilution F. alt. A. ou Vén. (deuxième verre). Onctions de F^2 aux hypocondres. Bains à l'eau tiède de C^5, de S., de A^2, de L. Compresses d'El. B. aux pubis, périnée et sacrum. Application d'El. R. alt. F. aux reins, au pubis, au sacrum. Onctions de C^5 alt. S^5 alt. A^2 au pubis.

D

DARTRES

Eruptions à la peau de mille variétés. Maladie cutanée, consistant en une quantité plus ou moins grande de vésicules groupées sur certaines régions de la peau qui, là où elles se montrent, deviennent rouges et enflammées.

Ces vésicules, d'abord transparentes, puis troubles, ont un volume variable ; lorsqu'elles se rompent, le liquide qu'elles contiennent se dessèche et forme des croûtes ou plaques jaunâtres.

Traitement

Se guérissent presque toutes par S. ou S. alt. A., à la dose ordinaire ; en cas de résistance, par C. 1 globule de C^5 toutes les heures. Compresses de S^5. Onctions de S. sur les dartres, et de F^2 aux hypocondres. Bains de L.

DEFAILLANCE

Evanouissement.

Traitement

10 globules de S. à sec. Application d'El. R. au creux de l'estomac, au sympathique, à l'estomac, à l'occiput, et au plexus solaire.

DELIRIUM TREMENS

DES IVROGNES

Traitement

Dilution S. (deuxième verre). Bains L. Application El. B. au crâne et le long de l'épine dorsale.

DEMANGEAISON

Avec éruption de petits boutons, durs comme des grains de mil.

Traitement

Dilution A. alt. S. Mêmes remèdes aux repas. Bains de C^5, de F., de A^2, de L. Application d'El. R. alt. F. au sympathique, occiput, plexus solaire.

DENTS

Mal de dents. S'il n'est que passager et s'il résulte d'un coup de froid, ou d'une névralgie, on l'enlève d'ordinaire par une application d'El. B. à la tempe et sous l'oreille. La Rouge et la Bleue ont aussi réussi. S'il y a fluxion, S. est de rigueur ; s'il y a congestion, A. ; en cas de résistence, C.

DÉCHAUSSEMENT DES DENTS

Traitement

Gargarisme de C^5 (20 globules par verre d'eau). Gargarisme d'El. B. ou El. A.

FISTULE DENTAIRE

Traitement

Gargarisme de L. ou de C^5 (50 globules par verre d'eau). Onctions de F^2 aux hypocondres. Dilution S.

DENTITION DIFFICILE CHEZ LES ENFANTS

On donne à la nourrice S. ou A. Onctions de C^5 à la mâchoire de l'enfant.

DESCENTE DE MATRICE

Symptômes

Maux de reins, trouble dans les digestions, maux d'estomac, fréquentes envies d'uriner, ou une rétention d'urine, flueurs blanches et inflammation plus ou moins prononcée de la matrice et du vagin.

Traitement

Dilution C. alt. A. Mêmes remèdes aux repas. Bains de A² alt. C⁵. Onctions de C⁵ au pubis, au nerf sacré. Injections d'El. B. alt. C⁵. Application d'El. R. alt. El. J. aux reins, aux nerfs sacrés.

DEVIATION DE L'EPINE DORSALE

Cette maladie n'est qu'une forme particulière de la scrofule.

Symptômes

Ramollissement et déformation des os, tuméfaction du ventre, maigreur, faiblesse, et comme contraste, développement du volume de la tête, ou des facultés intellectuelles.

Traitement

Dilution S. 10 globules L. à chaque repas. Bains de S. Lavage à l'eau-de-vie avec S. (30 globules par litre) tout le long de l'épine dorsale. En cas de résistance dilution A. alt. C. Bains de L. C⁵. Application d'El. R. alt. El. J. au creux de l'estomac, occiput, sympathique, plexus solaire et le long de l'épine dorsale.

DIABÈTE

Affection très grave, flux abondant d'urine sucrée, soif insatiable, appétit énorme et grand dépérissement. La terminaison la plus ordinaire de la maladie est la mort par épuisement, ou par suite d'une affection de poitrine venant s'y ajouter.

Les aliments de mauvaise qualité, ou pris exclusivement parmi les végétaux, les évacuations excessives, la fatigue, les veilles prolongées, les affections morales, tristes, sont autant de circonstances qui favorisent le développement de cette maladie sans la produire nécessairement.

Traitement

Dilution S. 1 globule de L. toutes les heures. Application d'El. R. au plexus solaire, sympathique, aux reins, au sacrum et au périnée. Bains de S⁵.

En cas de résistance, dilution S. alt. C. ou C. alt. A. Bains de C⁵ alt. A². Application d'El. R. alt. El. J. le long de l'épine dorsale. Onctions de F² aux hypocondres ou C⁵ aux reins.

DIARRHÉE

Maladie caractérisée par des évacuations alvines fréquentes, et qui procède d'une inflammation de la muqueuse des intestins.

Traitement

S'il n'y a pas de sang : dilution S. 10 ou 20 globules S. à sec. Bains de S⁵ ou de C⁵. Application d'El. R. alt. El. J. au sympathique, plexus solaire et creux de l'estomac.

S'il y a du sang : dilution A. alt. S. 10 globules A² à sec. Bains de A³ alt. C⁵. Onctions de C⁵ au ventre, de A³ au cœur et de F² aux hypocondres.

DIGESTION DIFFICILE

Dyspepsie. — Indice constant d'une constitution lymphathique. Pesanteur des aliments dans l'estomac, malaise, douleurs, baillements, rôts fréquents, renvois aigres, envies de vomir, ballonnement du ventre, constipation alternant avec diarrhée ; tête lourde, embarrassée, mélancolie.

Traitement

On remet une digestion qui s'arrête avec quelques grains de S. à sec et des applications d'El. R. au creux de l'estomac.

En cas de résistance on ajoute S. (premier verre). Si le malade est sanguin, dilution A. alt. S. Bains de C^5 pour les deux circonstances.

Dyspepsie bilieuse. — Si la dyspepsie est due à une cause bilieuse, le mal s'aggrave sous l'influence de S., et disparaît par F^1 en dilution et onctions de F^2 aux hypocondres. Application d'El. R. au creux de l'estomac.

DIGESTIF

CARACTÈRES SPÉCIAUX DES MALADIES DE L'APPAREIL DIGESTIF

La digestion, nul ne l'ignore, consiste dans l'introduction, à l'intérieur d'un système de cavités particulières, de substances solides ou liquides qui, subissant dans ces cavités des transformations diverses, sont ensuite absorbées et réparties entre les divers tissus auxquels elles servent d'aliment.

De nombreux organes sont chargés d'accomplir cette grande fonction physiologique ; d'où il résulte que les symptômes caractéristiques des maladies de l'appareil digestif sont l'effet d'une altération se produisant dans l'un ou dans plusieurs de ces organes qui composent, pour ainsi dire, les différentes pièces d'une machine dont la réunion régulière et systématique constitue, étant mise en jeu, la grande fonction de la digestion.

C'est ainsi que l'œsophagite rend impossible la déglutition des substances alimentaires ou tout au moins ne permet cet acte passif qu'en faisant souffrir, à celui qui en est atteint, de très vives douleurs ; la gastrite cause des vomissements ou, tout au moins, des douleurs et des malaises sérieux, l'entérite amène la diarrhée ou la constipation; dans les affections du foie, la bile, au lieu de s'écouler dans le *duodenum* et d'accélérer la digestion peut être absorbée et donner ainsi lieu à la jaunisse ou ictère qu'il est si facile de reconnaître à la teinte jaune de la peau, de la sclérotique, et à la couleur des urines. Ces affections seront combattues avec avantage avec l'emploi du S^1, des onctions de F^2 et des applications d'El. R. et J. alt. Même on pourra alterner S^1 avec A^1.

L'œsophagite n'est autre chose que l'inflammation de la partie supérieure du canal digestif qui s'étend du pharynx jusqu'à l'ouverture du cardia.

Trois empêchements peuvent faire obstacle à la déglutition des aliments qui, après la mastication, doivent descendre de la bouche dans l'estomac.

1° L'œsophagite proprement dite ;

2° Des empêchements nerveux ou spasmodiques ;

3° Rétrécissement de la membrane muqueuse de l'œsophage, qui se caractérise par des plis que cette membrane présente sous forme d'anneaux.

Les deux premières sont combattues avec du S^1, parfois alt. avec A^2, mais la troisième nécessite l'usage interne du C. pour guérir les mucosités qui, seules, mettent obstacle à la déglutition.

Pour obtenir la guérison de la gastrite, des irritations gastriques et même de la gastrite aiguë, il faut recourir au S., aux applications d'El. R. alt. J.

La dyspepsie non bilieuse, la gastrite, et en un mot
toutes les infirmités de ce genre qui font également
perdre la tête aux médecins et aux malades, se guérissent
avec le S. et les applications d'El. R. — Qui ne connaît
les symptômes des affections dont nous parlons ? Aussi
croyons-nous oiseuse et inutile toute description qui
touche à ces matières.

Mais il est une maladie obstinée qui toujours a résisté
aux méthodes suivies jusqu'à nos jours ; nous voulons
parler de la gastralgie (crampes d'estomac) qui, devenue
opiniâtre, réagit si fortement sur le moral qu'elle conduit presque toujours à l'hypocondrie. Elle se présente
sous mille formes diverses, parce qu'elle peut être l'effet
de causes plus nombreuses. Cependant les spécifiques
Mattei sont toujours venus à bout de cette infirmité, qui
toujours avait résisté aux cures tentées par les médecins
les plus accrédités. Que de malheureux tourmentés par
les plus horribles douleurs, épuisés et à demi-morts, ont
demandé quelque repos aux spécifiques Mattei et ont
été, non seulement soulagés, mais guéris !

Aux traitements hygiénique, et diététique, qui s'im-
posent pendant les maladies de ce genre, viendra s'ajouter un double traitement électro-homéopatique, l'un
destiné à faire disparaître les douleurs névralgiques,
l'autre à déraciner la maladie même, en troublant sa
périodicité quand elle est chronique, et en détruisant la
cause des accidents morbides.

A cet effet il faudrait avoir recours, pendant les accès
du mal, au S^1 à dose minime, c'est-à-dire deuxième et
troisième dilution et aux onctions de F^2 aux hypocon-

dres, avec application d'El R. ; puis ultérieurement au seul S¹, première dilution : et cela, pendant un long espace de temps, pour guérir radicalement la maladie. On ne saurait trop bien soigner ces sortes de névralgies si sujettes aux rechutes.

Pareil traitement est aussi efficace contre une incommodité passagère, mais qui parfois peut prendre des proportions inquiétantes, nous voulons parler du hoquet autrement dit *convulsion du diaphragme*. Le diaphragme, se contractant subitement, détermine une secousse brusque des cavités thoracique et abdominale, accompagnée d'un bruit rauque tout particulier et d'un resserrement subit de la glotte qui intercepte l'inspiration. Dans l'immense majorité des cas, comme nous affirmions ci-devant, le hoquet est une indisposition insignifiante et passagère qui, au bout de peu d'instants, se termine d'elle-même ; mais il se manifeste très souvent dans quelques maladies abdominales, la péritonite, par exemple, et il peut être alors l'indice d'un dénoûment fatal.

Comme il n'entre point dans notre plan de toucher aux infirmités à l'abdomen et que nous ne parlons qu'en passant d'un symptôme si commun, nous nous bornerons à conseiller, pour le hoquet résultant d'une simple contraction du diaphragme, survenant le plus souvent quand l'estomac est bien rempli, surtout quand on a mangé, vite et sans boire, des aliments pesants, le traitement indiqué plus haut, avec application d'El. R. au creux de l'estomac. Si, au contraire, c'est le symptôme de quelque affection de l'abdomen, partant de ce principe que tous les désordres nerveux proviennent du centre phrénique auquel aboutissent les *piliers du diaphragme*, il faudra employer le F. et souvent même le C., qui est on ne peut plus efficace contre les nombreuses névropathies qui se cachent sous les formes les plus variées.

C'est surtout sur les désordres de la digestion et sur les moyens de les prévenir ou de les éloigner que nous désirons fixer l'attention de nos lecteurs.

L'expérience nous permet d'affirmer là-dessus que l'on peut retirer les plus grands avantages contre tous les symptômes des différentes dyspepsies, autres que la dyspepsie bilieuse, celle-ci ne cédant qu'à l'emploi interne et externe du F.

Le S. est toujours efficace pour arrêter les renvois, purger la bouche, quand elle est amère ou pâteuse, pour prévenir et combattre les indispositions de ce genre ; il fait même disparaître le malaise que cause parfois les habits sur l'épigastre au moment où commence la digestion.

Il faudra employer A. alt. S. contre les gastrites invétérées et chroniques causées par l'irritation du réseau artificiel et de la membrane muqueuse de l'estomac, toujours accompagnées de soif ardente, de rougeurs sur les côtés et au bout de la langue, de chaleurs cuisantes à la paume de la main après les repas. Souvent on emploi avec beaucoup plus de succès C. alt. A.

Toutes les fois qu'il y aura indigestion, il sera bon d'employer le S[1] ; c'est le remède souverain par excellence ; il fait disparaître tous les désordres physiologiques, et paralyse le développement de certaines affections beaucoup plus graves. Certains autres désordres, comme soifs ardentes, vomissements,etc.,provenant d'une cause nerveuse, sont autant d'affections qui, si elles ne cèdent point parfois au S., seront inévitablement vaincues à l'aide du C. et parfois même à l'aide de l'A. alt. F.

On emploira avec autant d'efficacité le C. alt. A. pour arrêter les vomissements de sang, symptômes du cancer au pylore. L'emploi constant de ces remèdes en dilutions ou onctions, aidées d'application d'électricités, ont toujours soulagé et très souvent guéri bon nombre de malheureux infirmes atteints de maladies de ce genre, entre autres la comtesse Chiassi, de Rome, guérie d'un cancer au pylore. (Voir cancer.)

Les vomissements bilieux, étant l'indice certain d'une grande perturbation du foie, exigent l'emploi des fébrifuges qui feront disparaître les causes et les effets de cette affection.

Parmi les vomissements il faut compter une infirmité grave et dangereuse qui peut être la suite d'une hernie étranglée, ou d'une invagination des intestins; c'est l'ilée ou vomissement stercoral. Il faut employer, pour combattre cette grave maladie, S. alt. C. en dilution; parfois même on pourra ajouter dilution d'A., et lavements de C^5, il faudra faire des onctions de C^5 sur le ventre et application d'El. B. sur le crâne et au grand sympathique.

Les affections du foie, hépatite aiguë ou chronique, hépatalgie, accompagnée de douleurs à l'épaule gauche, symptômes des affections de cet organe, l'ictère, les engorgements du foie, l'hypocondrie, la mélancolie noire, dans les sujets doués d'un tempérament bilieux prononcé, constituent un groupe de maladies contre lequel prévaut l'efficacité du F¹ et F². Les maladies de la rate, splénite aiguë ou chronique, splénalgie, engorgement chronique de cet organe — par suite de fièvres périodiques — et, en un mot, tous les désordres se produisant dans la rate, ou dans le foie, demandent l'emploi de ces mêmes spécifiques en dilution, et extérieurement en compresses sur les hypocondres.

Il est une maladie qui exige immensément plus de soins et d'attentions pour le diagnostic, c'est la pancréatide ou inflammation du pancréas. Il est reconnu que cette glande, dont la conformation anatomique ressemble beaucoup à celle des glandes salivaires, est destinée à sécréter un suc qui doit neutraliser les matières grasses, et les réduire en chyle.

Les affections de cet organe, les affections inflammatoires surtout, qui sont toujours lentes, s'annoncent par des symptômes sensibles au tact, dans un espace circonscrit entre le petit lobe du foie et la petite courbe de l'estomac; mais, ce qui rendra encore plus évidente l'altération de cette fonction, c'est l'impossibilité absolue, pour le malade, de digérer les substances grasses, impossibilité qui amène une aversion extraordinaire pour de tels aliments. Mais il est un autre symptôme qui se rattache à la sympathie pathologique et physiologique qui lie ensemble ces deux organes d'une structure semblable ; c'est une insalivation abondante et la perturbation de cette sécrétion qui est destinée à contribuer à la première digestion. A toutes les affections de ce genre on peut opposer le F. et application d'El. R. Les résultats ont toujours été positifs ; mille exemples nous l'ont prouvé.

Il est un point sur lequel il est bon d'insister. Chacun sait qu'il existe de grandes relations sympathiques entre le cerveau et l'appareil digestif. Mais, ce que bien des gens ignorent, c'est la grande influence de la gastrite, de l'épatite, de la splénite lente sur le libre exercice des fonctions mentales et intellectuelles. Si l'on excepte la folie et les monomanies, qui proviennent des causes ayant une action directe sur le système nerveux cérébral, on pourra facilement s'assurer que le siège des causes originelles de toutes les maladies nerveuses est dans l'estomac, le foie ou la rate. Examinons en effet attentivement l'état de pauvres malheureux atteints de pareilles infirmités ; il nous sera aisé de constater dans chacun d'eux des désordres dans l'appareil digestif ; observons la région épigastrique, et nous pourrons être certains que la moindre pression amènera une vive douleur ; la peau est presque toujours froide, et pareil symptôme est une preuve d'une affection profonde dans le système nerveux ganglionnaire abdominal et des voies alimentaires. La langue est toujours un peu sèche et recouverte de matières jaunâtres, comme si l'on avait mâché de la rhubarbe. Ces observations pathologiques sont pareillement prouvées par les phénomènes de l'hypocondrie (instinct exagéré de la conservation) qui n'est autre chose qu'une monomanie dont le siège est incontestablement dans l'estomac. Chez certains tempéraments hépatiques prononcés, la diathèse veineuse a une action matérielle et dynamique qu'on ne saurait nier. Par suite d'une altération, dans les fonctions du foie, causée par de fortes douleurs, alors surtout qu'on est obligé de se contenir, se produit une congestion hépatique, veineuse, lente qui empêche le foie de décharger l'organisme de certains principes chargés d'hydrogène carboné, dont la présence cause toujours de grands désordres. La sécrétion de la bile est altérée dans sa composition chimique ; elle devient âcre, noire, plus dense que de coutume ; ne pouvant plus couler librement dans le duodénum, elle devient impuissante à jouer son rôle dans la grande fonction de la digestion.

Du moment qu'elle est forcée de résider plus longtemps dans certaines régions du foie, elle est absorbée et mise, par l'intermédiaire du sang, en contact avec le système nerveux dont elle irrite la sensibilité ; elle cause un excès de bile donnant ainsi lieu à ces colères si faciles, défaut qui caractérise ceux qui ont un tempérament hépatique, ou qui sont affectés par une maladie de cet organe. Si ces phénomènes ne sont que passagers, si l'affection hépatique vient à cesser, la tranquillité fait nécessairement disparaître tous les désordres du système nerveux ; mais si, au contraire, cet état anormal du foie et indirectement aussi de la rate et de la circulation veineuse abdominale se prolonge, il est évident que pareille influence peut agir sur le système cérébro-nerveux, porter atteinte à nos plus belles facultés et amener inévitablement une folie ou monomanie ; le médecin qui voudra remonter aux causes occasionnelles n'aura qu'à examiner le foie dont le petit lobe est toujours congestionné ; le ventre

est gonflé, etc., etc.; en dehors de cela il lui sera aisé
de constater une production de gaz venant des intestins,
émanant de la décomposition d'une bile surchargée de
principes carboniques. Le moral du malade sera toujours
abattu et sombre. Un des symptômes caractéristiques de
pareilles infirmités est une plaque noirâtre qui survient
à la racine de la langue, de forme triangulaire, la pointe
toujours dirigée vers les extrémités ; et cette plaque
devient plus étroite ou plus large, selon que la maladie
prend des proportions plus grandes ou plus rassurantes.

Si nous nous sommes permis cette digression purement pathologique, c'est uniquement dans le but de
faire mieux ressortir la grande influence que peuvent
exercer les spécifiques électro-homéopathiques sur un
grand nombre d'affections psychiques ou morales qui
toutes dérivent de l'état anormal du foie, et de la rate.
On ne saurait trop employer contre de pareilles infirmités
le F. à l'intérieur, en compresses aux hypocondres ; A.
et S¹ en petites doses avec onctions de C. le long de
l'épine dorsale et application d'El. R. et J. Nous sommes heureux de pouvoir le dire, notre système médical
a obtenu trop de succès, pour qu'il nous soit permis de
douter de l'efficacité des remèdes électro-homéopa-
tiques.

L'inflammation de l'intestin grêle et l'inflammation
du gros intestin, ou colite, forment un groupe dont les
gradations varient à l'infini, leurs causes et leurs symptômes étant multiples ; cependant, prises à temps, ces
infirmités se guérissent facilement avec l'Electro-Homéopathie ; le spécifique qui combat le mieux les maladies

des intestins c'est le C. accompagné d'une dose minime d'A., à l'intérieur ; parfois même il sera bon de faire des onctions de C⁵ ou de F² aux hypocondres et des bains de L., avec application d'El. R. La constipation, aussi bien que la diarrhée et la dyssenterie, ne sont que des troubles apportés par une cause quelconque dans le fonctionnement régulier de l'appareil digestif. La diarrhée épidémique, l'automnale, la diarrhée muqueuse, sont des maladies qui exigent des soins prompts et assidus, à cause des désordres plus graves et d'une tendance marquée à l'ulcération ; on commencera le traitement avec S., alt., dans certains cas, avec A. : mais, si on ne constate pas une amélioration, il faudra avoir recours au C⁵ alt. A. à l'intérieur, aux onctions de F. aux hypocondres avec application d'El. R. et J. alt., Après quelque temps, quand on aura constaté une première amélioration, on pourra cesser la cure externe et se borner à la cure interne, c'est-à-dire au C. administré en doses plus fortes, afin d'éviter l'ulcération qui est le caractère dominant de ces infirmités toujours accompagnées d'un principe tendant à la destruction de l'organisme humain.

Une des affections sur laquelle il est bon d'insister, est l'inflammation de la grande membrane séreuse ou péritoine qui recouvre les intestins. Sitôt qu'on aura reconnu la péritonite, dont le diagnostic est si facile, il faudra tenter immédiatement une cure énergique à l'aide de S. alt. C.; et si le malade est de tempérament sanguin on ajoutera l'A., prendre aussi 8 ou 10 globules de F. le matin au réve : A ce traitement ajouter une cure externe consistant en onctions de C^5 sur le ventre et de F^2 sur les hypocondres, application d'El. B. et même des bains de C^5 et A^3.

Les nombreuses névralgies des intestins, l'entéralgie ou spasme du rectum, les différentes espèces de coliques gastriques, la colique entéralgique, la colique nerveuse, spasmodique, inflammatoire, la colique spécifique ou saturnine, la colique bilieuse, causée par quelque contrariété ou quelque souffrance morale, la colique flatulante, les affections du cœcum, sont autant d'affections qui portent le trouble dans l'exercice des fonctions gastro-intestinales ; ces affections cèdent toutes à l'emploi régulier du S. alt. C. à la première, deuxième ou troisième dilution selon l'intensité du mal, à l'intérieur ; à l'extérieur il faudra employer application d'El. R. alt. J. Souvent même on reprendra l'usage du C^5.

On ne saurait se passer dans ces sortes de maladies du Ver. — quelques globules avant le coucher. — Ce spécifique a toujours apporté d'excellents résultats.

Nous touchons maintenant à un groupe de maladies très importantes et qui sont cause de grands ravages. Ces affections, généralement très graves, ont leur siège, ou centre d'action, dans l'estomac, dans les intestins, dans le foie, sans que l'on puisse affirmer toutefois qu'elles proviennent d'une inflammation quelconque de ces organes. On comprendra aisément que nous voulons parler des fièvres gastriques, muqueuses, des fièvres putrides et malignes, de la typhoïde abdominale, avec ou sans ulcération des glandes entériques, avec ou sans éruption à l'épiderme.

Ces maladies, qui font tant de victimes, sont divisées en trois périodes bien distinctes, savoir : 1° La période d'invasion ou inflammatoire ; 2° La période abdominale proprement dite, ou gastro-intestinale — la langue est recouverte de matières jaunâtres, blanchâtres, livides ; — 3° La période adynamique, période d'affaiblissement dans tout l'organisme, et principalement dans le fonctionnement des intestins ; période de décomposition humorale, révélée par la couleur noirâtre de la langue, des dents et des lèvres, par une sueur fétide, par des épistaxis, par des hémorragies intestinales et urinaires, par des pétéchies, qui ne sont en réalité que des hémorragies des vases capillaires cutanés. Le pouls est toujours très faible, et disparaît presque. Cette dernière phase des fièvres intestinales n'atteint son apogée que dans le typhus abdominal, tandis qu'au contraire, dans la fièvre bilieuse et muqueuse, les symptômes sont beaucoup moins alarmants, sans que toutefois il soit permis de croire que ces affections intestinales n'aient pas assez de force pour porter la perturbation dans l'organisme humain. Pendant la première et seconde période il faut employer S. alt. F. ou F et A., à la seconde ou troisième dilution, avec onctions de F^2 aux hypocondres, et application d'El. R. et J. au plexus solaire, au grand sympathique et au creux de l'estomac ; mais à la troisième période, il faut nécessairement avoir recours à C^1, 1 globule par heure, et C^5, onctions et compresses sur la partie abdominale ; application d'El. B. ou R. à l'occiput, au grand sympathique, au plexus solaire, sur toute l'étendue de l'épine dorsale, et sous la plante des pieds ; et cela pour obtenir une action générale des spécifiques sur tout le corps. Pendant le cours de ces maladies peuvent intervenir des complications, entre autres la congestion du cerveau amenant le délire, la commotion de la moëlle épinière avec altération dans la force motrice sensitive ; mais la complication qui est la plus fréquente — à cause de la grande sympathie qui existe entre la peau et la membrane muqueuse gastro-entérique — c'est l'éruption miliaire précédée de sueurs abondantes, les pétéchies, qui rentrent dans le domaine de la nosologie de ces affections. Il ne faut cependant pas trop s'épouvanter, du moment qu'il se produira une amélioration immédiatement sensible, si l'on fait usage, à l'intérieur, du F. alt. S. ou A. Le grand secret des lois naturelles, c'est d'obtenir de grands résultats avec des moyens très simples.

Il arrive souvent, surtout quand on traite des personnes nerveuses, impressionnables et inconstantes, que l'on se trouve en présence de certaines affections gastriques nommées fièvres adynamiques. Le caractère spécial de cette maladie singulière est une mobilité étrange qui fait qu'une personne douée, peu d'instants auparavant, d'un excellent appétit et obtenant des digestions faciles, perd tout à coup l'appétit ; la bouche devient pâteuse, la langue se recouvre d'une couche de matières blanchâtres et muqueuses, les traits se contractent ; tout, chez le patient, indique un affaiblissement soudainement survenu dans la fonction des organes de l'appareil digestif, et surtout de l'estomac.

Cette infirmité, qui a toujours résisté aux différents

systèmes de thérapeutique, sera victorieusement combat-
tue avec F. et C. alt. — première ou deuxième dilution
— et onctions de F. aux hypocondres, application
d'El. B. au sympathique, au plexus solaire. On ajoutera
aussi trois gouttes de la même électricité, à prendre sur
un morceau de sucre, et des bains de C^5.

Avant de terminer cette courte étude, aussi utile
qu'intéressante, qu'on nous permette de toucher à une
maladie très fréquente chez les enfants, surtout chez ceux
qui ont un tempérament lymphatique, nous voulons parler de l'helminthiase ou maladie vermineuse ; c'est une
affection secondaire se rattachant à une irritation spéciale
de la membrane mucoso-gastro-entérique, qui secrète des
matières, muqueuses, qui fournit une nourriture à de tels
parasites. Elle cause chez les enfants des désordres si étranges et parfois même si alarmants, qu'elle donne à penser
aux parents et parfois même aux médecins, si on ne se
rend compte immédiatement de la cause de cette maladie ; tels sont les convulsions, la rachalgie, et même des
attaques d'épilepsie, de catalepsie provenant de douleurs
qui ont pour siège la région de la colonne vertébrable,
qui ne s'expliquent que par les relations directes existant entre cette partie de l'organisme et les nerfs de
l'estomac qui, chatouillés par les vers, influent si violemment sur tout le système nerveux. Ces désordres de
l'appareil digestif des enfants sont cause que les pupilles
se dilatent, un cercle bleu-sombre se manifeste autour
des yeux, le nez démange toujours, et la figure se recouvre de cette pâleur qui, plus que tout autre symptôme,
annonce la maladie vermineuse. L'emploi du Ver.

fera disparaître les causes et les effets de ces maladies si
singulières : ce remède devra être pris à la première ou à
la seconde dilution ; on ajoutera les globules à sec sur la
langue un peu avant le coucher, des bains, des onctions
et des lavements, si on constate des convulsions
épileptiques, des onctions de F^2 et C^3 aux hypocondres. Une telle cure est pareillement efficace chez
les adultes; les enfants ne sont pas seuls à avoir des
vers, on peut en être tourmenté à tout âge. S'il est un
hôte bien désagréable et qui cause de grands désordres
dans les intestins et dans l'organisme tout entier, c'est
bien le ténia ou ver solitaire. L'emploi suivi du Ver. nous
en délivre, comme de toute espèce de vers. Les vers, une
fois morts, forment une espèce d'amas qui s'arrête toujours dans le gros intestin; à l'aide de lavements du
même remède on les expulse et l'on prévient ainsi les
maladies putrides adynamiques auxquelles succombent
souvent les pauvres enfants.

La dose des Ver. peut aller jusqu'à 30 ou 40 globules, pendant quelques jours; et comme l'El. J. (négative) est aussi Ver., il est bon d'en boire 5 et même
10 gouttes, dans une cuillerée d'eau, deux fois par jour.

La présence des vers intestinaux paralyse souvent
l'action des remèdes ; c'est pourquoi toutes les fois qu'un
remède sera sans effet dans une maladie contre laquelle
il y a action spécifique, il faudra l'alterner avec le Ver.

DIPHTERITE

(Voir laryngite.)

DIPLOPIE

Vue double ; trouble de la vue dans lequel deux sensations distinctes sont produites par le même objet, en sorte que chaque objet paraît double.

Cette maladie s'observe particulièrement chez les personnes nerveuses, hypocondriaques ; chez celles qui ont éprouvé de violents chagrins, ou dont les yeux ont été soumis à des impressions vives ; chez les femmes grosses.

Le plus souvent, la diplopie est symptômatique du strabisme ; l'invasion est souvent soudaine et l'individu ne reconnaît pas toujours, dès les premiers moments, l'erreur de ses sens ; il croit que les objets existent doubles, comme il les voit ; il lui est impossible de distinguer des objets très petits et très rapprochés, de lire, par exemple.

Traitement

Application d'El. R. alt. El. J. à l'occiput, au sympathique, aux sus et sous orbitaux. Compresses sur les yeux avec El. V. Dilution A., ou dilution S. alt. A.

DOULEURS

Toute douleur accidentelle névralgique ou rhumatismale disparaît ordinairement par les électricités. Quand la douleur résiste à l'électricité, cela prouve que les nerfs ne sont plus conducteurs, à cause des humeurs qui s'y sont fixées.

On fait alors des compresses de A^2 pour rétablir la conductibilité, et l'on revient aux électricités qui alors agissent.

Si après avoir disparu, les douleurs reviennent, c'est preuve qu'elles proviennent d'une cause constitutionnelle profonde, et on ajoute alors le traitement interne.

L'augmentation d'une douleur vive pendant la nuit indique la présence du virus syphilitique.

Une douleur du côté droit qui s'étend jusqu'à l'épine dorsale, et de là remonte jusqu'à l'épaule droite, annonce une maladie de foie.

Une douleur du côté gauche, accompagnée de vertiges et de palpitations, doit faire soupçonner une affection du cœur.

Il faudra donc choisir le remède suivant les symptômes de la maladie.

Un point douloureux au toucher, sur le sternum, vers les clavicules, indique la présence probable d'une influence syphilitique.

Un point douloureux au crâne sur la suture sagittale indique chez la femme un état hystérique.

Des douleurs dans les os du nez, devenant plus vives la nuit, indiquent une constitution qui a hérité d'un virus syphilitique

DOULEURS NÉVRALGIQUES

Traitement

On essaie d'abord les électricités en compresses ou en application ; premièrement l'El. R. puis l'El. B. ; ensuite El. R. alt. El. J. Bains et onctions de C^5 sur les parties douloureuses. Dilution S., A., C^5.

CÉPHALALGIE

Mal de tête.

Traitement

Même traitement, en plus, compresses d'El. B. aux sous-orbitaux et onctions de C^5 à toute la tête.

DOULEUR AU COTÉ DROIT

Traitement

Dilution F. Onctions F^2 aux hypocondres. Compresses d'El. B.

DOULEURS NOCTURNES

Traitement

Dilution Vén. Bains C^5. Onctions C^5 ou A^2 sur la partie douloureuse. Compresses d'El. B.

DOULEUR AU COTÉ GAUCHE

Traitement

Dilution A. Bains de C^5. Compresses et onctions de A^2 au cœur. Application d'El. B. au sympathique.

DOULEUR AU TIERS DU STERNUM

Traitement

Dilution Vén. (deuxième verre). Bains de C^5 ou de S., L. ou d'El. B. Compresses de Vén. ou de C^5.

DOULEURS AU CRANE

Traitement

Dilution C. (deuxième verre). Bains de C^5. Onctions de C^5 à la partie douloureuse. Application El. B. au crâne et au grand sympathique, onctions F^2 aux hypocondres.

DOULEURS DANS LES OS DU NEZ

Traitement

Dilution Vén. (deuxième verre). Onctions de Vén., de C^5, Compresses d'El. B.

DOULEURS OSTÉOSCOPES

Traitement

Dilution S. alt. C^4 (deuxième verre). Bains de C^4. Compresses de C^4 aux points douloureux. Compresses d'El. B. Application d'El. A. au sympathique.

DOULEURS VÉNÉRIENNES

Traitement

Dilution Vén. (deuxième verre). Compresses de Vén. Bains C^5

DOULEUR AU GENOU, DE LA TUMEUR BLANCHE

Traitement

Dilution C. Bains, compresses. Onctions de C^5. Application d'El. R. alt. El. J. aux nerfs intéressés.

DOULEUR AU BRAS PAR SUITE DE CHUTE

Traitement

Dilution A. alt. S. Bains de C^5, de A^2, de L. ou S. Onctions et compresses de C^5 et d'El. B. Application d'El. R. aux nerfs intéressés. Onctions de F^2 aux hypo-condres.

DOULEURS RHUMATISMALES

Traitement

Dilution S. parfois S. alt. Vén. Appliquer les électri-cités.

DOULEURS ARTICULAIRES

Traitement

Dilution A. alt. S. Bains de A. alt. C^5. Application d'El. V., El. A. Une injection sous-cutanée d'El. B., calme la douleur.

ENDOLORISSEMENT DE TOUT LE CORPS

Traitement

20 grains de C^5 à sec sur la langue. Bains de S. L., C^5 ou A^2. Application d'El. R. à tous les nerfs du corps.

DYSMENORRHEE

Difficulté dans l'écoulement des règles.

Traitement

A^3 alt. C^5, première dilution, et 5 globules mêmes remèdes alt. aux repas.

DYSSENTERIE

Inflammation des membranes intestinales, caracté-térisée par la douleur du ventre et l'excrétion de muco-sités le plus souvent sanguinolentes. Toutes les portions du conduit intestinal pouvent être affectées dans la dyssenterie, mais le rectum semble l'être presque tou-jours plus que le reste des intestins, et quelquefois même exclusivement.

La dyssenterie se montre particulièrement dans l'été et dans l'automne, lorsque l'atmosphère est humide et offre des changements rapides dans la température. Elle est plus commune dans les lieux bas et marécageux, exposés au Sud et à l'Ouest ; dans les camps, dans les prisons, et parmi les individus de la classe indigente. On considère généralement aujourd'hui la dyssenterie comme contagieuse.

Parmi les phénomènes généraux qui accompagnent la dyssenterie, on remarque surtout l'abattement de la physionomie, la pâleur de la face, la langueur de l'attitude, la faiblesse, le mal de tête, l'insomnie, l'inappétence, la soif, le trouble de la digestion, l'accélération du pouls, les frissons passagers.

Traitement

Dilution A. alt. C. un globule de C^5 à toutes les heures. Onctions aux hypocondres avec F^2 et au ventre avec C^5. Application d'El. R. alt. El. J. au grand sympathique, au plexus solaire, à l'occiput et au creux de l'estomac.

E

ECCHYMOSE

Taches de la peau produites par une accumulation de sang dans les tissus cellulaires sous-cutanés. Meurtrissures ou contusions.

Traitement

Dilution A. (deuxième verre). Compresses de A^2, de C^5, d'El. A. ou B. sur les points malades.

ECHARDE

Petits éclats de bois qui s'introduisent accidentellement dans l'épaisseur de la peau et déterminent par leur présence une vive irritation et souvent des accidents très graves.

Traitement

Tremper la partie qui renferme l'écharde dans un bain d'eau chaude médicamenté avec 25 gouttes d'El. R. par verre d'eau, puis dilution S.

Après une demi-heure passée dans le bain, l'écharde devra sortir.

ECLAMPSIE

Convulsions, trismus, resserrement des dents, avec abolition plus ou moins complète de la sensibilité et de l'intelligence, attaquant les enfants en bas âge et les femmes, pendant et après l'accouchement.

Traitement

Dilution S. (deuxième verre). Onctions de C^5 ou S^2 sur les mâchoires. Application d'El. J. à l'occiput au grand sympathique et sur les mâchoires.

ECORCHURES

Traitement

Si elles sont saignantes, compresses de A.
Non saignantes, compresses de S.
Graves au pénis, intus et extu, Vén. bains de C^5.
Application d'El. R. alt. J. au sacrum.

ECTHYMA

Eruption de pustules arrondies, suppurantes, à base dure et enflammée, à laquelle succède une croûte plus ou moins épaisse qui brunit et laisse après elle une tâche rougeâtre à la peau.

L'echtyma aiguë est toujours accompagnée d'un peu de fièvre, ce qui lui donne les caractères d'une fièvre éruptive.

Traitement

Dilution S. ou Vén. (deuxième ou troisième verre). Mêmes remèdes aux repas. Bains de S⁵ et de C⁵. Compresses de S⁵ sur la partie malade. Application d'El. R. alt. El. J. à l'occiput, au plexus solaire, au creux de l'estomac et au grand sympathique. Onctions de F² aux hypocondres.

ECZEMA

Eruption de très petites vésicules réunies en grand nombre, formant des plaques larges et irrégulières, laissant échapper de la sérosité tout en produisant une excoriation de la peau et une grande démangeaison que la chaleur du lit exaspère ; il n'est pas contagieux.

Traitement

Dilution S. (deuxième verre) ou S. alt. A. Mêmes remèdes dans le vin aux repas et 1 grain de C⁵ d'heure en heure. Bains de S⁵ alt. C⁵. Compresses de C⁵ aux hypocondres. Application d'El. R. alt. d'El. J. à l'occiput, au grand sympathique et au plexus solaire. 10 grains de

S^B par once de cérat et quelques gouttes d'El. R. pour pommade à mettre le soir sur les parties ou règne l'eczéma.

ELEPHANTIASIS

Maladie des vaisseaux lymphatiques, caractérisée par un gonflement dur et permanent qui est borné, dans le principe, aux vaisseaux lymphatiques de la partie affectée, et qui devient peu à peu général. Il n'est aucun organe qui soit à l'abri de cette maladie ; les membres, et surtout les membres inférieurs, y sont plus sujets ; le plus souvent, elle ne se montre que sur un côté du corps.

Les causes de l'éléphantiasis sont fort obscures. Il est fréquent sous la zône torride et rare sur notre continent ; il n'est pas héréditaire ni contagieux.

La première attaque de cette maladie est marquée par une douleur fixée dans un paquet de glandes ou dans le trajet des vaisseaux lymphatiques. A cette douleur se joignent la rougeur et une tuméfaction dure, inégale et noueuse ; quelquefois les mouvements de la partie sont gênés ; la pression y est douloureuse ; un mouvement fébrile survient et dure vingt-quatre heures. Le gonflement persiste seul pendant quelques jours et disparaît ensuite.

Les mêmes phénomènes se reproduisent à des intervalles plus ou moins éloignés.

Chaque fois, le gonflement est plus dur et persiste pendant un temps plus long ; il finit par devenir habituel ; il augmente alors pendant les attaques, et diminue quand elles ont cessé.

Cette maladie ne devient mortelle que dans le cas où les altérations des tissus cutanés se propagent jusque dans les organes internes.

Traitement

Dilution S. alt. A. (deuxième ou troisième verre). Bains de L., S^5, C^5, A^3. Compresses d'El. V. recouverte de grandes compresses de S^5 alt. A^3. Application d'El. R. alt. El. S. aux nerfs correspondants, à l'occiput, sympathique, plexus solaire. Onctions de A^3 au cœur de F^2 aux hypocondres. Essayer dilution C^2.

EMBONPOINT MALADIF

Traitement

Dilution S. alt. A^3, ou Ven. alt. A^3. 20 grains à sec de A. Bains de C^5 alt. A^2. Application d'El. R. alt. El. J, au plexus solaire, et au grand sympathique.

EMPHYSÈME

Enflure causée par l'introduction de l'air ou le développement de gaz dans le tissu cellulaire.

Traitement

Dilution S. ou A. En cas de résistance, dilution C. (deuxième verre). Application d'El. R. alt. J. aux nerfs intéressés.

EMPOISONNEMENT

Qu'ils soient accidentels, ou dûs à une médication allopathique, iode, mercure, etc., les empoisonnements se traitent par dilution S. (premier verre), ou à sec ; 20 globules si l'empoisonnement s'est produit rapidement.

S'il a été lent et s'il a eu le temps de vicier le sang, même remède à sec (20 globules), puis dilution C. Un globule C^5 toutes les heures. S'il s'agit de champignons ou d'autres aliments empoisonnés ou vénéneux non encore rejetés, provoquer de suite leur vomissement, même avant le remède, par eau tiède médicamentée avec S.

En général, il faut contre tous les empoisonnements et leurs conséquences, dilution S. (un verre). 1 globule C^5 toutes les heures. Bains de S^2 alt. A^2, alt. C^5. Application El. B. au creux de l'estomac, au plexus solaire, à l'occiput et au sympathique à l'estomac.

ENCEPHALITE

Inflammation de la substance du cerveau. Cette maladie est plus rare et moins bien connue que l'inflammation des méninges. Les symptômes de ces deux affections se ressemblent beaucoup : fièvre, insomnie, mal de tête intense, difficulté de supporter la lumière, délire, somnolence, coma.

Traitement

Dilution S. (deuxième verre), au besoin C. alt. A³. Compresses à toute la tête avec El. B., C⁵, El. A. Onctions de F² aux hypocondres.

ENFLURE MOLLE

Sans douleur, avec faiblesse, soif, diarrhée, suppression d'urine, suite de refroidissement, de fièvre intermittente, chronique ou éruptive, ou suite d'un état cachectique, d'une affection du cœur, ou d'une altération des reins.

Traitement

Dilution S. alt. A. (deuxième verre), parfois F. ou C. (deuxième verre). Bains de C⁵ alt. A². Application d'El. R. alt. El. J. à l'occiput, sympathique, plexus solaire. Pour enflure aux hypocondres F¹ (deuxième verre). Onctions de F² aux hypocondres. Bains de C⁵. Compresses d'El. B. aux hypocondres.

ENGELURE

Affection produite exclusivement par le froid et surtout par l'exposition des parties refroidies à une chaleur vive, s'observe spécialement chez l'enfance, chez les personnes d'un tempérament lymphatique, ou d'une constitution molle et scrofuleuse.

Traitement

On les fait disparaître par dilution S., avec compresses aux nerfs intéressés d'El. R. ou El. B., ou par dilution A². Compresses et onctions de Aᵉ. Guérison certaine par pommade de A., 10 grains par once de cérat et 10 gouttes d'El. A. On oint les engelures le soir et on les enveloppe pour la nuit. Au bout de quelques jours elles ont disparu.

ENGORGEMENT DE TOUTE NATURE
(DES GLANDES OU DES TISSUS)

Traitement

Dilution S. alt. A² (deuxième verre). Mêmes remèdes aux repas. En cas de résistance C. (deuxième verre). Bains de C⁵ ou d'El. B. Application d'El. R. alt. El. J. aux nerfs intéressés.

ENROUEMENT

Traitement

Dilution P. (deuxième verre). Gargarismes d'El. R. ou El. A. Application d'El. R. alt. El. J. à l'occiput, aux

grands et petits hypoglosses. Bains de C⁵. Si le mal résiste : dilution P. alt. S. ou P. alt. C⁵.

***

ENTÉRITE

Inflammation de la membrane muqueuse intestinale,
caractérisée par des douleurs ordinairement mobiles,
quelquefois par la chaleur dans le ventre, la fréquence des
excrétions et la liquidité des matières évacuées, qui sont
communément muqueuses ; fièvre, coliques, diarrhée,
soif, nausées, vomissements, urines rouges peu abondantes, manque d'appétit. (Voir Abdomen).

***

ENTORSES

Tiraillements violents des parties molles qui entourent les articulations.

Traitement

Dilution S. Compresses répétées d'El. R. ou El. V.

***

ÉPIDÉMIE

En cas d'épidémie, fièvres, éruptions, choléra, on
ne saurait trop recommander l'emploi régulier et journalier de S. soit en dilution, soit à sec, 1 globule
d'heure en heure.

EPILEPSIE

MAL SACRÉ, HAUT MAL, MAL CADUC

Affection apyérique, chronique et intermittente de l'encéphale, qui se manifeste par accès.

Ces accès ou attaques, quand la maladie a atteint un certain degré, sont caractérisés par des convulsions générales ou partielles, la perte de l'intelligence, l'insensibilité de toutes les parties du corps, mais sans paralysie consécutive du mouvement ou du sentiment.

Dans l'immense majorité des cas, les attaques d'épilepsie ne sont point précédées de symptômes précurseurs. En général, au moment où le malade s'y attend le moins, il perd connaissance et tombe ; les yeux s'ouvrent largement, les pupilles restent immobiles, la direction des yeux est changée, la face tirée d'un côté, la bouche portée vers l'oreille, et les dents sont resserrées ; puis, après quelques minutes, les muscles du cou deviennent raides, la tête se contourne, les jugulaires se gonflent, la face est dans un état de turgescence violacée ; les muscles du visage sont pris alors de contractions spasmodiques fréquemment répétées ; une écume couvre la bouche : les membres supérieurs et inférieurs et surtout les premiers sont agités de secousses convulsives ; les pouces s'enfoncent dans la paume des mains. Cependant le thorax reste ferme et immobile : la respiration est haute et entrecoupée, et la suffocation paraît imminente.

A cet état, qui dure de deux à huit minutes ordinairement, mais qui peut aussi se prolonger beaucoup plus longtemps et se répéter à des intervalles très rapprochés, succèdent un relâchement général du système musculaire, la pâleur de la face et le retour gradué de la liberté de la respiration ; le facies conserve quelque temps encore *un air d'hébétement* : les facultés intellectuelles et sensitives, plongées dans la stupeur, reprennent peu à peu leur activité, et le patient commence à sentir un brisement dans le corps. Mais les attaques d'épilepsie ne sont pas toujours aussi violentes ; quelquefois elles ne consistent qu'en une perte de connaissance momentanée avec des convulsions légères et partielles des yeux, de la bouche, d'un bras ou d'un doigt, pouvant s'accompagner ou non de chute. Quelquefois aussi, l'accès se borne à une simple sensation de vertige, et le malade ne perd pas connaissance. Enfin, dans quelques cas, l'attaque est précédée d'une sensation variable de fraîcheur, de frisson, d'engourdissement, de chatouillement ou même de douleur, dans une partie plus ou moins éloignée du cerveau, comme au cou, au sein, au bras, au pied, etc. ; et de cet endroit part une sensation singulière, comme d'une vapeur qui se dirige vers le cerveau et provoque alors les phénomènes que nous avons décrits. Le retour des attaques est plus ou moins éloigné.

Quelques épileptiques en ont plusieurs par jour ; d'autres n'en ont qu'une seule. Chez un grand nombre, elles n'ont lieu qu'à des intervalles plus longs et tout à fait irréguliers. Lorsque la maladie dure depuis un certain temps, on observe, dans l'intervalle des accès, certains désordres qui indiquent une lésion plus ou moins profonde du centre encéphalique. Les épileptiques ont généralement le caractère difficile, inégal ; ils ont des absences, un affaiblissement plus ou moins considérable de la mémoire et même des facultés effectives ; de l'inaptitude au travail soutenu, etc. Voilà pour les plus favorisés. D'autres deviennent idiots ; presque tous finissent, s'ils vivent assez longtemps, par tomber dans un état de manie ou même de démence incurable. La mémoire est la faculté qui s'altère le plus promptement. Les mouvements volontaires présentent aussi des désordres permanents : strabisme, tics convulsifs, contractions, atrophie musculaire, contorsions de la tête, déformation du visage. D'ailleurs, et cela fait un contraste frappant avec l'état du cerveau, les fonctions des organes de la vie végétative s'accomplissent ordinairement avec régularité.

L'épilepsie survient beaucoup plus souvent avant qu'après la puberté. On l'a observée dans les premiers jours de la vie ; elle est très rare chez les vieillards,.et deux fois plus fréquente chez les femmes que chez les hommes. Elle est aussi plus commune dans les pays froids que dans les pays chauds. Enfin elle est quelquefois héréditaire. Parmi les causes déterminantes de l'épilepsie la frayeur est de beaucoup la plus fréquente. Elle est surtout puissante chez les femmes, lorsqu'elles se trouvent dans la période menstruelle. Après la frayeur, ce sont les passions vives, comme la colère, la jalousie, les chagrins, qui produisent le plus souvent cette névrose. Enfin, elle accompagne assez fréquemment l'idiotisme, car on compte un épileptique sur huit idiots.

Il y a peu de maladies aussi graves que l'épilepsie ;

et la maladie est d'autant plus fâcheuse qu'elle a débuté dans un âge moins avancé et sous l'influence de l'hérédité ; qu'elle est accompagnée de vertiges ou d'absences; que les accès sont plus fréquents, et laissent un trouble plus profond dans les facultés intellectuelles. La mort subite n'est pas rare dans les attaques dont la violence est très grande, elle résulte alors de la congestion cérébrale.

Elle est moins terrible lorsque la maladie reconnaît une cause spécifique, comme la syphilis, ou une cause accidentelle, comme la frayeur et lorsque les attaques sont rares et que la maladie marche avec lenteur.

L'anatomie pathologique ne nous a rien appris sur les causes probables de l'épilepsie. Les altérations observées chez les épileptiques qui ont succombé n'ont rien de particulier et de caractéristique à cette affection. Casauvielh et Bouchet ont prétendu qu'il y a constamment des traces de phlegmasie chronique de la substance blanche du cerveau. Mais, lors même qu'on admettrait leur assertion, il resterait à savoir si la phlegmasie n'est pas plutôt l'effet des congestions produites par les attaques, qu'elle n'en est la cause. Aucune des lésions diverses, telles que tumeurs intro-crâniennes de nature variable, hydatides, épanchements, altérations des méninges, épaississement ou déformations des os du crâne, hypertrophie ou vice de conformation de l'encéphale, etc., qu'on a rencontrés chez les épileptiques, ne peut être considérée comme propre à cette maladie.

D'ailleurs, il ne serait pas aisé de comprendre comment des altérations si diverses et localisées dans les parties les plus différentes de l'encéphale pourraient produire une affection aussi caractérisée et aussi uniforme dans ses symptômes que l'épilepsie.

ÉPILEPSIE ACCIDENTELLE

On nomme ainsi une affection caractérisée, comme l'épilepsie spontanée, par les convulsions générales et par la perte complète de connaissance, mais passagère comme les causes qui la produisent.

Traitement

Il importe ici de connaître si le malade est lymphatique ou angioïtique. Il peut se présenter aussi des cas ou le malade est atteint de vers.

Dilution S. ou A³ à doses très faibles (deuxième ou troisième verre). Bains A² alt. L. En cas de vers, Ver.

Les anticancéreux peuvent être essayés pour les femmes, si l'on soupçonne une disposition hystérique.

EPISTAXIS

(Voir saignements du nez).

ERUPTIONS

Toutes les affections cutanées de la peau, l'érythème, l'érysipèle, la roséole, l'herpès, l'eczéma, l'impétigo, l'urticaire, le lupus, le psoriasis, et enfin la gale, cèdent au suivant.

Traitement

Dilution S. (deuxième verre). Bains de S⁵ et compresses d'El. R. alt. El. J. Le S. pris à fortes doses, chasse considérablement les éruptions à la peau, ce qui est très important à savoir en cas d'éruptions rentrées dans le cours des fièvres éruptives ; mais ce qui est inutile pour la purification du sang. Lors d'une éruption simple, on donne S. à petites doses.

ERYSIPÈLE

Vulgairement feu sacré, feu volage; est un exanthème avec rougeur plus ou moins vive de la peau à l'endroit affecté, et dureté, tuméfaction plus ou moins grande de cette dernière. Les avant-coureurs d'un érysipèle sont : malaise, lassitude, fièvre, nausées, maux de tête (qui sont considérables si le siège est à la face). Puis, à l'apparition de l'érysipèle, il peut se déclarer une forte fièvre, des frissons, de la soif, des vomissements, de l'agitation et même du délire, diarrhée ou constipation excessivement tenace. Il peut se terminer par résolution, par desquamation, par suppuration et parfois par gangrène.

Traitement

Dilution S. ou A., ou A. alt. S. suivant la constitution. Application d'El. R. ou El. A. aux nerfs correspondants.

Dans les érysipèles violents de la face, l'El. R. s'applique à la nuque et aux deux côtés de l'Atlas.

Les compresses de S. (20 grains par verre) sur l'érysipèle ont donné aussi de très prompts résultats.

Au début, on peut les empêcher par des applications réitérées d'El. R. à l'occiput, aux sus et sous-orbitaux et au sympathique, ou avec El. B., ou El. A., ou El. R. alt. El. J.

ÉRYSIPÈLE PHLEGMONEUX

Au bras droit avec vertiges.

Traitement

Dilution A. (deuxième verre). Bains de C^5. Compresses d'El. B. ou A.

ÉRYSIPÈLE PÉRIODIQUE

Traitement

Dilution F. alt. A^2. Bains de C^5. Onctions de F^2 aux hypocondres. Compresses de A^2.

ÉRYSIPÈLE AVEC ŒDÈME AUX JAMBES

Traitement

Dilution S. alt. A. Bains de C^5 alt. A^2. Onctions et compresses de C^5 alt. A^2. Onctions de F^2 aux hypocondres.

ESSOUFFLEMENT

Traitement

Dilution S. alt. A., s'il y a oppression et essoufflement.

ESQUINANCIE

(Voir angine.)

ESTOMAC

Les affections de cet organe sont nombreuses et comprennent depuis la dyspepsie, la gastrite, la gastralgie,
jusqu'aux ulcérations de tous genres, cancers, squirrhes
et kystes.

Traitement

Le simple mal d'estomac disparaît promptement par
S. (premier ou deuxième verre). Application d'El. R.
au creux de l'estomac.

DYSPEPSIE

(Voir Digestif. Maladies de l'appareil.)

GASTRALGIE

Affection caractérisée par une douleur vive, lancinante,
déchirante ou brûlante, ou par un sentiment de pression,
distension ou ballonnement. Cette douleur se répand dans

le dos, va jusqu'aux épaules, il y a souvent constipation, renvois, nausées, parfois anxiétés, suffocation, défaillance et même délire, afflux de matières liquides ou glaireuses dans la bouche.

L'appétit est conservé, tandis qu'il ne l'est pas dans la gastrite chronique.

Traitement

Dilution S. (deuxième verre). Même remède dans le vin, aux repas. 1 grain de S. à sec toutes les heures, ou 20 grains à sec de S^5 au réveil. Bains de C^5, de S^8 ou d'El. B. Onctions de F^2 aux hypocondres et de C^8 à l'estomac. Application d'El. R. alt. El. J. au sympathique et à l'épigastre. En cas de résistance, C. alt. Vén. et application d'El. A.

GASTRALGIE VENTEUSE

(Borborygmes.)

Traitement

Dilution S. alt. Ver. (premier ou deuxième verre).

BRULE-COU

Avec ou sans douleurs.

Traitement

Dilution C^5 ou S. alt. A. Bains de C^5. Onctions de C^3. Compresses d'El. B. ou El. A. au creux de l'estomac.

INDIGESTION

Ou suite d'indigestion.

Traitement

20 grains à sec de S. ou S^s (premier verre). Onctions de F^2 aux hypocondres. Bains de C^s.

ULCÉRATION A L'ESTOMAC

(Voir Cancer.)

GASTRITE NERVEUSE

Traitement

Dilution F. Onctions de F^2 aux hypocondres. Application d'El. B. au sympathique, plexus solaire. Bains de C^s et, trois fois par jour, 3 gouttes d'El. B. sur un morceau de sucre.

CONVULSIONS DU FOND DE L'ESTOMAC

Traitement

Dilution F. alt. S. (deuxième verre). Bains de C^5. Onctions de F^2 aux hypocondres. Application d'El. R. au creux de l'estomac.

DILATATION DE L'ESTOMAC

Traitement

Dilution S. alt. C^s. Mêmes remèdes aux repas. Bains de C^5 ou d'El. B. Onctions de C^5 à l'estomac et de F^2 aux hypocondres. Application d'El. R. alt. El. J. au sympathique, plexus solaire, ou d'El. B.

TUMEUR A L'ORIFICE SUPÉRIEUR (CARDIAQUE) DE L'ESTOMAC

Traitement

Dilution C. ou C^5 (deuxième verre). Bains de S^5 ou C^5. Application d'El. R. alt. El. J. au plexus solaire, au sympathique et à l'occiput. Compresses d'El. B. aux mêmes points. Onctions de C^8 au fond de l'estomac et F^2 aux hypocondres.

GASTRALGIE

Accompagnée de vomissements périodiques, crampes (reste d'ancienne syphilis).

Traitement

Dilution F. alt. Vén. Mêmes remèdes aux repas (de 5 à 10 globules). Bains de C^5, de S^5 alt. Vén. Onctions de F^2 aux hypocondres. Application d'El. R. alt. El. J. au sympathique et au plexus solaire.

ÉTOUFFEMENT

Traitement

Si la cause est nerveuse, dilution S. alt. J. (deuxième verre). Application d'El. R, au plexus solaire. S'il y a troubles au cœur avec congestion, dilution A. (deuxième ou troisième verre). Application d'El. A. au plexus solaire.

Voir Digestif. (Maladies de l'appareil.)

EVANOUISSEMENT

Traitement

Se dissipe promptement par 8 à 10 grains S. à sec sur la langue.

EXCROISSANCE

Cherchez tumeur et syphilis, s'il s'agit de végétations syphilitiques.

EXOSTOSE, OSTEITE

Gonflement d'os provenant d'un virus scrofuleux, cancéreux, ou syphilitique.

Périostite scrofuleuse ou non.

Traitement

Dilution S. ou S. alt C^4 mêmes remèdes aux repas. Bains de C^5. Application d'El. R au sympathique, compresse de C^4.

EXOSTOSE SYPHILITIQUE

Traitement

Dilution Vén. alt C^4. Bains de C^5. Application d'El. R. au sympathique.

SPINA VENTOSE

Dilatation des tissus des os comme s'ils étaient souf-
flés, avec douleurs vives et piquantes.

Traitement

Dilution C^4. Bains de C^4. Compresses d'El. V.

PAEDARTROCACE

Maladie des enfants rachitiques.

Traitement

Dilution S^2 alt. A. (deuxième verre) ou dilution L.
alt C^4 (deuxième verre). Bains de C^4, de S^5, de L. ou
d'El. B. Application d'El. R. alt. El. J. à l'occiput, sympathique, plexus solaire, et à tous les nerfs correspondants
aux points malades.

EXOSTOSE CHRONIQUE A LA JAMBE

Même traitement précédent, et compresses d'El. V.

EXOSTOSE A LA MACHOIRE INFÉRIEURE AVEC FIÈVRE

Traitement

Dilution F. alt. S., ou L. alt. C^4. Onctions de F^2 aux
hypocondres. Pour le reste, même traitement que Pae-
dartrocace.

RAMOLLISSEMENT DES OS (RACHITISME)

Même traitement et insister par bains de L. C^3 et
d'El. V.

20

F

FACE

Névralgie, douleurs à la face, dont l'une est fixe, contusive et va en s'aggravant ; l'autre vive et lancinante, semblable à des traits de feu, à une torsion et à un déchirement.

NÉVRALGIE

Se dissipe, si elle n'est qu'accidentelle, par une application d'El. B. en compresses (vingt secondes) sur la tempe, et autant sous l'oreille, à la racine du nez et à la nuque.

Traitement

Dilution S. (deuxième verre) pour détruire la cause. Onctions de C^5 à toute la tête.

NÉVRALGIE CONGESTIVE

Traitement

Onctions de A^3 à toute la tête et au cœur, dilution A^2 (deuxième verre), compresses de A^3 à la tête.

TUBERCULES INFLAMMATOIRES AU VISAGE

Traitement

Dilution S. alt. C^5. Mêmes remèdes aux repas (de

5 à 10 globules). Bains de S^5 alt. C^5. Application d'El. R, alt El. J. au sympathique, plexus solaire, occiput, sous-orbitaux. Onctions de C^5 aux hypocondres.

LUPUS

Dartre rongeante, croûtes serpigineuses, consistant en des taches violacées et rougeâtres qui, en s'ulcérant, tendent à détruire les chairs environnantes.

L'ulcération laisse suinter un liquide âcre, et la face se recouvre de croûtes grisâtres, plus ou moins épaisses.

Traitement

Dilution A^2 alt. S. alt. C^5. Mêmes remèdes à sec aux repas (de 5 à 10 globules). Bains et compresses de C^5 et d'El. B. Onctions de C^5 ou de F^2, aux hypocondres. Application d'El. R. alt. El. J. au sympathique, occiput, sus et sous-orbitaux, à la racine du nez, aux tempes et au frontal.

IMPÉTIGO A LA FACE

Dartre crustacée, éruption chronique de pustules plus ou moins rapprochées, dont le sommet ne tarde pas à suppurer en formant de larges croûtes demi-transparentes.

Lorsqu'elles dessèchent, sont très rugueuses, très épaisses, et d'une couleur jaune verdâtre.

Même traitement que Lupus.

FAIBLESSE

Voir Affaiblissement.

FIÈVRES

On divise les fièvres en continues, en éruptives et en intermittentes.

FIÈVRES CONTINUES

Dans ces fièvres, l'accès fébrile persiste sans interruption pendant le temps de leur durée ; elles comprennent : la fièvre éphémère, la fièvre inflammatoire, la fièvre typhoïde.

La fièvre éphémère ou de courte durée débute par des frissons suivis de chaleur, douleurs de reins, mal de tête, courbatures, peau chaude mais douce, la face est rouge, inappétence, grande soif, langue blanche, urine rare et rouge, constipation, pouls ample et fréquent.

Traitement

Toutes les fièvres se traitent par F. à l'intérieur et F² aux hypocondres en compresses et onctions.

On peut aussi appliquer les électricités à l'occiput, en alt. la R. avec la J., ou bien en employant la B. seulement.

La fièvre inflammatoire ressemble à la précédente ; mais elle a pour avant-coureur des vertiges, des maux de tête, des éblouissements et des envies de dormir.

Dilution F. (deuxième ou troisième verre) une cuillerée à café toutes les cinq minutes. Onctions de F^2 aux hypocondres. En coupant les fièvres inflammatoires, dès leur début, on fait le plus souvent avorter la maladie, et s'il reste quelque malaise, une guérison complète s'obtient en donnant S. ou A^3 (deuxième dilution) et onctions de F^2 aux hypocondres.

La fièvre typhoïde, pouvant s'accompagner de désordres cérébraux nerveux (fièvre nerveuse).

Première période : fièvre, mal de tête intense, traits altérés, regards hébétés, délire, vertiges, tintement d'oreilles, saignement du nez, bouche amère et pâteuse, langue blanche, nausées, vomissements, inappétence, ventre enflé et douloureux, diarrhée ou constipation.

Deuxième période : le mal de tête diminue, mais la stupeur redouble, les traits sont fixes, la langue se recouvre d'un enduit brun qui atteint les dents et les lèvres, le ventre est balloné, les selles noires, fétides, involontaires, les urines rares et brunes.

Traitement

Dilution F. (troisième verre). Une cuillerée à café toutes les cinq minutes. Onctions et compresses de F^2 aux hypocondres, ou F. alt. C^5 en onctions et compresses.

FIÈVRE MUQUEUSE

(Deuxième verre) et le même traitement.

FIÈVRE NERVEUSE

(Deuxième verre) et le même traitement.

FIÈVRE BILIEUSE

(Deuxième verre) et le même traitement.

FIÈVRE CATARRHALE

F. (premier verre) alt. P³ (deuxième verre).

FIÈVRE PUERPÉRALE

F. (deuxième verre) alt. C. (deuxième verre).

FIÈVRES ÉRUPTIVES

Variole ou petite vérole, rougeole, scarlatine, miliaire, urticaire. Toutes les éruptions rentrées ressortent et guérissent par l'emploi de S. (seul). Plus le mal est violent, rapide, plus il faut affaiblir la dilution et répéter souvent les cuillerées à café de la dilution à prendre.

FIÈVRES INTERMITTENTES

Revenant par accès périodiques, divisées en périodes de froid, de la chaleur et de la sueur.

On a divisé les fièvres intermittentes en simples ou bénignes, en pernicieuses, en irrégulières et en symptômatiques.

Une fièvre intermittente est simple lorsqu'elle se borne aux accès fébriles purs et simples. Elle est pernicieuse par suite de l'intensité du degré de froid ou du degré des sueurs. Elle est irrégulière quand les accès ne sont pas complets et où l'un ou l'autre des stades de froid, chaleur ou sueur, fait défaut.

Quant aux fièvres intermittentes symptômatiques, elles coïncident avec quelque altération locale.

Traitement

Dilution F. (premier verre). 20 à 30 cuillerées dans la journée, pendant que la fièvre n'existe pas, et l'on continue ensuite.

On a quelquefois ajouté A. alt. F. et détruit des fièvres intermittentes, surtout à l'âge de la croissance chez les jeunes filles. De même, toutes les fois que la fièvre est le résultat d'un vice de circulation du sang, il faut ajouter A. L'A., en ramenant le sang à l'état normal, agit contre la fièvre.

Les fièvres intermittentes laissent quelquefois des affections chroniques du foie que l'on ne dissipe que par l'usage de F. (Voir Fébrifuges, page 43.)

FISTULES

Produits psoriques.

Traitement

Dilution S. Application d'El. R. sur les nerfs en rapport avec le mal ; en cas de résistance, S. alt. C. Bains de C⁵, de L. Application d'El. R. alt. J. aux nerfs intéressés.

FISTULE LACRYMALE

Ulcération qui se forme dans le canal de l'angle interne de l'œil.

Traitement

S. ou C. Application d'El. R. à l'occiput, sympathique, sus et sous-orbitaux.

FISTULE A LA GENCIVE

Traitement

Dilution S. ou C. Gargarismes de L.,de C⁵, ou d'El. B.
Application d'El. R. aux nerfs intéressés.

FLUEURS BLANCHES

(LEUCORRHÉE)

Ecoulement blanchâtre, jaunâtre, gris ou rosé, épais
ou aqueux, inodore ou odorant qui se fait par la vulve.
Cet écoulement est accompagné de pâleur de la face,
tiraillements d'estomac, digestions pénibles, palpitations
et essoufflement à la moindre marche, règles irrégulières
ou suspendues, mal de tête, etc.

Traitement

Dilution C. (deuxième ou troisième verre). Même
remède aux repas. Un grain de C⁵ toutes les heures ;
S'il y a constipation, C. alt. S. (deuxième verre) ou C.
alt. A³.

En cas de résistance, A² alt. C⁵. Un grain de C.
toutes les heures.

Si ces remèdes à doses basses ne tarissent pas les
pertes, on peut soupçonner la présence de vers qui pa-
ralysent le traitement, alors on donnera 8 à 10 grains
de Ver. au soir, avant de s'endormir, et au matin,
deuxième dilution, Ver. alt. A., alt. C.

FLUXION DE POITRINE

(PNEUMONIE)

Inflammation du tissu pulmonaire ; elle débute quelquefois subitement, ou se développe progressivement.

Symptômes

Douleur de côté qui survient après quinze ou vingt-quatre heures ; au début, elle est poignante, vive et lancinante ; se trouve au niveau du sein ; la pression, la toux, la respiration augmentent son intensité. Il y a en outre difficulté de respirer ; respiration courte et accélérée, toux, crachats visqueux, transparents avec une teinte rougeâtre ou jaunâtre, ou bien ils sont verts, clairs ou foncés et même, dans quelques cas rares, ils sont blancs comme dans un simple rhume et parfois ils manquent complètement. La fièvre est intense, la langue blanche, la soif vive, il y a mal de tête, urines rares et quelquefois vomissements.

Traitement

On commencera pour dompter la fièvre par F. (deuxième verre) et onctions de F^2 aux hypocondres. Ensuite, en application à la nuque et plexus solaire. El. R. ou A., suivant le tempérament. Dilution S. alt. P. (deuxième verre). Si la respiration est oppressée, et s'il y a crachats sanguinolents, on donne dilution A. alt. P. alt. S. Onctions de C^5 sur la poitrine.

FLUXION A LA JOUE

Traitement

Dilution S. (deuxième verre). Application d'El. R. parfois El. R. alt. El. J. aux sous-orbitaux, à l'occiput et sous l'oreille.

FOIE ET RATE

Deux viscères solidaires. Une affection quelconque du foie, s'observe par une coloration jaune de la peau et du blanc des yeux ; urines épaisses, jaunes ou rougeâtres ; selles grisâtres, argileuses, constipation, douleur du côté droit ou au creux de l'estomac, s'étendant jusqu'à l'épine dorsale et remontant à l'épaule droite, au cou avec pesanteur au côté droit et souvent vomissements bilieux, goût amer de la bouche, surtout le matin.

Presque toutes les maladies du foie et de la rate affectent l'estomac ou les intestins surtout quand elles ont un caractère inflammatoire, et causent des gastralgies ordinaires qui, au lieu de s'apaiser avec S., comme les gastralgies, s'exaspèrent sous son influence et lui résistent, c'est à cette résistance que l'on reconnaît que l'affection vient du foie.

Le cœur se ressent aussi des maladies du foie et alors, aux symptômes indiqués, s'ajoutent vertiges, palpitations ; il convient alors d'employer F. alt. A² (deuxième verre) et ajouter des onctions sur le cœur avec A² et sur les hypocondres avec F².

HÉPATITE

Inflammation du foie.

Traitement

Onctions ou compresses de C^5 ou de F^2 aux hypocondres. Application d'El. R. alt. El. J. au sympathique,
à l'estomac, au creux de l'estomac, à l'occiput et au
plexus solaire.

Trois fois par jour prendre 3 gouttes d'El. B. sur un
morceau de sucre.

GASTRO-HÉPATITE

Inflammation du foie et de l'estomac. (Voir Gastralgie.)

ENGORGEMENT DU FOIE AVEC HYDROPISIE

Traitement

Dilution F. alt. C. (deuxième verre). Un grain de
F. toutes les heures. Bains de A. alt. F^2. Onctions de
F^2 aux hypocondres. Onctions au cœur avec A^3. Application d'El. R. alt. El. J. au plexus solaire, au sympathique. 5 globules C^5 à sec au réveil.

TUMEUR AU FOIE

Traitement

Dilution F. alt. C^5. Bains de C^5 alt. F^2. Onctions de F^2
aux hypocondres. Application d'El. R. alt. El. J. au grand
sympathique, au plexus solaire et au creux de l'estomac.

FOLIE

Toute folie qui ne se rattache pas à un défaut organique est certainement guérissable par la médication *Mattei*.

On a remarqué que chez la femme certains troubles affectant la matrice pouvaient déterminer la folie; alors le C. est spécifique, et l'on use de son influence.

Généralement doses minimes, S. (deuxième verre) pour les hommes, et C. pour les femmes.

FAIBLESSE GÉNÉRALE DE CORPS ET D'ESPRIT

Traitement

Dilution S. (deuxième verre). Bain de C^5. Application d'El. R.

HYPOCONDRIE

Traitement

Dilution C. alt. F. (deuxième verre). Bains de C^5. Onctions de F^2 aux hypocondres et compresses d'El. B. Application d'El. R. alt. El. J. au sympathique et au plexus solaire.

ACCÈS FURIEUX

Traitement

Dilution S. (deuxième verre). 20 globules à sec. Bains de C^5. Bains d'El. B.

NYMPHOMANIE

Traitement

Dilution C. (deuxième ou troisième verre). Bains de C^5. Onctions de C^5 au sacrum.

FONDEMENT

Chute du Rectum.

Traitement

Dilution C. (deuxième verre). Bains, onctions, compresses de C^5 ; El. B. en compresses. Clystères et injections C^5 (10 grains par verre). Application d'El. R. alt. El. J. le long de l'épine dorsale, aux côtés, au périnée.

FOUDRE

Effets de la foudre.

Traitement

10 grains de S. à sec. Application d'El. R. alt. J. au plexus solaire, à l'occiput, au grand sympathique et à tous les nerfs de la tête. Compresses d'El. B. à toute la tête.

FRACTURES

L'intervention du chirurgien pour remettre la fracture est nécessaire ; mais le traitement hâte la guérison.

Traitement

Dilution S. (deuxième verre). Bains, onctions et compresses de C^5, de S^5, d'El. A. Application d'El. R. alt. El. J. aux nerfs intéressés.

G

GALACTORRHEE

Ecoulement du lait par les seins, en dehors du temps de l'allaitement.

Traitement

Dilution C. alt. A. (deuxième verre); mêmes remèdes aux repas (de 5 à 10 globules). Bains de C⁵ ou d'El. B. 1 grain de C⁵ toutes les heures, ou 20 grains au réveil, à sec. Application d'El. R. alt. El. J. à l'occiput et au plexus solaire.

GALE

Eruption de petites vésicules transparentes se présentant entre les doigts, ainsi qu'aux poignets, et occupant toujours le côté des bras qui touche le corps lorsqu'on les laisse pendre naturellement ; au dedans des cuisses et dans les plis articulaires des membres. Chacun sait qu'elle est contagieuse et accompagnée de vives démangeaisons.

Traitement

Dilution S. alt. A. (deuxième verre). Bains de C⁵, de S⁵, de A³, d'El. B. Onctions de F² aux hypocondres.

Application d'El. R. alt. El. J. au grand sympathique, et au plexus solaire.

Le S. fait sortir la gale, et après huit jours elle sèche. On continue le traitement ; peu de jours après elle se montre de nouveau ; cela se répète deux ou trois fois, après quoi elle ne reparaît plus, ce qui prouve que le sang est guéri.

GANGLIONITE

Inflammation des ganglions lymphatiques, petits nœuds qui se trouvent sur le trajet des nerfs et des vaisseaux lymphatiques, formés par l'entrelacement de filets unis par du tissu cellulaire.

Traitement

Dilution L. S. ou C^5 (deuxième verre). 1 grain de C^5 toutes les heures, ou 10 grains au réveil. Bains de C^5. Application d'El. R. alt El. J. aux nerfs correspondants. Compresses de C^5 et d'El. B.

GANGRÈNE

Ou mort locale d'une partie de l'organisme.

Elle est dite sèche ou humide ; sèche, si les parties atteintes sont desséchées, dures ; humide, si les parties atteintes sont molles, comme putréfiées et que la moindre pression les écrase.

Autour de la partie gangrénée se produit un travail d'inflammation ; la partie vivante cherche à se détacher de la partie morte et à la faire tomber. Si cette expulsion réussit, il reste une plaie suppurante, cicatrisable ; si elle ne réussit pas, la gangrène gagne la partie vivante et cause bientôt la mort.

Traitement

Dilution C. (deuxième verre). 20 grains de C^5 le matin au réveil. Bains de S^5, de C^5. Onctions et compresses de C^5. Compresses d'El. B. ou d'El. V. Application d'El. R. alt. El. J. aux nerfs correspondants. La pommade de C^5, pulvérisée et incorporée dans du beurre frais, est excellente pour les écorchures profondes et gangréneuses au sacrum, et doit l'être de même pour toutes les gangrènes externes.

STOMATITE

(Gangrène de la bouche)

Cette affection survient chez les enfants à la suite d'une maladie aiguë ou chronique ; elle débute par des aphthes ou par une petite ulcération grisâtre qui se forme sur la muqueuse de la bouche, soit à la face interne des lèvres, de la joue ou la base des gencives. Plus tard, enflure luisante, violacée, avec noyau central dur, à surface noire, cerclée de gris, granulée et saignante. Odeur fétide, parfois avec écoulement ; la peau n'est pas chaude et le pouls est peu développé.

Même traitement que le précédent, et gargarismes avec C^5 alt. A^3 ; pour les enfants, diminuer les doses.

GANGRÈNE DE POUMON

Qui ne se trahit que par une fétidité tout à fait particulière à l'haleine, très pénétrante, s'attachant même aux murs de la chambre. Expulsion par la bouche de fractions gangrénées ; diarrhée, délire, fièvre.

Même traitement que le précédent. C. intus et extu.

GANGRÈNE DE L'UTÉRUS

Pouvant arriver après l'accouchement ; symptômes de l'inflammation de la matrice ; écoulement fétide, fièvre violente, pâleur, douleur dans les aines, le bas-ventre, le sacrum et les reins, ballonnement prononcé ; la douleur disparaît quand la gangrène est avancée.

Le même traitement ; en plus, injection de C^5 (25 globules par verre d'eau).

Une remarque faite par les plus éminents docteurs, c'est que la gangrène paraît provenir d'un engorgement des artères qui sont proches du point attaqué ou d'un point dont il dépend.

Cette cause fait penser que l'adjonction de A., dans le traitement des gangrènes, peut amener de bons résultats.

GASTRO-HEPATITE

Inflammation aiguë ou chronique du foie et de l'estomac, avec douleurs sourdes dans le côté droit ; foie énorme, difficulté de respirer, digestions pénibles, renvois, constipation ou diarrhée, quelquefois selles mélangées de sang; peau pâle ou jaunâtre, amaigrissement avec ballonnement du ventre.

Traitement

10 globules de F. à sec au réveil. Dilution F. alt. A., alt. L. (deuxième verre). Trois fois par jour, 3 gouttes d'El. B. sur un morceau de sucre. Onctions de F^2 aux hypocondres. Onctions de A^3 au cœur et de C^5 à tout le dos. Application d'El. R. alt. J. au grand sympathique, à l'occiput, au plexus solaire et au creux de l'estomac.

GENCIVES

INFLAMMATION DES GENCIVES

Traitement

Dilution S., A. ou C. Gargarisme de C^5 (15 globules par verre d'eau) avec El. B. alt. El. A. S'il y a congestion sanguine à la tête, aux gencives et saignement de celles-ci, S. alt. A. Gargarisme des mêmes remèdes et d'El. A.

GENOU

TUMEUR BLANCHE DU GENOU

Traitement

Dilution S. alt. C. Bains de C^5. Application d'El. R. alt. J. aux nerfs correspondants. Onctions et compresses de C^5. Lorsqu'il y a douleur, application d'El. V. Onctions de C^5. Compresses d'El. B. ou El. A.

RHUMATISME PÉRIODIQUE DU GENOU

Traitement

Dilution F. (deuxième verre). Onctions de F^2 aux hypocondres. Se traite comme la goutte.

GLANDES

Adénite ou inflammation des glandes ou ganglions, petites tumeurs rondes ou oblongues, plus ou moins dures, non douloureuses, qui n'altèrent pas la couleur de la peau. (Voir Adénite).

SCROFULEUSES DU COU

Traitement

Dilution S. L. Si elles résistent, dilution C. (deuxième verre). Application d'El. R. aux nerfs intéressés. Bains de L. C^5. Onctions et compresses de C^5.

SALIVAIRES SOUS LES OREILLES

Traitement

Dilution C. (deuxième verre) ou A. Compresses et gargarisme C^5. Application d'El. R. alt. El. J. aux nerfs correspondants.

DANS L'ABDOMEN (Mésentériques)

Traitement

Toujours C. et comme précédemment (doses faibles).

Engorgement graisseux de tout le système glandulaire et vasculaire.

Traitement

Dilution C⁵ alt. A. 20 grains C⁵ à sec au réveil ou un grain toutes les heures. Bains de C⁵ alt. A³. Application d'El. R. alt. El. J. au plexus solaire, au creux de l'estomac et au grand sympathique.

GOITRE

Vulgairement gros cou ; est l'exagération de la glande tyroïde. Cette tumeur, de forme variable, est sillonnée de grosses veines, souvent dilatées ou variqueuses.

Traitement

Dilution C. alt. S.. alt. A. (deuxième verre). 1 grain de C⁵ à sec. Compresses d'El. B. et de C⁵. Application d'El. R. alt. El. J. aux nerfs correspondants et tout autour de la base de la glande.

GORGE

Mal de gorge. Inflammation des membranes muqueuses situées entre l'arrière-bouche.

Traitement

Le simple mal de gorge se guérit avec A. et S.

(deuxième verre). S'il y a fièvre, l'enlever avec F. (deuxième verre) et quelques globules de F. à sec, d'heure en heure jusqu'à ce qu'elle soit enlevée ; s'il y a constipation, 20 globules de S. au réveil à sec sur la langue. Onctions de F² aux hypocondres. Avec ou sans fièvre, onctions de A³ au cœur et sur la gorge. Application d'El. R. alt. El. J. aux grands et petits hypoglosses, d'El. A. sur la nuque ; s'il y a toux, ajouter P.

LARYNGITE STRIDULEUSE

Ou faux croup et laryngite pseudo-membraneuse (Voir Croup).

LARYNGITE SIMPLE

Inflammation aiguë du larynx ; symptômes : voix altérée, rauque, criarde, parfois il y a aphonie, brûlement et picotement au larynx, déglutition difficile et douloureuse ; ordinairement, ni fièvre, ni malaise ; quelquefois crachats opaques.

Traitement

Dilution S. alt. P. (deuxième verre). S'il y a fièvre, dilution F. et onctions de F² aux hypocondres. Gargarismes d'El. R. et A. (une cuillerée à soupe par verre d'eau, Onctions de C⁵ sur la gorge.

LARYNGITE CHRONIQUE

Non ulcéreuse.

Symptômes

Mêmes symptômes, peu d'expectoration, jaunâtre surtout le matin.

Traitement

Dilution S. alt. P. Bains de C⁵. Onctions et compresses de C⁵, de S⁵, d'El. A.

LARYNGITE CHRONIQUE ULCÉREUSE

Symptômes

Mêmes symptômes, mais avec crachats purulents ou sanguinolents, haleine infecte, fièvre le soir, sueur nocturne, toux croissante, accompagnant ou annonçant presque toujours une phthisie pulmonaire déjà tuberculeuse.

Traitement

Dilution S. alt. A. alt. C. Suspendre A. dès que les sanguinolences cessent. Si la phthisie se déclare, P. alt. A³ alt. C⁵ (deuxième ou troisième verre). Onctions de C⁵ sur toute la poitrine. Gargarismes d'El. R. (une cuillerée par verre d'eau). Onctions de A. sur le cœur. Application d'El. A. au grand sympathique et au plexus solaire.

LARYNGITE SYPHILITIQUE

Suite plus ou moins prochaine, souvent lointaine, d'une affection de ce genre contractée pendant la jeunesse, que l'on croit guérie.

Traitement

Pendant un mois ou deux, dilution Vén. alt. S. Mêmes remèdes alternés aux repas (de 5 à 10 globules). Puis S., et, s'il y a résistance, P. alt. A³ alt. C⁵.

Dans tous ces traitements, les applications d'El. B. ou d'El. A., peuvent être d'un excellent secours. Les remèdes internes doivent aussi être donnés en gargarismes au moins deux fois par jour.

GOUT

Perte du goût.

Traitement

Dilution S. (premier verre). Application d'El. R. au creux de l'estomac et en compresses sous les oreilles et à la nuque.

GOUTTE

Maladie caractérisée par la douleur, le gonflement, la rougeur des petites articulations, occupant presque toujours dans le principe celle du gros orteil ; mobile dans ses attaques subséquentes, pouvant s'étendre aux grandes articulations, et donner lieu secondairement à des troubles variés dans la plupart des fonctions, mais surtout dans les fonctions digestives.

Traitement

Dilution S. (premier verre). Application d'El. R. à l'occiput, au sympathique et au plexus solaire.

Si les articulations sont nouées depuis longtemps, on donne C. ou C^5. Bains de C^5 et d'El. R. Compresses sur le crâne et sur tous les points endoloris avec El. R., El. B. ou El. A.

Alterner tantôt avec 10 grains à sec de C⁵, par jour, tantôt avec 10 grains A³ et S ; C. alt. A³, dans le vin des repas (de 5 à 10 globules).

Plusieurs cas de goutte ont été aussi guéris par A. et par A. alt. S.

La goutte rebelle est souvent d'origine syphilitique ; on ajoute alors au traitement Vén. en dilution, en compresses et bains.

GRAVELLE

Vulgairement pierre. Les calculs sont des corps étrangers inorganiques qui se forment, s'agglomèrent, se superposent dans les réservoirs naturels du corps, tapissés par une membrane ; il peut s'en rencontrer dans le foie, dans la vessie, dans les reins et dans les intestins.

Symptômes

Douleur lancinante, vive et continue, se faisant sentir dans les lombes, la vessie, l'aine et la cuisse du côté affecté, nausées, vomissements de bile, insomnie, agitation, délire ou convulsions ; difficulté pour uriner.

Sous l'influence des remèdes Mattei, la pierre se dissout et sort en bouillie couleur cendre après vingt ou trente jours de traitement. Si la pierre est d'autre nature que calcaire, il faut plus de temps, mais elle sort aussi à l'état de bouillie rougeâtre.

Traitement

S., ou S. alt. A. (premier ou deuxième verre). Bains de S⁵ et de C⁵. Compresses d'El. B. au pubis, périnée et sacrum. Application d'El R. alt. El. J. au plexus solaire, à l'occiput, au grand sympathique, au creux de l'estomac et aux reins. Onctions de F^2 aux hypocondres.

GRIPPE

On observe dans cette maladie tous les symptômes de la bronchite simple.

Symptômes

Rhume de cerveau, fièvre, mal de tête, courbature des membres, faiblesse excessive, perte d'appétit, toux pénible, sèche, douloureuse, provoquant plus tard une expectoration muqueuse plus ou moins abondante. Selon le tempérament des individus atteints de la grippe, on voit se développer chez eux des symptômes nerveux, tels que : délire, soubresauts, grande faiblesse, etc.

Traitement

Au début on coupe la fièvre avec F^1 (deuxième verre) à boire peu et souvent. Compresses de F^2 aux hypocondres. On essaie aussi gargarismes avec l'El. R. ou El. B. ou El. A. (10 à 20 gouttes par verre d'eau). Puis dilution P^1 ou P^3 (deuxième verre), et pour terminer la guérison S. Onctions de C^5 sur la poitrine. Application d'El. R. ou El. A. sur la poitrine.

GROSSESSE LABORIEUSE

Traitement

Dilution C^1 (deuxième verre) ou 1 grain de C^5 à sec toutes les heures. Application d'El. B. au sacrum.

H

HALEINE FETIDE

Traitement

Dilution S. ou C. (premier verre). Gargarismes d'El. R. ou El. B. Application d'El. R. alt. El. J. au plexus solaire et au creux l'estomac. Bains de C⁵. Onctions au creux de l'estomac de C⁵.

HEBETEMENT

Par abus de quinine.

Traitement

Dilution S. (premier verre). Application d'El. R. alt. El. J. au grand sympathique, au creux de l'estomac, à l'occiput, au plexus solaire et à tous les nerfs de la tête. Bains de C⁵ alt. S² et d'El. B.

HEMATEMESE.

Vomissement de sang. Cette affection consiste en une exhalation de sang dans l'intérieur de l'estomac, qui le rejette par l'œsophage et par la bouche. Cette hémorragie est une des plus rares ; elle n'a guère lieu que dans l'âge mûr, depuis la trentième jusqu'à la cinquantième année, parmi les individus d'un tempérament nerveux, d'une constitution maigre, d'un caractère mélancolique, et qui mènent un genre de vie sédentaire. Un excès dans les aliments, un vomitif administré mal à propos, une émotion pénible, la déviation des règles, ou la suppression de toute autre hémorragie, sont quelquefois les causes occasionnelles de l'hématémèse ; cette hémorragie est beaucoup plus souvent symptômatique qu'idiopathique.

Le vomissement de sang est quelquefois précédé de refroidissement des extrémités, de chaleur et de pesanteur épisgastriques, de pâleur de la face, d'oppression, d'éblouissements, de tintements d'oreilles, de vertiges, de défaillances, de syncopes, de saveur douceâtre dans la bouche.

Les phénomènes généraux qui accompagnent l'hématémèse sont les mêmes que dans les autres hémorragies.

Il n'y a quelquefois qu'un vomissement de sang ; le plus souvent il y en a plusieurs à quelques heures ou à quelques jours d'intervalle. La durée de cette hémorragie est assez difficile à déterminer ; on ne peut la connaître qu'approximativement, d'après le temps que dure l'expulsion du sang, soit par en haut, soit par en bas.

A la suite de ces hémorragies, les individus qui ne succombent pas conservent souvent une pâleur blafarde, de l'œdème aux jambes et de la lenteur dans les digestions. Chez quelques sujets, la maladie se reproduit périodiquement.

Traitement

Au moment de l'hémorragie : A² (deuxième verre) à boire de cinq en cinq minutes par cuillerées à café. Gargarismes d'El. A. Lavements de S. Application d'El. R. en ventouses à la plante des pieds.

Pour la prévenir : A. alt. C. tous deux à la dose ordinaire.

Pour se préserver des conséquences : Bains avec 100 grains A¹. Frictions dans la région dorsale d'El. R.

HÉMATURIE

L'hématurie ou pissement de sang a été distinguée en hématurie rénale, hématurie vésicale et hématurie urétrale, suivant que le sang expulsé au dehors provient des reins, de la vessie ou du canal urétral. Outre cette division relativement à son siège, on la distingue encore en hématurie symptomatique et en hématurie essentielle.

Les causes les plus fréquentes de la première sont la présence de la gravelle et de calculs dans les diverses parties des voies urinaires, les lésions organiques du col de la vessie, le développement de fungus prostatiques, et la distension forcée du réservoir vésical dans les rétentions d'urine. L'hématurie s'observe aussi quelquefois dans le cours des scarlatines et des petites véroles graves, dans le scorbut, etc. ; elle résulte alors de l'altération du sang lui-même.

L'hématurie essentielle, beaucoup plus rare dans nos

climats que la symptomatique, succède le plus souvent à la suppression de quelque hémorragie habituelle;
elle est aussi quelquefois produite par l'abus des diuré-
tiques, des purgatifs âcres, par l'action des cantharides,
etc.

Traitement

Dilution S. alt. A³ (deuxième verre). Onctions aux
reins et au pubis avec A. alt. C⁵ ou A. alt. S⁵. Bains de
L. (100 globules par bain.)

HEMORRAGIE

On appelle Hémorragie, tout écoulement de sang
hors des vaisseaux destinés à le contenir, qu'elles qu'en
soient les causes, et soit que le liquide s'échappe au
dehors, soit qu'il s'épanche dans l'intérieur du corps ou
dans l'épaisseur des tissus. On divise les hémorragies en
traumatiques et en spontanées. Les premières sont le
résultat de l'action d'un corps vulnérant qui divise les
vaisseaux ; les secondes surviennent sous l'influence de
modifications organiques plus ou moins appréciables.
Les hémorragies spontanées sont ainsi appelées, non
pas parce qu'elles apparaissent sans aucune cause, mais
parce que les causes qui les amènent sont obscures et
même parfois complètement ignorées. Ces hémorragies
ont été distinguées en symptomatiques et en essentielles.

Celles-là se rattachent manifestement à une maladie
dont elles ne sont qu'un symptôme ; celles-ci ne sont le
symptôme d'aucune affection antérieure appréciable ;

elles paraissent constituer à elles seules tout l'état morbide.
Selon les circonstances dans lesquelles elles se produisent, on divise encore les hémorragies en actives ou
sthéniques et en passives ou asthéniques. Les unes surviennent chez les sujets forts et pléthoriques, et sont précédées par les signes d'une congestion vers l'organe qui
doit être le siège de l'écoulement sanguin, et s'accompagnent d'une réaction presque fébrile qui cesse avec
l'hémorragie ; les autres, affectant les sujets affaiblis et
cachectiques, manquent de prodromes et ne s'accompagnent d'aucune réaction.

Il est d'autres subdivisions également utiles à connaître. Ainsi, lorsque le sang s'échappe à l'extérieur immédiatement après sa sortie des vaisseaux, l'hémorragie est dite externe.

On la nomme interne quand le sang s'épanche et séjourne plus ou moins longtemps dans une cavité ou dans
les interstices des tissus. Lorsque l'hémorragie interne se
fait dans l'intérieur de certains organes comme le cerveau, le poumon, etc., on la nomme souvent apoplexie ;
on l'appelle épanchement sanguin dans les autres
circonstances. Il arrive assez fréquemment qu'une hémorragie se reproduit à des intervalles plus ou moins rapprochés, et parfois réguliers. Dans ce cas, elle devient
souvent un besoin de l'organisme, et sa suppression
pourrait être la cause de désordres plus ou moins graves.
Cette sorte d'hémorragie est qualifiée d'hémorragie
constitutionnelle.

Quand une hémorragie est périodique, elle a habituellement lieu par le même organe ; si elle s'effectue

par une autre voie, ce qui est un cas assez rare, on dit qu'elle est déviée. Lorsqu'elle semble remplacer une hémorragie normale, comme la menstruation, ou une hémorragie anormale, mais devenue habituelle, elle est dite supplémentaire ou bien succédanée. Enfin, on l'appelle critique lorsque, survenant dans le cours d'une maladie, elle est suivie d'une modification avantageuse dans l'état du malade. Quant aux hémorragies traumamatiques, on dit qu'elles sont artérielles, veineuses ou capillaires, suivant la nature des vaisseaux lésés. (Dupiney.)

Traitement

Dilution A. (deuxième verre). Compresses d'A³ et d'El. A.

HÉMORROIDES

Tumeurs anormales formées par les veines du rectum lorsqu'elles viennent à se dilater; ces tumeurs déterminent souvent un écoulement de sang par l'anus, qu'on désigne sous le nom de flux hémorroïdal. Les hémorroïdes se distinguent en fluentes et sèches, suivant qu'elles s'accompagnent ou non de flux hémorroïdal, et d'après leur siège, se distinguent encore en externes ou internes; elles peuvent présenter différentes complications. Ainsi, les hémorroïdes internes entraînées au dehors, avec une portion de la membrane muqueuse du rectum, pendant l'acte de la défécation, peuvent être étranglées par le sphincter anal et même se gangrener.

Enfin les tumeurs hémorroïdales, parvenues à un volume très considérable, s'irritent continuellement, causent des douleurs violentes, menacent de dégénérer, et altèrent profondément la santé ; de plus l'inflammation peut se propager au tissu cellulaire environnant ; de là, des abcès, le décollement de l'intestin, des fistules, etc.

Les hémorroïdes sont un des grands indices de l'état angioïtique, mais elles accompagnent parfois l'état lymphatique joint à une très grande faiblesse ; alors elles ne rendent pas de sang et sont non fluentes.

Traitement

Pour les hémorroïdes fluentes, dilution A. (premier verre). Bains de siège avec 50 globules A^2. Eau tiède.

Pour les hémorroïdes non fluentes, dilution S. alt. A. Bains de C^5. Onctions de C^5 à l'anus.

HEPATITE

Les symptômes locaux sont une douleur dans la région du foie, un sentiment de pesanteur, une tumeur plus ou moins considérable, aplatie, égale, dure, terminée en bas par un bord anguleux qui est parallèle à celui de la poitrine, un dérangement dans la sécrétion de la bile qui est suspendue ou altérée. La digestion stomacale est lente, pénible, imparfaite ; les selles sont rares, les matières fécales altérées dans leur consistance ou dans leur couleur souvent grise ou cendrée, très dures ou très molles. Le teint est presque toujours jaunâtre ; l'embonpoint et les forces diminuent avec lenteur ; ce n'est en général qu'après un temps fort long que le pouls s'accélère, et qu'une sorte de fièvre hectique s'établit avec des sueurs nocturnes. Quelques malades succombent infiltrés, d'autres dans un marasme extrême.

Traitement

Le traitement est fort simple, mais, une fois commencé, il ne faut pas discontinuer avant complète guérison ; les rechutes sont complètement funestes aux malades. A l'intérieur, A. alt. F. (deuxième ou troisième verre). A l'extérieur, trois fois par jour, F^2 en compresses aux hypocondres.

S'il n'y a pas grande amélioration, on aura recours au C^1 et à ses subdivisions intus et extu.

HERNIES

Tumeur formée par un viscère quelconque faisant saillie en dehors, par suite de son déplacement de la cavité naturelle où il était contenu.

Traitement

Dilution S. alt. A. (premier ou deuxième verre). Application d'El. R., ou B. ou A. sur la hernie.

Bains. Onctions et compresses de C^5 et de S^5.

HOQUET

Contraction nerveuse du diaphragme.

22

Traitement

Quelques grains de S¹ pris à sec l'arrêtent ordinairement ; on peut ajouter El. R. au creux de l'estomac.

HUMEURS FROIDES

Engorgement et tuméfaction des glandes situées sous la mâchoire inférieure et le long du cou ; ces ganglions engorgés peuvent aussi occuper les aines, les aisselles, le dessous du jarret ; les malades sont parfois pâles, étiolés, sans force et ont la diarrhée ; d'autres, au contraire, sont frais et ont de l'embonpoint.

Les tempéraments lymphatiques sont prédisposés à cette affection qui est héréditaire.

Traitement

Dilution S. alt. C. ou C⁵. Application d'El. R. alt. El. J. au grand sympathique, au plexus solaire, sur tous les points avoisinants ou menacés et sur les tumeurs non ouvertes. Bains de C⁵, de S., de A³ et de L.

HYDARTHROSE

Hydropisie articulaire. On appelle ainsi une maladie qui est occasionnée par l'accumulation d'une grande quantité de synovie dans la capsule d'une articulation.

L'hydarthrose s'observe plus particulièrement dans les articulations très mobiles comme celles du genou, du pied, du poignet, du coude. Ses causes les plus ordinaires sont : le séjour dans des lieux froids et humides, les vices goutteux et rhumatismaux, les plaies des articulations, l'entorse, un exercice forcé, des concrétions articulaires, le virus syphilitique. Les signes de cette affection sont : le gonflement de l'articulation, la fluctuation, la difficulté ou même l'impossibilité des mouvements. Lorsque l'affection arrive au genou, la saillie de la rotule disparaît par le gonflement et la distension de la membrane synoviale, qui déborde cet os de chaque côté. etc.

Traitement

Dilution S. ou A. alt. C^1. Bains de C^5. Onctions sur les points attaqués avec C^4. Si la cause de cette affection était le virus syphilitique, on ajouterait Vén. intus et extu.

HYDROCÈLE

L'hydrocèle est l'épanchement de sérosité dans la tunique vaginale, dans le cordon testiculaire et dans le tissu cellulaire des bourses.

Traitement

Dilution S^5 alt. C^5. Application d'El. R. au sacrum et au périnée. Compresses F^2 aux hypocondres. Lavements avec 20 globules C^5. Bains de L.

HYDROCÈPHALIE

L'hydrocéphalie est une maladie de l'enfance. Elle est formée par un dépôt de sérosités en grande abondance à l'intérieur et à l'extérieur du cerveau, dans les ventricules ou dans la cavité arachnoïdienne.

Chez les adultes, il se dépose quelquefois de la sérosité dans les méninges ou dans la substance cérébrale, mais c'est plutôt de l'infiltration séreuse ou de l'œdème que de l'hydrocéphalie.

On connaît l'hydrocéphalie à un développement excessif, régulier du crâne, dont le volume est très considérable, relativement aux dimensions de la face et dont les parois molles, fibreuses, sont en grande partie dépourvues d'éléments de tissu osseux. Le volume de la tête est parfois si considérable que les enfants, ne pouvant en supporter le poids, sont obligés de rester au lit, et le crâne très mou s'aplatit et se déforme en appuyant sur l'oreiller.

Le crâne des enfants atteints d'hydrocéphalie a une circonférence qui varie de 50 à 150 centimètres ; c'est une énorme quantité de sérosité claire, liquide, à peine chargée de sels ou d'albumine, composée de 9900 parties d'eau sur 1,000 (Marcet), déposée dans les ventricules latéraux ou dans la cavité arachnoïdienne qui donne lieu au développement du crâne des hydrocéphales.

L'hydrocéphalie arachnoïdienne résulte souvent d'une hémorragie méningée qui se résorbe et se transforme en un kyste séreux qui comprime le cerveau et peut arriver à le refouler entièrement sur la base du crâne ; l'hydrocéphalie ventriculaire dilate quelquefois les ventricules au point de convertir les hémisphères en deux poches juxtaposées dont les parois supérieures n'ont plus qu'un demi-centimètre d'épaisseur, mais on comprend que la maladie, avant d'arriver là, puisse offrir une foule de degrés dans son développement. Un enfant subitement atteint de convulsions, et chez lequel se développe une hydrocéphalie chronique au bout de quelques mois, a probablement une hydrocéphalie arachnoïdienne, suite d'une hémorragie méningée. (Legendre).

L'hydrocéphalie conduit peu à peu les enfants à la paralysie du mouvement et des organes des sens ; la vue est faible et les yeux divergents, dont les pupilles sont dilatées, oscillent sans cesse ; l'ouïe et l'odorat sont abolis, la parole est retardée ou absente, la marche est chancelante ou impossible ; les digestions restent bonnes, mais les déjections restent involontaires et il y a souvent des vomissements ou des convulsions que l'on provoque par le mouvement ou par la compression du crâne. (Després).

Traitement

Dilution C. alt. A. (deuxième ou troisième verre). Bains et onctions à toute la tête de C^5. Compresses d'El. A. sur le crâne. Application d'El. J. au grand sympathique, au plexus solaire, à l'occiput et à tous les nerfs de la tête. Onctions de F^2 aux hypocondres.

HYDROPERICARDIE

Hydropisie de l'enveloppe du cœur.

Traitement

Dilution A^2 alt. C^2 (deuxième ou troisième verre), peu et souvent. Bains de A^2 et de C^5. Onctions de F^2 aux hypocondres.

En cas de palpitations violentes, on passe rapidement sur le cœur la main humectée de quelques gouttes d'El. A.

HYDROPISIE

Infiltration de sérosité entre la peau et la chair.

Symptômes

La peau est pâle, gonflée, sans douleur ; il y a faiblesse, soif vive, plus tard diarrhée ; la sécrétion urinaire est presque nulle.

L'hydropisie survient à la suite d'un refroidissement, d'une fièvre quelconque, d'une affection du cœur ou d'une altération des urines. Les hydropisies (sauf celle des poumons) doivent être combattues par le remède spécial à l'organe atteint d'épanchement séreux, et cela à doses minimes. Les ponctions ne guérissent jamais ; elles ne font que retarder la mort ; quelquefois elles la hâte quand les membres inférieurs, fortement distendus, sont menacés de gangrène.

Traitement

L'usage externe de C^5 devient indispensable.

Si l'hydropisie provient du foie, insister sur F^1. Si elle vient des bronches, sur P^1. Si elle provient des ovaires, sur C^1.

L'action de S^1 peut être utile en l'alternant avec ces trois remèdes.

ŒDÈME

Est presque toujours borné aux jambes.

Traitement

Dilution S[1] (deuxième verre). Bains de C[5], de A[2], d'El. B. Onctions de F[2] aux hypocondres. Application d'El. R. alt. El. J. à l'occiput, au plexus solaire, au grand sympathique et au creux de l'estomac.

HYDROPISIE DE POITRINE

Symptômes

Douleur à peu près nulle, oppression, respiration difficile, pouls petit et fréquent ; face violette, enflure des jambes et des pieds, bruits anormaux du cœur à l'auscultation ; fluctuation en secouant le tronc.

Traitement

Dilution S. (à doses faibles). S'il y a gêne au cœur et dans la circulation du sang, A[2] ou A[2] alt. S.

Si les bronches sont malades, P[1] ou A. alt. P. alt. S. (deuxième verre).

Si l'hydropisie vient à la suite d'une maladie du poumon, S[1] alt. C[1] alt. P[1].

HYDROPISIE DU VENTRE

Accumulation de sérosité dans l'enveloppe des intestins avec enflure uniforme.

Traitement

Dilution C[1] alt. F[1] (deuxième verre).

S'il y a désordres du côté du cœur et du sang, A² ou S. alt. A² (deuxième verre).

Si les désordres viennent du foie, F¹ alt. S¹ (deuxième verre).

Si l'hydropisie provient des glandes mésentériques, C. alt. S. (deuxième verre).

HYDROPISIE DE L'OVAIRE

Affection lente à son début, sans gêne et sans douleur, avec le développement de l'abdomen sur un des côtés seulement. Plus tard le malade éprouve pesanteur dans le ventre et dans les reins, besoin fréquent d'uriner ou difficulté à le faire ; constipation, plus tard enflure des membres inférieurs, respiration courte, parfois oppression extrême. Cette maladie, qui ne se reconnaît bien que par la palpation et le percuma, peut persister pendant de longues années.

Traitement

Dilution C³ alt. F¹ (deuxième ou troisième verre), El. R. sur le ventre. Compresses de C⁵ sur les ovaires.

———

HYPOCONDRIE

Maladie des hypocondres. On avait ainsi nommé l'affection dont il s'agit parce qu'on avait supposé qu'elle avait son siège dans ces régions. Elle est caractérisée par la susceptibilité extrême du système nerveux, la morosité du caractère, et accompagnée souvent de flatuosités et de divers troubles dans les fonctions digestives.

Traitement

Dilution S. alt. F. (troisième verre). Application d'El. R. au grand sympathique, au plexus solaire, à l'occiput, au creux de l'estomac. Onctions de F^2 aux hypocondres.

HYSTÉRIE

NÉVROSE

Maladie n'atteignant guère que la femme et dans laquelle on observe une irritabilité nerveuse excessive, débutant par des inquiétudes, crampes, spasmes, changement sensible du caractère, songes bizarres, puis sensation d'une boule qui semble monter de la poitrine et provoque des crises (boule hystérique), douleur à la suture sagittale (clou hystérique), douleur au dos à toute pression sur le ventre, douleur des articulations ; mouvements convulsifs, crises nerveuses, pleurs, cris, tristesse, hallucinations, faculté de distinguer les personnes par l'odorat seul, ouïe à distance considérable, crainte du bruit, des parfums, des assaisonnements ; rien qu'à voir couper la viande, ne plus avoir faim ; persistance à sentir une odeur déterminée qui n'existe pas, oppression purement factice, toute d'imagination, soif, urines fréquentes et décolorées, toux hystérique, quelquefois aboyante, froid des extrémités, face se colorant et s'échauffant facilement.

Tout cet ensemble de phénomènes est en général dû

à une affection de matrice, à des désordres dans cet organe, ou à une absolue continence, ou aux abus vénériens.

L'hystérie a souvent amené l'aliénation mentale et l'épilepsie, rarement la mort ; elle peut se guérir.

Traitement

Dilution C^1 ou S^1. A^3 si le tempérament angioïtique est très prononcé. Quatre cuillerées à café du deuxième ou troisième verre par jour.

La dose doit être extrêmement faible si l'on ne veut pas augmenter le mal au lieu de le diminuer.

Contre le clou hystérique, lavage à l'El. B. pure sur la douleur.

Les crises hystériques se coupent parfois par l'El. A. appliquée au creux de l'estomac.

I

ICHTHYOSE

On comprend sous ce nom diverses maladies dans lesquelles la peau se recouvre d'écailles sèches, blanches et imbriquées, d'éminences en forme de cornes et de griffes, ou devient rugueuse et ridée. Ces affections sont endémiques dans quelques lieux ; leurs causes sont fort obscures.

Traitement

Dilution A^1 alt. C^1 (deuxième verre). Bains de C^5. Chaque matin 10 grains de S^1 à sec sur la langue.

ICTÈRE, JAUNISSE

Coloration jaune de la peau, par suite du passage de la bile dans le sang, avec urines épaisses, jaunes ou rougeâtres, peu abondantes, selles de couleur grise, cendrée ou argileuse.

Traitement

Dilution F^1 (deuxième verre). Bains de C^5. Onctions de F^2 aux hypocondres. Application d'El. R. alt. El. J. à l'occiput et au sympathique, ou El. A ; 3 gouttes d'El. B. sur un morceau de sucre trois fois par jour.

ILEUS

Maladie caractérisée par une douleur profonde dans l'abdomen, le vomissement des subtances contenues dans l'estomac et les intestins, et une constipation opiniâtre.

Le tempérament nerveux, la jeunesse, une affection morale vive, un écart de régime, ont été indiqués comme ses causes les plus ordinaires.

L'iléus symptomatique est ordinairement produit par l'occlusion du conduit intestinal, par un étranglement interne ou externe.

L'iléus offre pour principaux symptômes une douleur violente, quelquefois intolérable, dans l'abdomen, avec une sorte de mouvement des intestins dans cette cavité, la contraction et la dureté des parois abdominales, les régurgitations de gaz, puis des matières contenues dans l'estomac, dans les intestins grêles, et plus tard dans les gros intestins. Du moins l'altération progressivement plus avancée porte-t-elle à croire que les substances rejetées successivement remontent chaque fois d'un point du conduit intestinal plus éloigné de l'estomac ; elles finissent par offrir l'aspect et l'odeur des matières stercorales. Dans quelques cas même, au rapport des auteurs, les liquides injectés dans le rectum, les suppositoires placés dans l'anus, ont été rejetés par la bouche. Du reste, la constipation persiste opiniâtrement dans tout le cours de la maladie ; elle est portée dans quelques cas à un tel point, que les vents même ne peuvent pas être excrétés. A ces symptômes locaux se joignent l'altération subite et profonde des traits, la décoloration de la face, la flexion du tronc en avant, l'anxiété, le découragement, la faiblesse de la voix, la dyspnée, les défaillances, les mouvements convulsifs, la fétidité stercorale de l'haleine, la petitesse et l'irrégularité du pouls, le refroidissement des extrémités, les sueurs froides, la prostration croissante des forces.

L'iléus a souvent des exacerbations ; quelquefois l'intensité des symptômes fait des progrès à peu près réguliers. La marche est rapide ; dans l'espace de peu de jours, il se termine par la mort. Le hoquet, le délire, les efforts inutiles pour vomir, l'aphonie, l'insensibilité du pouls, la précèdent et l'annoncent.

Dans quelques cas, après une guérison apparente, les accidents se reproduisent avec la même intensité et avec un danger plus grand.

Traitement

5 grains de S. à sec sur la langue d'heure en heure. Dilution C. (deuxième ou troisième verre) à boire souvent. Compresses de F^2 aux hypocondres. Application d'El. R. ou sacrum, au périnée et au sympathique. Chaque heure, lavement d'un quart de litre d'eau médicamentée avec 8 à 10 grains de C^5.

IMPETIGO

Eruption de petites pustules qui, en se desséchant, se transforment en croûtes demi-transparentes, d'un jaune clair ; elles sont éparses ou réunies.

Pour le traitement, voir Lupus.

IMPUISSANCE

Incapacité d'engendrer. L'impuissance, chez l'un ou chez l'autre sexe, reconnaît pour cause : 1° tantôt un vice de conformation appréciable à nos sens ; 2° tantôt une maladie des organes de la génération ; 3° tantôt enfin un épuisement des forces.

Elle est caractérisée moins par l'impossibilité d'exercer le coït avec la régularité ordinaire, que par l'impossibilité de féconder.

Traitement

Dilution S. Application d'El. R. alt. El. J. au grand sympathique, à l'occiput, au plexus solaire, au creux de l'estomac, au périnée et au sacrum. Bains médicamentés avec trois cuillerées à soupe d'El. B. ou El. R. ou El. A.

INCONTINENCE D'URINE

On donne ce nom à l'écoulement involontaire de l'urine.

Traitement

Dilution S. ou C. ou A^3 (premier verre). 1 grain de C^5 à sec toutes les demi-heures. Bains de C^5 alt A^2. Application d'El. R. alt. El. J. au sacrum et au sympathique. Compresses de C^5 au pubis ; idem d'El. B. Onctions de S^5 aux reins.

Chez les enfants, l'incontinence peut venir des vers.

Traitement

Ver.[1], 4 grains avant de s'endormir ou au réveil (deuxième verre).

INDIGESTION

Traitement

10 grains de S. à sec sur la langue arrêtent l'indigestion commençante. Si on ne réussit pas, on prend de suite dilution S. (premier verre) ou 1 grain de S. à sec toutes les demi-heures. Application d'El. R. au creux de l'estomac.

INFLAMMATIONS AIGUES

ou

CHRONIQUES

Traitement

Internes ou externes, se combattent par le S. et, s'il s'agit de tempéraments sanguins, par A. alt. S. Mais, s'il y a fièvre, il va sans dire que l'on donne F[1], soit seul, soit alterné avec S. ou A.

Quand une fièvre inflammatoire est très violente, on commence par ne traiter qu'elle, on l'enlève avec F[1] à cuillerées d'autant plus rapprochées et petites que la fièvre est violente et on ajoute F[2] en compresses ou en onctions aux hypocondres.

La fièvre domptée, on continue le F²en onctions et on donne S., et si le malade est sanguin, A. alt. S.

INSOLATION

Coup de soleil.

Traitement

Dilution S. alt. A³ (premier verre) 1 grain de C⁵ toutes les demi-heures. Bains de C⁵. Onctions de C⁵ à toute la tête. Compresses d'El. B. Application d'El. R. alt El. J. à l'occiput, au sympathique, au sus et sous-orbitaux, au frontal et aux tempes.

INSOMNIE

Absence du sommeil. Ce phénomène peut exister seul et constituer une véritable maladie, ou être lié à l'existence d'une affection quelconque.

Les principales causes qui produisent l'insomnie sont la douleur, le besoin continuel de changer de position, de satisfaire à quelques excrétions, la toux, la dyspnée, l'agitation de l'esprit ; quelquefois les veilles prolongées finissent par produire une insomnie opiniâtre.

Traitement

Dilution S. (premier verre). 1 grain de C⁵ toutes les demi-heures. Onctions de F² aux hypocondres, grand sympathique, au plexus solaire. Application d'El. R. alt. El. J. à tous les nerfs de la tête. Humecter légèrement la tête avec El. B.

Si l'insomnie résulte d'un état fébrile du sang, 3 ou 4 cuillerées de F¹ (deuxième verre) la feront disparaître. 2 grains de S., répétés de quart d'heure en quart d'heure, ont aussi réussi.

INTERTRIGO

Ou irritation de la peau produite par le frottement; par l'urine chez les petits enfants.

Traitement

Dilution S. (deuxième verre). Compresses d'El. B. Lavage avec C⁵ (20 globules par litre d'eau).

INTESTINS

Toute maladie des intestins, quelle qu'elle soit, doit, après un court essai de S., être attaquée par A., parce qu'il peut s'y joindre échauffement du sang, ou par C., le grand remède des intestins.

Traitement

Dilution S. ou A. (premier verre). 1 grain de S. toutes les demi-heures ou 10 à la fois à sec. Onctions de C⁵ au creux de l'estomac. Quelquefois compresses de F² idem au creux de l'estomac. Dilution C⁵. Bains de C⁵. Application d'El. R. alt. El. J. au creux de l'estomac, au sympathique, aux lombes et jusqu'au bas de l'épine dorsale sur les deux côtés. Onctions de C⁵ sur le ventre, et compresses d'El. B. sur le même point.

INTESTIN ÉTRANGLÉ

Traitement

Dilution S. alt. C⁵. Compresses d'El. B. et bains de C⁵ sur le point malade. Application d'El. R. alt. El. J. au sympathique et au plexus solaire.

FAIBLESSE DES INTESTINS

Traitement

Dilution S. (premier verre). 1 grain de C⁵ ou de S. toutes les demi-heures. Bains de C⁵. Compresses d'El. B. Application d'El. R. alt. El., J. au sympathique, au plexus solaire et le long de l'épine dorsale sur les deux côtés.

INFLAMMATION PÉRIODIQUE DES INTESTINS

Traitement

Dilution F. alt. C⁵ (deuxième verre). 1 grain de C⁵ toutes les demi-heures ; le reste comme faiblesse d'intestins, plus onctions de F² aux hypocondres.

IVRESSE

Traitement

10 grains de S. à sec, tous à la fois dans la bouche.

Recommencer une heure après pour la détruire totalement.

IVROGNERIE ET SES SUITES

Traitement

Dilution S. (premier verre) ou A. (deuxième verre).
20 grains de C^5 par jour. Onctions de F^2 aux hypocondres, de A. sur le cœur. Bains de C^5. Application
d'El. B. au sympathique et au plexus solaire.

J

JAMBES

Tumeurs ou œdème mou, non douloureux, qui provient souvent de gêne dans la région du cœur.

Traitement

Dilution A^2 ou C (deuxième verre). Bains de C^5 alt. A^2. Compresses et onctions de A^2. Onctions de F^2 aux hypocondres. Application d'El. A. à l'occiput, au sympathique et à tous les nerfs de la jambe.

ULCÈRE VARIQUEUX

Même traitement et compresses de A^3 alt. C^5 (20 globules par verre d'eau).

K

KYSTES

Formation de poches remplies d'eau ou de sérosités, soit externes, soit internes, à l'estomac, aux ovaires, qui (si elles sont internes) peuvent exister longtemps sans être soupçonnées, jusqu'à ce que l'exagération de leur volume vienne à influencer sur les organes limitrophes.

Ces tumeurs dégénèrent volontiers en squirrhe ou en cancer.

Traitement

Ceux de l'extérieur, attaqués dès leur début par S. en dilution et en onctions, se dissolvent assez facilement. S'ils datent de loin, ou s'ils sont intérieurs, il faut les attaquer par C' en dilution. C^5 en onctions sur le point où le kyste se fait sentir et en bains de C^5. Compresses d'El. R. sur la protubérance. A. alt. S. en dilution ont réussi dans certains cas.

L

LAIT

Fièvre de lait. Suppression du lait.

Traitement

Dilution C. ou C^5 (deuxième verre). Compresses d'El. B. sur le sein. El. R. alt. El. J. au grand sympathique, au plexus solaire et au creux de l'estomac.

LANGUE

La langue peut être atteinte secondairement par toutes les inflammations de la muqueuse et du gosier. Gerçures et inflammation de la langue.

Traitement

Dilution C. ou C^5 (premier verre). On peut essayer dilution S^5 (deuxième verre). Gargarisme des mêmes remèdes et avec El. B. ou El. R. Bains de C^5. Onctions de C^5 aux hypocondres. Application d'El. R. alt. El. J. à l'occiput et aux grands et petits hypoglosses.

LARMOIEMENT

Ecoulement morbide et continuel des larmes.

Traitement

Baigner les yeux avec El. R. Compresses de la même sur l'occiput. Dilution S. alt. C.

LÈPRE

Cette maladie est caractérisée par des tubercules durs, insensibles, qui se montrent sur les téguments, et qui sont accompagnés de l'affaiblissement progressif des sensations et de la perte de la voix.

Les tubercules indolents qui caractérisent la lèpre se montrent sur divers points de la peau ; ils sont durs, inégaux, très nombreux, très rapprochés, et donnent lieu à la chute des poils et des cheveux dans les points qu'ils occupent. Ils finissent par se gercer et s'ulcérer ; ces ulcères s'étendent en profondeur jusqu'aux os dont ils déterminent la carie. Ils entraînent même quelquefois la séparation de diverses parties, des doigts et des orteils, par exemple. A ces symptômes se joignent la lenteur des mouvements, l'obscurcissement des sens, l'altération de la voix, la fétidité de l'haleine, l'assoupissement.

On a admis trois espèces de lèpre, auxquelles on a donné les noms de *squammeuse*, de *crustacée*, et de *tuberculeuse*, selon que la peau se couvre d'écailles, de croûtes, de tubercules.

Traitement

Relativement long et difficile, mais avec résultat assuré.

Pendant quinze jours on prendra le S. ; au troisième verre, alt. avec le C., dose ordinaire.

La maladie semblera d'abord redoubler d'intensité, mais un mieux évident viendra bientôt rassurer le malade.

Après ces quinze jours on joindra, à ce traitement intérieur, celui de l'extérieur, savoir : deux fois par semaine des bains de C^5. El. V. en compresses sur les points endommagés.

LEUCORRHEE

(Voir Flueurs blanches.)

LUMBAGO

Rhumatisme dans lequel le malade ne peut se ployer ni en avant, ni en arrière, sans que la douleur devienne insupportable. Suite de refroidissement.

Traitement

Dilution S. (premier verre). Bains. Compresses et onctions de C^5. Compresses d'El. B. Application d'El. R. alt. El. J. au sympathique, à l'occiput et le long de l'épine dorsale des deux côtés. S'il y a fièvre, la couper au début avec dilution F. et onctions aux hypocondres avec F^2, et suivre le traitement ci-dessus. (Des cas de lumbago ont cédé à Ver.) 10 grains Ver. à sec avant de s'endormir. Le matin Ver. (premier et deuxième verre).

LUPUS

Dartre rougeâtre, siégeant surtout à la face. Traitement long.

Traitement

Dilution S. alt. C., qu'on alternera en cas de résistance avec A. et dans les sujets supposés syphilitiques avec Ven. Compresses alt. des mêmes remèdes. Application d'El. R. pour les lymphatiques. El. A. pour les angioïtiques et, s'il y a suppuration, dilution C. et compresses C^5. Vers la fin S. intus et extu, qui est le grand cicatrisateur des plaies.

LUXATION

Elles se traitent suivant la constitution.

Traitement

A. ou S. Application d'El. R. ou El. A.
En cas de résistance, dilution C. et bains de C^5.

M

MACHOIRE

(Trismus). Resserrement tétanique des mâchoires.

Traitement

Dilution S. Application d'El. R., et plus souvent application d'El. J. sur le haut de la joue, ou encore d'El. R. alt. El. J. sur la joue et compresses d'El. B. ibidem.

MAIN

Contracturée par la blessure d'un nerf.

Traitement

Dilution S. Compresses aux nerfs de la main avec El. B. alt. El. A., ou El. R. alt. El. J. Bains de C^5. Compresses d'El. B.

MAL DE MER

Traitement

Dilution S. (deuxième verre). 8 à 10 grains de S. à sec toutes les fois que la nausée commence.

MARASME

Dépérissement, consomption, perte de l'appétit accompagné de toux sèche qui vient plus tard et qui est le prélude de la phthisie.

Traitement

Dilution S. alt. C. (deuxième verre). Application d'El. R. alt. El. J. au plexus solaire et au grand sympathique. El. B. à toute la tête.

MASTURBATION

Volontaire ou involontaire. La présence des vers en peut parfois être la cause.

Traitement

Dilution S. alt. C. ou S. alt. Ver. Application d'El. R. à l'occiput, au sympathique et au sacrum. 1 grain de C^s toutes les demi-heures. Compresses d'El. B. à l'occiput. Et si les vers en sont la cause, prendre 10 grains de Ver. avant de s'endormir. Bains de S^s.

MATRICE

Cet organe, le plus impressionnable qui existe chez la femme, est souvent la cause de désordres physiques et moraux.

(Voir Folie, Flueurs blanches, Hystérie, Epilepsie, Métrite.)

DOULEURS DE MATRICE

Traitement

5 grains C. à sec suffisent assez souvent.

Dilution C. (premier verre). Bains de C⁵. Onctions et compresses de C⁵ au pubis. Compresses d'El. B. au sacrum. Application d'El. R. alt. El. J. au sacrum et au sympathique.

CHUTE DE MATRICE

Elle est complète ou incomplète ; les malades atteints d'un simple relâchement accusent les symptômes suivants : tiraillements à côté des reins et dans les aines ; épreintes avec sensation d'un poids dans l'anus, troubles digestifs, maux d'estomac, fréquentes envies d'uriner ou rétention d'urine, flueurs blanches, inflammation plus ou moins prononcée de la matrice.

Dans la chute complète, symptômes encore plus accusés avec irritation et inflammation encore plus grande. Le plus sûr diagnostic est l'inspection des parties.

Traitement

Dilution C. ou C. alt. A. (premier verre) ou C⁵ (premier verre). Bains de C⁵. Onctions et compresses de C⁵ au pubis, au périnée et au sacrum. Injection de C⁵, d'El. B. (une cuillerée à soupe par demi-litre d'eau). Application d'El. R. alt. El. J. au pubis et au sacrum.

On s'est servi avec succès, dans certains cas, de morceaux de toile imbibés d'El. B. et introduits dans le vagin.

MÉTRITE PUERPÉRALE

Inflammation à la suite d'accouchement.

Traitement

Dilution C. (deuxième verre). 1 grain de C^5 toutes les demi-heures. Onctions et compresses de C^5 sur le ventre et au pubis. Application d'El. R. alt. El. J. au sacrum.

OVARITE

Inflammation des ovaires.

Symptômes

Douleur à la matrice avec enflure d'un côté se prolongeant dans les aines et dans les cuisses, constipation opiniâtre. Cette inflammation s'accompagne d'engorgement et d'hydropisie de l'ovaire.

Traitement

Dilution A. alt. C. (deuxième verre). 1 grain de C^5 toutes les heures. Onctions et compresses de C^4 sur le point douloureux. Application d'El. R. alt. El. J. au sympathique, au plexus solaire et le long de l'épine dorsale. Injections de C^5.

POLYPE A L'UTÉRUS

Traitement

Dilution C. alt. A^2 (deuxième verre). 1 grain de C^4 toutes les heures. Bains de C^5. Onctions et compresses de C^5 alt. A^2. En cas d'hémorragie, injections de A^3. Application d'El. R. alt. El. J. aux nerfs sacrés.

ENGORGEMENTS CHRONIQUES, ENDURCISSEMENTS,
GRANULATIONS, ULCÉRATIONS

Traitement

Dilution C. alt. S. (deuxième verre). 1 grain de C⁵
toutes les heures. Bains de C⁵. Onctions et compresses
de C⁵ au pubis. Application d'El. R. alt. El. J. au sympathique, au plexus solaire et le long de l'épine dorsale
des deux côtés. Injections de C⁵.

HÉMORRAGIE DE MATRICE

(Voir Règles.)

CANCER DE LA MATRICE

(Voir Cancer.)

MELANCOLIE

(Comparez Folie.)

MELŒNA

Vomissement de sang noir; flux de sang noirâtre
provenant de l'appareil digestif et s'échappant soit par
la bouche, soit par l'anus.

(Voir Vomissements.)

MENINGITE

Inflammation de l'enveloppe du cerveau. Affection
très grave, surtout difficile à reconnaître.

Symptômes

Violents maux de tête, somnolence, insomnie, fièvre intense, vomissements et constipation; puis délire, convulsions, aversion pour le bruit, la lumière, le mouvement, sommeil comateux.

Après cela, tous les symptômes aigus tombent en un assoupissement profond du malade ; la face est pâle, son expression est hébétée, la chaleur vitale diminue et la mort s'empare du malade.

Traitement

Dilution C. ou S. (deuxième verre). Mouiller légèrement la tête avec El. B. Onctions ou compresses de C^5, de S., de A^2 ou d'El. A. sur la tête. Application d'El. R. aux petits hypoglosses. Application d'El. R. alt. El. J. à l'occiput, aux tempes, au sympathique.

MIGRAINE

Nèvrose caractérisée par une douleur plus ou moins vive bornée à la région frontale.

Symptômes

Perte d'appétit, nausées, vomissements, face rouge ou pâle. Cette affection revient à époque fixe.

Traitement

Si on la croit nerveuse.

Dilution S. alt. F. (deuxième verre). Onctions de C^5 à toute la tête et au cou. Compresses légères d'El. B. sur le crâne. Application d'El. B. à l'occiput, aux petits hypoglosses et au sympathique.

Traitement

Si on la croit congestive.

Dilution A. alt. F. (deuxième verre). Onctions de A² à toute la tête et au cou. Bains de A². Onctions de F² aux hypocondres et d'A. au cœur. Application d'El. A. à l'occiput, aux petits hypoglosses et au sympathique.

Traitement

Si elle provient d'un trouble de matrice, de pertes blanches.

Dilution C. (deuxième verre). 1 grain de C⁵ toutes les demi-heures. Bains de C⁵. Application d'El. B. à l'occiput, au sympathique et sous la plante des pieds.

Si la douleur est périodique, dilution F. Onctions de F² aux hypocondres.

MOELLE EPINIERE

Inflammation aiguë et chronique de la moëlle épinière.

Symptômes

Douleurs aiguës à la pression le long de l'épine dorsale, troubles de la sensibilité, secousses convulsives, raideur, parfois gêne de la respiration, paralysie des jambes, de la vessie, du fondement, coliques vives, urines et selles involontaires.

Si l'inflammation est près de la nuque, les symptômes de l'angine sont : rigidité des muscles du cou et des bras, fourmillement aux mains et aux doigts, respiration très pénible. Si l'inflammation est dans la tête même, alors : trouble des sens, délire furieux, trismus. Si elle est chronique, la marche de la maladie est plus lente et les symptômes sont moins accentués.

Les deux formes aiguë et chronique se traitent de même, sauf que dans l'aiguë le remède doit être pris par gorgées très petites et très rapprochées, et à doses généralement faibles.

Traitement

Dilution S. (deuxième verre) avec application à toute l'épine dorsale, à la nuque, au grand sympathique, au plexus solaire, avec l'électricité qui convient le mieux au tempérament du malade. 1 grain de C^5 toutes les demi-heures. Bains d'El. B. (trois cuillerées à soupe par baignoire). Onctions de C^5 ou de F^2 aux hypocondres. On peut essayer aussi en dilution C., S^5, A^2. Et en grains à sec C^5, S^5, C^4, S^2.

MUTISME

Perte de la parole. Presque toujours vaincue par l'électricité seule. Le choix de l'électricité dépend du tempérament du malade.

Traitement

S. (deuxième verre), C. (deuxième verre), A^2 (deuxième verre). Onctions à toute la tête avec C^5 ou S. Onctions ou compresses de F^2 aux hypocondres. Application d'El. R. alt. El. J. aux hypoglosses, occiput et sympathique. Bains de L. et d'El. B. (trois cuillerées d'électricité par baignoire).

24

N

NAUSÉES

Même pendant la grossesse.

Traitement

Dilution C., S., C⁵ (premier verre) peu et souvent. Bains de C⁵. 1 grain de C² toutes les heures.

NÉCROSE

On appelle ainsi la mort de la totalité ou d'une partie plus ou moins étendue d'un os. La nécrose est aux os ce que la gangrène est aux parties molles ; la partie nécrosée, desséchée, privée de sucs, est devenue un corps étranger analogue aux escarres gangréneuses.

Traitement

Dilution C., C⁴ ou C⁵. Compresses avec les mêmes remèdes sur la partie malade. Onctions de C⁵ dans la partie dorsale ; et si on suppose une origine syphilitique, ajouter Vén. à doses faibles.

NÉPHRITE

Inflammation aiguë ou chronique des reins, douleur sourde, puis continue, profonde, affectant un seul rein ou les deux à la fois, et continuant vers la vessie ou les aines, urine rouge, abondante, avec dépôt ; il y a inappétence, nausées, constipation, fièvre, désordres dans la digestion.

Traitement

Dilution S. alt. A². Bains de C⁵ ou d'El. B. ou S⁵. Onctions aux reins de C⁵, de S⁵. Onctions de F² ou C⁵ aux hypocondres. Application d'El. R. alt. El. J. à l'occiput, au sympathique et le long de l'épine dorsale des deux côtés.

NERFS

NÉVROSE

Maux des nerfs.

Traitement

S. ou A. (premier verre). Bains de C⁵ ou dilution d'El. B. ou S⁵. Onctions et compresses de C⁵ alt. S⁵. Onctions de F² aux hypocondres. Application d'El. R. alt. El. J. à l'occiput, au sympathique et le long de l'épine dorsale des deux côtés. Dilution F.

AGITATION NERVEUSE

Traitement

Dilution S., A., F. (deuxième ou troisième verre). Légère application d'El. B. à l'occiput, au sympathique et au plexus solaire.

Pour les personnes angioïtiques, compresses au cœur de A².

ALTÉRATION DES NERFS PAR ABUS DE QUININE

Traitement

Dilution S. alt. F. (deuxième verre). Bains de C⁵
alt. F². Application d'El. R. alt. El. J. au grand sympatique, au plexus solaire et à l'occiput.

NEVRALGIE

(Comparez Douleurs).

Traitement

Névralgie accidentelle, se dissipe à l'instant par des
compresses d'El. B. si elle est à la tête, et, si elle est
ailleurs, par application d'El. R. alt. El. J. ou d'El. A.;
en cas de résistance, compresses, onctions, bains de C⁵,
A³ ou F². Dilution S. alt. F. (deuxième verre).

NÉVRALGIE CONGESTIVE

Traitement

Dilution A. ou A² (deuxième verre). Bains de A² ou
d'El. A. ou d'El. B. Onctions et compresses de A² sur
les points douloureux.

NÉVRALGIE VÉNÉRIENNE

Traitement

Dilution Vén. (deuxième verre). Bains de Vén. alt.
C⁵ ou S., ou S⁵ (100 globules). Onctions et compresses
de C⁵ Vén. S⁵. Application d'El. R. alt. El. J. aux points
douloureux. Onctions de F² aux hypocondres.

NÉVRALGIE DENTAIRE

Traitement

Comme névralgie vénérienne. Plus gargarismes de S^5, C^5 ou A^3.

NEZ

Odeur fétide provenant d'une ulcération chronique interne. (Voir Ozène).

ÉPISTAXIS

Saignement du nez.

Traitement

Dilution A. ou A^2, ou C^5 (deuxième verre). Aspiration des mêmes remèdes. Application d'El. A. à la racine du nez, occiput, sympathique ou frontal. Compresses de A^2 sur le cœur. Si les doses sont trop fortes, le mal augmente.

NOYÉS

Traitement

8 ou 10 grains sur la langue répétés au besoin; puis, dès que le malade a repris ses sens, dilution S. (premier verre). Application d'El. R. alt. El. J. au grand sympathique, au plexus solaire et à l'occiput. Fréquentes au début et jusqu'au retour de la vie.

NYMPHOMANIE

Fureurs utérines.

Traitement

Dilution C. ou C^5 (deuxième ou troisième verre).
1 grain de C^5 à sec toutes les demi-heures. Bains de
C^5 au pubis et au sacrum. Application d'El. B. au
sympathique, plexus solaire, à la nuque et aux nerfs
sacrés.

O

___

OBESITE

(Voir Embonpoint maladif.)

___

ODORAT

Perte ou perversion de l'odorat.

Traitement

Dilution S. (premier verre). Aspirations de même
(20 globules par verre d'eau). Application d'El. R.
alt. El. J. à la racine du nez. Bains de C^5 à la racine du
nez. Bains de C^5. Onctions et compresses de C^5 alt. S.,
alt. A^2 à la racine du nez.

___

OPHTHALMIE

Inflammation du globe de l'œil et de la membrane
muqueuse qui tapisse la face interne des paupières et les
unit au gobe de l'œil, sensation comme si du sable était
entré dans les paupières, rougeur de ces dernières avec
cuisson, larmoiement continuel, mal de tête, crainte du
grand jour.

Traitement

Application d'El. R. ou El. A., suivant la constitution du malade, à l'occiput, aux sus et sous-orbitaux. Dilution S. alt. A. (premier verre). 1 grain de Cᴮ à sec toutes les heures. Compresses à toute la tête, d'El. B. alt. C⁵. Bains de Cᴮ. 10 grains de A. dans le vin du déjeuner, 10 grains de S. au dîner.

OPHTHALMIE CHRONIQUE (catarrhale).

Mêmes symptômes, sans douleurs avec écoulement de chassie plus abondante.

Même traitement.

OPHTHALMIE SYPHILITIQUE

Symptômes

Paupières gonflées et rouges, avec chassie épaisse, taches grisâtres sur quelques points de l'œil ou le couvrant entier, chute des cils, parfois engorgement des glandes sur la mâchoire, teint jaune, terreux, avec face chétive ou bouffie, teint échauffé. (Voir Antivénérien, page 54).

OREILLES

Douleurs d'oreilles (Otalgie).

Traitement

Dilution S. ou Sᴮ alt. C., alt. A² (deuxième verre). Mêmes remèdes dans le vin des repas. Onctions et compresses de C⁵, S., A², à toute l'oreille. Application d'El. R. alt. El. J. aux petits muscles situés derrière l'oreille et dans le creux qui s'ouvre au-dessous de l'oreille quand on ouvre la mâchoire. Bains de C^5 alt. S., alt. A^2. Injections d'El. B. (une cuillerée d'électricité et deux d'eau).

L'OTITE ET L'OTORRHÉE

Se soignent de la même manière.

Pour l'otorrhée avec odontalgie ajoutez : gargarisme de C^8 ou d'A^3.

AFFAIBLISSEMENT DE L'OUÏE

Traitement

Comme otalgie. S'il y a congestion, dilution A. ou A^2. A boire peu et souvent. Bains. Onctions et compresses de A^2 ou d'El. A. à toute l'oreille.

BOURDONNEMENT DES OREILLES

Traitement

Comme otalgie.

HÉMORRAGIE D'OREILLE

Traitement

Dilution A. A^2 (deuxième verre). Compresses d'A. ou A^2 sur le cœur. Application d'El. A. à l'occiput sympathique. Bains et compresses sur la tête avec A^2.

OREILLONS

Inflammation des glandes salivaires placées sous les oreilles.

Traitement

Dilution C. (deuxième verre), C⁵ (premier verre).
1 grain à sec de C⁵ toutes les demi-heures. Onctions et
compresses de C⁵ sur la partie malade. Bains de C⁵.
Onctions de C⁵ sur les hypocondres. Application d'El. R.
alt. El. J. tout autour de la tumeur ; les répéter plusieurs
fois le jour. Essayer L. En même temps 5 gouttes d'El. B.
sur le crâne. Application d'El. A. à la nuque.

POLYPE DU CONDUIT DE L'OREILLE

Traitement

Dilution C. (deuxième verre). El. B. dans l'oreille
(sur un peu d'ouate). 1 grain de C⁵ toutes les demi-
heures. Compresses, onctions et injections de C⁵ dans
l'oreille. Application d'El. R. aux petits muscles derrière
l'oreille. Injection de C⁵.

OZÈNE

Des exhalations fétides, provenant du nez, sont le
signe caractéristique de l'ozène. Cette maladie horrible
a ses racines dans les profondeurs de l'organisme ;
elle est entretenue, développée et perpétuée par certains
germes constitutionnels qui, différant entre eux par leur
nature, se ressemblent cependant par la triste influence
qu'ils exercent sur l'organisme comme, par exemple, les
dartres et la syphilis.

Elle peut exister avec ou sans lésion. Les lésions

sont représentées par des ulcérations de la pituitaire, variables dans leurs formes, dans leur siège et dans leur extension ; superficielles ou profondes, elles attaquent le tissu cellulaire sous-muqueux et même le périoste des os qui forment les fosses nasales. On voit alors des caries, des névroses des os, ou des cartilages, provoquer de profonds désordres qui finissent par la destruction, ou au moins par la déformation du nez. Quand l'ozène se présente avec tout ce cortège d'altérations organiques, on est presque tenté d'expliquer la puanteur par l'état anatomique des parties et par la composition particulière des sécrétions.

Mais cette illusion n'est pas de longue durée. En effet, l'ozène existe indépendamment de toute lésion ; et parfois même, sans le moindre symptôme de coryza : il est donc impossible de pouvoir définir d'où provient l'odeur infecte qui constitue parfois le seul symptôme de cette maladie.

On l'a attribué au rétrécissement des fosses nasales compliqué d'une viciation congénère, ou résultant de la déformation accidentelle du nez qui serait un obstacle à l'évacuation des mucosités ; le séjour trop prolongé de ces mucosités serait la cause de la puanteur. Cette interprétation ne se base sur aucune donnée sérieuse : l'ozène existe indépendamment de toute modification anormale dans la forme des fosses nasales ; et cette modification existerait-elle chez les sujets infectés par l'ozène, elle ne pourrait qu'être antérieure à la puanteur.

Pourquoi ne pas avouer franchement que les causes d'où l'ozène provient nous échappent ? Devons-nous hésiter à avouer notre impéritie, mis en présence de cet inconnu, nous qui ne saurions mieux expliquer d'où provient l'odeur désagréable de la sueur des pieds, des mains et des aisselles. C'est un changement dans les fonctions de l'organisme, c'est tout ce que nous pouvons affirmer.

Cette maladie, qui toujours s'est montrée rebelle aux différents moyens employés jusqu'à ce jour pour la combattre, a trouvé dans notre thérapeutique expérimentale des agents d'une efficacité incontestable. Il est facile de comprendre que l'ozène, tirant son origine d'un principe morbifique constitutionnel, ne peut être guéri radicalement qu'à l'aide de remèdes possèdant une action générale sur l'organisme.

Des expériences ont été faites et ont été couronnées de succès. Nous citerons entre autres les guérisons obtenues par le docteur Williams J. Flogg, de New-York. C'est une page de plus à ajouter au livre d'or de l'Electro-Homéopathie.

Traitement

Première dilution S. Première dilution S. alt. A^3. Aspirations de S^5, C^5 (25 globules pour chaque verre d'eau légèrement alcoolisée). Bains entiers de C^5, S^5, L. Onctions de C^5 à la racine du nez. Application d'El. R. alt. El. J. à la racine du nez, à l'occiput et aux tempes. El. B. sur le crâne.

P

PALAIS

POLYPE DU PALAIS

Traitement

Dilution C. (deuxième verre). Même remède dans le vin des repas. Gargarismes de C⁴, C⁵, A², El. B., El. R. Bains de C⁵.

PALES COULEURS

(Voir Anémie.)

PANARIS

Traitement

Au début on le fait avorter par :

Compresses d'El. R., ou El. B., ou de C⁵.

Si, au début, on ne l'a pas arrêté, on soigne avec :

Dilution S. alt. C⁵ (deuxième verre). Compresses de S⁵ ou de A². Bains de C⁵. Prendre dans le vin des repas 5 globules de S⁵ alt. C⁵.

On a fait avorter et guérir un panaris en deux jours en tenant le doigt plongé pendant quelque temps dans de l'El. B. ou de l'El. J. et en l'enveloppant pendant la nuit de compresses de la même électricité.

PARALYSIE

On la conjure lorsqu'elle est subite ou accidentelle, provoquée par la boisson, etc.

Traitement

20 ou 25 grains de S. donnés à sec tous à la fois; ou bien on fait des bains à la tête avec El. B. Application d'El. R. alt. El. J. à l'occiput, au sympathique et au plexus solaire. Onctions et compresses à la tête avec C^5 ou S.

MENACE DE PARALYSIE GÉNÉRALE

Traitement

Application d'El. R. au sympathique et au plexus solaire, mais surtout au creux de l'estomac.

S'il y a congestion sanguine, dilution A. ou A^2 (deuxième verre). Mêmes remèdes à sec. 5 globules alternés aux repas. Compresses de A^2 sur le cœur. Bains de A^2 et continuer ce traitement jusqu'à la guérison.

PARALYSIE NERVEUSE

Sans indice d'angioïte.

Traitement

Dilution S. alt. C^5. Les mêmes remèdes alternés. 5 globules aux repas. Humecter la tête avec El. B. Application d'El. R alt. El. J. à l'occiput, au sympathique, au plexus solaire et à tous les nerfs de la tête. Bains de S., C^5, d'El. B.

PARALYSIE SANGUINE

Traitement

Dilution A. (deuxième verre). 5 globules de A³ à sec deux fois par jour. Compresses de A² sur le cœur et d'El. A. sur la tête. Onctions de F² ou C⁵ aux hypocondres. Bains avec El. A. (deux ou trois cuillerées à soupe par baignoire).

PARALYSIE NERVEUSE DE LA LANGUE

Traitement

Dilution S. (premier verre). 10 grains de S. dans le vin de chaque repas. Gargarisme de S. alt. C⁵. Application d'El. R. aux grands et petits hypoglosses, à l'occiput et au sympathique. Bains de C⁵ alt. S. et d'El. R. (trois cuillerées par baignoire).

PARALYSIE SANGUINE DE LA LANGUE

Traitement

Dilution A³ (deuxième verre). 5 globules de A³ à sec deux fois par jour. Gargarismes A³ alt. El. A. Bains d'A³. Application d'El. A. aux grands et petits hypoglosses.

PARALYSIE DE LA PROSTATE OU DE LA VESSIE PAR SUITE D'HYPERTROPHIE DE LA PROSTATE

Traitement

Dilution S. alt. A³. 5 globules C⁵ à sec deux fois par jour. Bains de siège à l'eau tiède, médicamentée avec

50 globules S⁵ ou C⁵. Application d'El. B. au pubis, au sacrum et au périnée. Bains avec El. B. (trois cuillerées à soupe par baignoire).

PARALYSIE GÉNÉRALE

Succédant à une apoplexie avec varices, ulcères variqueux aux jambes.

Traitement

Dilution A., A^2 (premier verre). 10 globules dans le vin de chaque repas. Bains, onctions et compresses de A^3 alt. C⁵. Application d'El. A. en compresses sur tous les nerfs de la tête et le long de l'épine dorsale. Onctions de F^2 ou de C⁵ aux hypocondres. Compresses au cœur avec A^3 (quatre globules par cuillerée d'eau).

PARALYSIE DES ORGANES GÉNITAUX

Traitement

Dilution S. alt. A. (premier verre). Les mêmes remèdes à sec en mangeant. Onctions de C⁵ et de S., S^2 sur les points paralysés. Bains de C. alt. S. alt. A. alt. El. B. ou El. A. Application d'El. R. alt. El. J. au sacrum, périnée et pubis.

PAUPIÈRES

Inflammation des paupières.

Traitement

Dilution S. alt. A. (deuxième verre). Mêmes remèdes à sec. 5 globules alternés deux fois par jour. Com-

presses sur les yeux de S., A., El. B. ou C⁵. Application
d'El. R. alt. El. J. à l'occiput, au sympathique, aux sus
et sous-orbitaux, au frontal et à la racine du nez.

PEAU

Se rappeler que pour toutes les maladies de la peau,
le S. et spécialement le S⁵ est le remède par excellence.
Les ulcérations de la peau, à moins qu'elles ne proviennent d'une viciation très grave de la lymphe et du sang
ou d'une diathèse cancéreuse, se guérissent rapidement
avec :

Traitement

Dilution S. ou S⁵ ; S. alt. A³. Bains de S⁵ et compresses de C⁵.

PHLEBITE

Inflammation du système veineux, formant des cordons durs et douloureux.

Traitement

Dilution A. ou A. alt. S. (premier verre). Mêmes
remèdes alt. à sec deux fois par jour à la dose de 5 globules. Compresses d'A³ ou d'El. A. sur les veines
atteintes. Onctions d'A³ sur le cœur. Bains de A. ou
A. alt. L.

25

PHTHISIE PULMONAIRE

Les maladies pulmonaires, et spécialement la phthisie, se rencontrent de nos jours dans une proportion épouvantable, et élèvent horriblement le chiffre des statistiques mortuaires.

Cette question touche de trop près l'intérêt de l'humanité pour que nous ne fassions tous les efforts possibles pour en connaître la cause plus ou moins probable ; et après l'avoir suffisamment approfondie, il nous semble l'avoir trouvée en partie dans les désordres de l'équilibre des fonctions cutanées, mais principalement dans un ordre de causes dont nous n'avons pas encore pu calculer la participation, spécialement par rapport à la triste influence qu'elles peuvent exercer sur la santé générale des individus, et enfin de nations entières. Pour ce qui regarde les désordres de la sécrétion de la peau, que peut-on trouver de plus antihygiénique que de voir une jeune femme très délicate, avec la poitrine à moitié découverte, dansant toute une soirée entière dans des salons tellement chauffés qu'il vous donnent une idée de l'antichambre de l'enfer, puis en sortant avec les nerfs et le sang en ébullition et s'exposant tout à coup à cette brusque suppression de transpiration, à ces refroidissements soudains du corps de la manière que chacun peut connaître ? Que devra-t-on dire de certaines méthodes de traitement de maladies de la peau, telles que la gale, les effervescences herpétiques, au moyen de l'application des seuls remèdes externes qui renvoient le principe humoral sur la membrane muqueuse des bronches.

Et des saignées dans les affections phthisiques qui, en affaiblissant la constitution du malade, détruisent la force de résistance de la nature qui ne pourra plus réagir contre le principe morbide, qui a une tendance à gâter le tissu de l'organe pulmonaire ? Ajoutez encore à toutes ces causes l'influence désastreuse des traitements antivénériens, et spécialement l'usage prolongé et à trop fortes doses du sublimé corrosif : il est prouvé que les sels mercuriels et encore plus le mercure métallique affectent d'une manière toute particulière les tissus spongieux et que par conséquent ils choisissent de préférence le parenchyme pulmonaire : c'est pour cela que, sous l'influence des réactions chimiques vitales, le mercure se réduit à son état liquide comme on peut le voir dans un baromètre ordinaire, et comme partout se manifeste la loi de hausse ou de baisse suivant l'état de l'atmosphère, il peut produire, alors que ses oscillations sont trop fortes, l'apoplexie pulmonaire, ou, ce qui arrive le plus souvent, la phthisie.

Mais toutes ces causes, datant de longtemps, principalement les premières, réclament pour ce motif une hygiène mieux entendue et l'aide d'une médication plus prudente.

Une des causes assez répandues et qui obtient un excellent appui de tous les gouvernements civilisés, est le vaccin. C'est la destinée de notre pauvre humanité que les conquêtes qui ont fait un jour son plus beau titre

de gloire doivent bientôt se changer en instruments
de malheur et de dégradation. L'immortelle découverte du grand bienfaiteur de l'humanité, Jenner, ne
tarda pas beaucoup à devenir une arme homicide,
tournée contre les générations de la race humaine,
on retrouve ainsi le moyen de faire un véritable
communisme de vice syphilitique, galeux, scrofuleux,
tuberculeux, etc.

Quelques maladies comme la diatèse cancéreuse, tuberculeuse, qui étaient le *blason pathologique* de quelques
familles, et dont on pouvait suivre la ligne généalogique
dans les branches directes et latérales, frappent cruellement des victimes chez lesquelles ni le père, ni la mère,
ni les vieux (nous supposons le cas où ces maladies épar-
gnent une génération pour retomber sur la suivante), ne
présentèrent jamais aucun des symptômes de cette diatèse.
En outre, combien de fois ne voit-on pas, au milieu
d'une nombreuse famille, un jeune homme dont la
conformation thoracique et générale ne laisse pas supposer une seule tendance à la phthisie, et qui doit
pourtant succomber à cette terrible maladie, tandis que
ses frères et sœurs n'ont pas présenté la moindre trace
de cette affection et ont suivi impunément leur mortelle
carrière? Des phénomènes si étranges, que l'on voit à
chaque moment dans les grands centres, se sont déjà
produits dans des pays auparavant vierges et qui conser-
vaient l'empreinte des coutumes patriarcales. Les progrès de notre société moderne, les chemins de fer, l'armée, etc., font disparaître les distances, rapprochent les
villes des villages et établissent d'étroits liens d'unions

entre ces deux différentes espèces d'habitants. Maintenant, malheureusement, l'ensemble de lumières intellectuelles que l'habitant des villes échange avec celui des
campagnes porte encore le tribut de leurs vices, et de
cette manière la corruption physique gagne chaque jour
du terrain.

On peut, en effet, assurer que certaines maladies
humorales qui, autrefois, n'étaient propres qu'aux grands
centres de population, se trouvent aujourd'hui dans les
endroits les plus retirés et qui jusqu'à présent avaient été
inaccessibles, et à cause de cela tout le monde connaît
l'influence que ces principes diatésiques exercent sur
l'économie générale de notre corps, et combien puissamment ils tendent à laisser une empreinte scrofuleuse,
rachitique, etc. Maintenant le pathologiste sait que les
scrofules et la tuberculose se tendent la main et ne sont
enfin qu'une même chose qui se revêt de mille formes.

Supposons maintenant que l'on vaccine un nombre
d'enfants, quinze ou vingt, avec le pus vaccinal sorti de
la pustule d'un enfant dont les parents avaient le sang
infecté par quelques-uns des principes miasmatiques dont
nous avons déjà parlé ; supposons toujours qu'à leur tour
quatre ou cinq de ces enfants vaccinés de cette manière
fournissent leur pus pour vacciner dans la même proportion,

Il ne sera pas nécessaire de faire un bien grand
effort d'imagination pour se faire une idée de l'épouvantable dégradation de la race humaine.

Eh oui, que l'on y réfléchisse bien. De nos temps les
discrasies humorales sont trop répandues malgré la belle

apparence de prospérité, et en général la vaccination, au moyen du pus pris sur un enfant, devient un terrible moyen de propagation. Voilà la raison pour laquelle le médecin voit à chaque instant se présenter en nombre aussi prodigieux ces maladies.

Que les médecins y réfléchissent bien, car l'importance de la question ne le mérite que trop, que les gouvernements secouent cette léthargie qui les enveloppe à ce sujet s'ils veulent de robustes soldats et des citoyens vigoureux et virtueux, car *anima sana in corpore sano.* La méthode de la vaccination au moyen du pus sorti d'un enfant, du moment qu'il peut être saturé de qualité humorale de nature naligne et par conséquent susceptible de transfuser sa propre nature, ne peut donc plus inspirer une aveugle confiance : l'humanité y gagnera beaucoup le jour que l'on adoptera exclusivement, ne serait-ce que pour quelque temps, la vaccination avec le *cow-pox,* c'est-à-dire avec le vaccin extrait de l'éruption qui se manifeste sur la vache. Qu'on n'aille pas pourtant croire que nous voulions blâmer la vaccination et les rendre coupables d'irréflexion ; ce n'est pas leur faute, car malgré toutes les précautions prises contre les discrasies, tous les jours de plus en plus nombreuses dans la race humaine, on n'aura que trop souvent affaire avec des constitutions attaquées de quelque mal physique.

La phthisie pulmonaire est déterminée par le développement dans le poumon d'un produit appelé tubercule.

Symptômes

Au début, froid aux extrémités, face pâle, petite toux

parfois avec crachement de sang, malaise général, inappétence ou appétit dépravé ; insomnie, légère fièvre, sueurs nocturnes, grande faiblesse, amaigrissement,

Puis les symptômes augmentent d'intensité et il s'y joint : crachats jaunâtres, puis verdâtres, épais, visqueux; la poitrine se rétrécit, les joues se creusent, il y a oppression, enflure des jambes.

Traitement

Tant qu'il n'existe que la toux et l'amaigrissement (sans sueurs) le traitement est S. alt. P.

Si l'oppression, les sueurs, les crachements de sang se déclarent on donne de suite : Dilution C. alt. A. alt. P. (premier ou deuxième verre), puis S. à sec, matin et soir pour relever l'appétit et assurer le sommeil, parce que la pulpe du poumon tuberculisée réclame l'emploi du C., les bronches étant également malades demandent le P. et le système veineux qui, comme les bronches, est engagé dans la pulpe du poumon, réclame l'action de l'A.

La fièvre lente qui accompagne toujours cette maladie, ne cède presque jamais aux fébrifuges, mais toujours à l'A. La dose qui réussit en général est celle du deuxième verre. Si les crachats purulents augmentent, il faut diminuer le C. ; si c'est l'essoufflement et la fièvre nocturne, c'est A. qu'il convient d'affaiblir; si c'est la toux c'est P.

L'onction de C^s sur la poitrine enlève la douleur et augmente l'effet du traitement.

Application d'El. R. alt. El. J. au grand sympathique, au plexus solaire et à l'occiput.

PIEDS

Sueurs surabondantes aux pieds.

Traitement

Dilution S. alt. A. (premier verre). Mêmes remèdes à sec, alt. 5 globules une fois par jour. Bains de C^5, de S., A^3, ou avec El. B.

PIERRE

(Voir Calculs.)

PIQURES D'INSECTES

Quand la piqûre est noirâtre ou violacée, et surtout pour la mouche charbonneuse, on doit se servir du C. intus et extu et terminer le traitement par S. dès que les apparences gangréneuses ont disparu.

POLLUTIONS NOCTURNES

Traitement

Dilution S. alt. A. (deuxième verre). Mêmes remèdes aux repas. Bains de C^5. Onctions de F^2 aux hypocondres. Application d'El. R. alt. El. J. aux six grands points. El. B. au sacrum, pubis et périnée.

POUMONS

Un des symptômes les plus essentiels dans les maladies pulmonaires, c'est la toux. On pourrait avec raison, l'appeler le symptôme pathognomonique des différentes gradations morbides des maladies dont les poumons sont affectés; c'est, sans contredit, l'indice d'une 'lésion ou d'un obstacle quelconque existant dans les voies respiratoires. Ces organes sont sujets à de nombreuses affections inflammatoires à cause du grand nombre de filaments nerveux du pneumo-gastrique, du grand sympathique et du grand réseau vasculaire. Du tissu pulmonaire attaqué dépend la maladie. On a la trachéïte quand la membrane muqueuse ou la substance fibro-cartilagineuse est attaquée, la bronchite quand les deux substances sont également attaquées et la pulmonite dans le cas d'une inflammation des bronches et de la substance des poumons.

Quand il ne s'agit que d'une partie du tissu pulmonaire et du tissu cellulaire conjonctif, la maladie prend le nom de pulmonie parenchymateuse. Ce genre d'inflammation exige immensément de précautions dans la cüre et non moins de constance dans l'emploi des spécifiques, et cela pour calmer le plus promptement possible ces centres phlogistiques lents qui pourraient être une source de dégénerescences histologiques ou d'altérations dans le tissu pulmonaire dont les suites sont toujours très fâcheuses. Parfois même l'inflammation des poumons demeure circonscrite en un point isolé, mais alors elle est plus profonde. En pareil cas on se trouve en présence d'une pulmonie phlegmoneuse qui très souvent se termine par un dénouement fatal, car elle donne lieu à un abcès ; d'autres fois, au contraire, elle s'étend da-vantage, et c'est alors une pulmonite érysipélateuse. Le rôle du médecin, dans des cas pareils, consiste à détruire, dans la mesure du possible, le foyer de la maladie ; faute de quoi les tissus spongieux et vasculaire du poumon pourraient facilement entretenir à l'état latent un germe inflammatoire qui, alimenté par des causes irritantes à la fois internes et externes, capables de se manifester tout d'un coup d'une manière violente et même amener des conséquences bien tristes, telles que : altérations histologique (tuberculeuse, hépatisation), ou d'autres infirmités non moins graves, telles que : abcès et suppu-ration de l'organe pulmonaire.

PULMONIE

Dans la pulmonie la douleur est profonde, mais ordinairement circonscrite : l'inspiration peut s'effec-tuer librement et le poumon se dilate considérablement quand l'inflammation a pour siège la partie inférieure ou base. Mais c'est le contraire quand c'est le sommet qui est attaqué. Le malade peut se coucher sur le côté affecté et nullement sur le côté opposé, cette dernière position pouvant exciter la toux et la douleur. Il est, dirions-nous, presque impossible de faire erreur dans le diagnostic quand il y a hémorragie pulmonaire, et quand plus tard les crachats sanguinolents prennent la teinte de la rouille.

Quoique moins douloureuse que la pleurésie, cette affection donne à la physionomie une expression douloureuse toute particulière, tandis que dans la pleurésie la figure est colorée d'une rougeur vineuse *sui generis*. Quand la pulmonie est double le danger augmente en raison directe de la lésion et de la suspension de la fonction si importante de la respiration.

En pareil cas on ne peut garder que la position horizontale.

Traitement

Dilution P., C., A^3 (deuxième verre), une cuillerée à café de chaque remède, chaque cinq minutes; onctions à la poitrine avec L. Application d'El. A. sur le cœur ; onctions de F^2 aux hypocondres.

PLEURÉSIE

Dans la pleurésie la douleur est plus vive, lancinante et se rapprochant davantage de la névralgie; elle prend souvent la forme périodique.

Les mouvements de la respiration et du thorax, s'effectuent également avec peine, et dans la pleurésie des deux côtés et dans celle qui n'affecte qu'un seul côté se coucher sur le côté malade devient chose impossible.

Les symptômes de la pleurésie, quoique plus marqués que ceux de la pulmonie ne doivent cependant pas effrayer le patricien surtout si la maladie est reconnue dès ses débuts. Quand la pleurésie est localisée et que le poumon n'est pas attaqué, il n'y a pas de sécrétion sanguinolente. Il peut parfaitement arriver, et la chose n'est pas rare, qu'il y ait complication de pulmonite et de pleurésie.

Traitement

Le même que dans le pulmonite, ajoutez quelques globules de F. à sec, de 5 à 10 par jour.

PROSTRATION DES FORCES

Traitement

Quelquefois une seule application d'El. R. au creux de l'estomac et au plexus solaire rétablit les forces. Si la faiblesse persiste on donnera : Dilution S. (premier verre). Mêmes globules aux repas. Application d'El. R. alt. El. J. au crâne, à l'occiput, au sympathique, au plexus solaire et le long de l'épine dorsale.

PUSTULE CHARBONNEUSE

Se montrant tout à coup sous la forme d'un petit tubercule dur qui grossit peu à peu et prend, avec la peau qui l'entoure, une teinte rouge violacée, puis noire et amène la gangrène dans les vingt-quatre heures s'il n'est pas combattu à temps.

Traitement

Dilution C. alt. A³ (premier verre). Mêmes remèdes à sec. 5 globules alternés par jour. Bains de C⁵. Compresses réitérées de C⁵ et de L.

R.

RACHITISME

Ramollissement, déformation des os qui provient d'une grave viciation de la lymphe.

Traitement

Dilution C., S., A³ (premier verre). Mêmes remèdes aux repas (4 globules alternés). Bains de L. ou Vén. Onctions de Cᵇ au dos et à la tête. Application d'El. R. alt. El. J. au grand sympathique, au plexus solaire, à l'occiput et au creux de l'estomac.

RAGE

La rage ou hydrophobie est une maladie virulente qui succède à la morsure des animaux enragés. On ne connaît aucun exemple authentique d'hydrophobie rabique développée spontanément chez l'homme. Elle est toujours communiquée par la morsure d'un animal atteint lui-même d'hydrophobie. Le principe de la rage, ou virus rabique, paraît résider exclusivement dans la salive, selon les uns, ou, selon les autres, dans le mucus bronchique. L'individu auquel ce virus a été inoculé par la morsure d'un animal atteint de la rage ne manifeste pas immédiatement les symptômes propres à cette maladie ; il s'écoule ordinairement trente à quarante jours avant l'apparition des premiers symptômes ; cependant la période d'incubation peut être plus courte ou plus longue, et varier depuis dix ou douze mois.

Les premiers symptômes de l'affection sont la céphalalgie et l'insomnie ; la plupart des malades sont tristes et inquiets, d'autres sont vifs et verbeux ; chez tous l'appétit est diminué et le pouls accéléré. Ces troubles divers, dont la durée est de quelques jours, constituent la seconde période ou période des prodromes. La troisième ou période finale, s'annonce d'abord par un sentiment de constriction à la gorge et de suffocation, ainsi que par l'horreur des liquides. La figure des malades exprime la plus grande terreur quand ils voient de l'eau et quand on leur propose de boire. Ils sont aussi péniblement impressionnés par le vent, par une vive lumière, et par la vue des objets brillants. Cependant leur soif est ardente, et lorsque, pour la satisfaire, ils veulent vaincre leur aversion, on les voit saisir en frémissant le vase qui contient le liquide, l'approcher de leurs lèvres, puis aussitôt le repousser avec effroi et en proie à une violente suffocation. L'ouïe est exaltée, le toucher très sensible, la parole brusque ; quelques-uns sont furieux, mais ce n'est pas le plus grand nombre. A mesure qu'on approche du terme fatal, il survient des convulsions de plus en plus fréquentes : les troubles respiratoires augmentent, il se déclare un crachotement continuel, les yeux se cernent, les lèvres et les doigts bleuissent, enfin la vie s'éteint tout à coup, sans agonie, par la suppression des voies respiratoires. La durée de cette dernière période est le plus souvent de deux à trois jours.

On n'a observé d'exemple du développement spontané de l'hydrophobie que chez les espèces qui appartiennent aux genres *canis* et *felis*, et particulièrement chez le chien, le loup, le renard et le chat.

Le chien chez lequel cette terrible maladie est en voie de développement paraît d'abord triste et perd l'appétit. Bientôt il fuit la maison de son maître et court, la tête basse, le poil hérissé, les lèvres couvertes d'une bave écumante, mordant les hommes et les animaux qu'il rencontre, mais sans paraître les rechercher. Chez lui, l'horreur de l'eau est un symptôme moins constant que chez l'homme. De temps en temps des convulsions se déclarent et arrêtent l'animal dans sa marche ; enfin la mort arrive brusquement. Le chien est encore sujet à une sorte de rage modifiée qu'on appelle *rage mue*, c'est-à-dire rage muette parce qu'il ne peut pas crier. Il est aussi dans l'impossibilité de mordre, car il ne peut rapprocher les mâchoires. L'animal est alors en proie à une grande anxiété, mais sans accès de fureur. La rage mue est souvent, à ce qu'on pense, le résultat de morsures faites par un chien enragé ; cependant on doute qu'elle soit transmissible par inoculation.

Traitement

1 globule à sec de S. toutes les dix minutes, matin et soir. 5 globules F. à sec. Onctions de F^2 aux hypocondres. Application d'El. J. à toute la gorge, d'El. A. sur le cœur et d'El. B. sur le crâne, au grand sympatique, au plexus solaire et au creux de l'estomac.

RAMOLLISSEMENT DU CERVEAU

Il se produit d'ordinaire après les congestions san-
guines du cerveau. Les symptômes principaux sont :
visage pâle, air hébété, troubles de l'intelligence, demi-
paralysie, parfois idiotisme.

Traitement

Dilution C. alt. S., alt. A. Mêmes remèdes aux
repas. 1 grain de C^5 toutes les demi-heures. Bains de
C^5 alt. A^2, alt. S., ou avec El. B., El. R., El. A. Onctions
de C^5 alt. A^3, alt. S^5 à toute la tête. Onctions de F^2 aux
hypocondres.

RATE

Les maladies de la rate produisent (de même que le
ténia), les phénomènes les plus étranges. Elles font croire
à toutes sortes de maladies graves. L'exagération de son
volume et la pression irritante quelle exerce sur les
viscères environnants en sont la cause.

Dans la splénite ou inflammation aiguë de la rate,
les symptômes sont les suivants : état de faiblesse générale, douleur à l'hypocondre gauche, s'étendant jusqu'à
l'épaule, gonflement douloureux sur les côtes, inappétence, soif, nausées ou vomissements, parfois état fié-
vreux avec agitation, délire, suffocation.

Traitement

Dilution F. (deuxième verre). Même remède à sec.

(4 globules à chaque repas). 1 grain de C^5 d'heure en heure. Trois fois par jour 3 gouttes d'El. B. sur un morceau de sucre. Bains de C^5 ou El. B. (une cuillerée à soupe). Onctions de F^2 aux hypocondres. Application d'El. R. alt. El. J. au sympathique, plexus solaire et à l'occiput.

RECTUM (Chute du)

Traitement

Dilution C^4. C^4 aux repas. Bains d'El. B. ou de A^2, ou de C^5. Lavements froids avec une cuillerée d'El. R. Compresses ou onctions de S^5 au périnée, au sacrum et l'anus. Application d'El. R. alt. El. J. au sacrum et au périnée.

REFROIDISSEMENT et ses suites

Traitement

On coupe d'abord la fièvre par dilution F. (premier ou deuxième verre). Dilution S^2 (premier verre). Onctions de C^5 aux hypocondres. Compresses à la tête d'El. B.

REGLES

RÈGLES SURABONDANTES

Traitement

On se rappellera que les antiangioïtiques à la dose

ordinaire ramène les menstrues, tandis qu'à la deuxième dilution il les modère et les coupe même.

SUPPRESSION DES RÈGLES

Traitement

Dilution C. alt. A³ (premier verre) et quelques globules à sec dans la journée. Application d'El. A. au sacrum et au sympathique.

CRAMPES MENSTRUELLES

Traitement

Presque toujours coupées par 2 grains de C. En cas de résistance on renouvelle la dose toutes les demi-heures.

REINS

MAUX DE REINS

Traitement

Dilution S. alt. A³. Mêmes remèdes à sec aux repas de 2 à 5 globules. Bains de C⁵ alt. S., ou avec El. B. Onctions et compresses aux reins de S. ou de L. Application d'El. R. alt. El. J. aux reins, au sacrum et le long de l'épine dorsale.

S'il s'agit d'une femme atteinte de flueurs blanches, le traitement est : S., 1 grain à sec matin et soir et dilution C. (deuxième ou troisième verre).

Dans la phthisie des reins, le même traitement et ajouter dilution C³.

RHUMATISMES

Comparez douleurs. Maladie excessivement mobile et siégeant dans les parties musculaires et fibreuses ; elle provient d'un vice de sang, et l'on voit souvent un rhumatisme faire place à une éruption de la peau et reparaître dès que l'éruption disparaît.

Traitement

S'il est accidentel il cède à El. R., parfois à El. R. alt. El. J. et à l'El. V., s'il y a douleur aux articulations. S'il reparaît il ne peut être détruit que par le remède interne. Dilution S. (deuxième verre). 10 grains dans le vin des repas. Bains de S. ou de C^s, ou A^2, ou avec El. B. Compresses d'El. V. sur les articulations et les points douloureux.

Il est à remarquer que dans les rhumatismes le S. doit être pris à la deuxième dilution s'il n'y a pas crise, et à la troisième s'il y a crise.

Dans les cas invétérés de rhumatismes goutteux, noueux, avec gonflement et déviation extraordinaires des articulations, C. intus C^5 extu sont très puissants.

RIRE CONVULSIF

Traitement

Dilution S. (deuxième verre). Application d'El. R. alt. El. J. au grand sympathique, au plexus solaire et à l'occiput. Bains de C^5.

ROUGEOLE (Voir Fièvres éruptives).

S

SAIGNEMENTS DE NEZ

Traitement

Dilution A³, doses diminuées et toujours plus faibles si le saignement résiste. Compresses d'A. (10 ou 15 grains par verre) sur le front, le nez et à la nuque. Compresses d'El. A. sur les artères du cou. Des aspirations de ce même remède produisent un effet certain. En cas de résistance, dilution A² alt. C⁵ (premier verre). Aspirations des mêmes remèdes. Application d'El. A. à la racine du nez, occiput, sympathique, au front. Onctions et compresses de A² sur le cœur.

Se souvenir que si les doses sont trop fortes l'hémorragie augmente.

SALIVATION

Besoin fréquent de cracher. Indice de vers ou d'empoisonnement par un traitement mercuriel.

Traitement

Pour les enfants, Ver. (deuxième verre) peu et souvent. Onctions et compresses de C⁵ aux hypocondres. Pour les grandes personnes, S. alt. Vén. (premier verre). Gargarisme avec El. B.

SANG

Toutes les maladies du sang sont causées :

1° Par excès ou plutôt par afflux de sang vers une partie aux dépens d'une autre ;

2° Par défaut contraire ou par appauvrissement du sang.

De la surabondance proviennent toutes les tendances à la congestion active, cérébrale, pulmonaire, les crachements de sang, les hémorragies congestives, les varices.

La congestion (ou amas de sang) peut être active ou passive.

Active, si elle est occasionnée par trop de vitalité; passive si elle est causée par le relâchement, l'atonie, ou l'inertie des vaisseaux; ce qui fait que le sang reste presque stagnant dans une partie quelconque.

Les maladies d'excès de sang doivent être traitées par de petites doses, les deuxième ou troisième dilutions.

Traitement

Dilution A. et très légères compresses au cœur (renouvelées souvent) faites avec 2 grains d'A³ par cuillerée d'eau.

Le maladies provenant du manque de sang ou de lenteur dans la circulation sont les congestions passives, l'engorgement du poumon, la pneumonie, les maladies de cœur, les varices ; ces maladies se guérissent par des doses ordinaires ou diminuées d'A. ou A² alt. S. (Voi Apoplexie, Crachement de sang, Poumons etc.).

SANGLOTS

Avec flatulence.

Traitement

On les enlève parfois avec une simple application d'El. R. à l'occiput et au creux de l'estomac, s'ils persistent dilution S. ou C⁵ (deuxième verre).

Application d'El. R. au sympathique, au plexus solaire au creux de l'estomac.

SCARLATINE

Fièvre éruptive et contagieuse reconnaissable à de petits points rouges réguliers imitant la peau de chagrin, et occupant presque toute la surface du corps et même l'intérieur de la bouche ; il y a frissons, fièvre, mal de gorge ; mal de tête, nausées, parfois saignements de nez.

La scarlatine se distingue de la rougeole par le mal de gorge qui l'accompagne toujours ; d'ailleurs, lorsque l'éruption scarlatineuse se présente sous la forme de grandes plaques rouges semblables au jus de framboises, il n'y a pas de méprise possible.

Traitement

Toutes les éruptions rentrées ressortent et guérissent par l'emploi de S.

Plus le mal est violent ; plus il faut affaiblir la dilution et répéter souvent les cuillerées à café (toutes les cinq minutes). Dilution S. alt. F. (deuxième ou troisième verre).

Si le mal résiste et si l'on suppose l'existence de

tubercules dans les poumons, s'il y a écoulement par les oreilles ou des glandes au cou ajoutez C.

Le mieux est de couper la fièvre à son début en donnant une cuillerée à café de F. toutes les dix minutes (même toutes les cinq si le mal est violent), du premier, deuxième ou troisième verre, suivant l'âge ou la violence du mal et en ajoutant aux hypocondres des compresses de F^2 souvent renouvelées (10 à 15 grains par verre). On ajoute quelquefois application d'El. R. alt. El. J. à l'occiput et sympathique et si le malade est de tempérament sanguin on emploie l'El. A.

Ainsi se traittent la rougeole et toutes les fièvres éruptives.

SCIATIQUE

La sciatique est une douleur atroce s'étendant du pli de la fesse à la hanche, à la cuisse, soit à une jambe ou à l'autre, avec douleur plus forte le soir après le repas ou la nuit ; elle provient ou d'un manque de vitalité ou de conductivité dans le nerf sciatique et rarement d'excès de vitalité.

Traitement

Les applications d'El. suffisent le plus souvent à enlever la douleur. On commence par l'El. R., on l'applique sur celui des trois points du nerf sciatique qui est le plus douloureux. C'est ordinairement le supérieur. Si l'El. R. ne réussit pas on alterne avec l'El. J.

Une douleur sciatique très violente a été enlevée par une injection sous-cutanée d'El. B.

Dans les cas très rares où l'El. n'agit pas on a recours à des onctions de C^5 et d'A^2 sur les points du même nerf. De toute manière, à l'action des El. il faut ajouter le traitement interne. Le remède est presque toujours S. ou S. alt. C. (deuxième verre).

Pour les tempéraments angioïtiques remplacer les El. R. et J. par l'El. A., ajoutez Dilution A. et bains, onctions et compresses de A^2. Compresses d'A^2 sur le cœur.

SCIATIQUE AVEC CALCULS BILIAIRES

Cause principale des souffrances.

Traitement

Dilution F^1 (deuxièm verre). Onctions ou compresses de F^2 ou de C^5 aux hypocondres. Application d'El. R. alt. El. J. aux trois points du sciatique, au plexus solaire, sympathique, aux reins. Compresses d'El. B., aux mêmes points. Bains de C^5.

SCORBUT

Maladie dont les principaux symptômes sont l'affaiblissement général, des hémorragies par diverses voies, des ecchymoses livides, la tuméfaction et le saignement des gencives.

L'action prolongée du froid humide paraît être une des causes les plus actives du scorbut ; cette affection se montre particulièrement en pleine mer, dans les temps orageux, dans les vaisseaux privés de viandes fraîches et de végétaux récents.

La tristesse, la malpropreté, l'usage exclusif des salaisons, les fatigues excessives ou une inaction inaccoutumée, concourent aussi à son développement.

L'aversion pour toute espèce de mouvement est un des premiers symptômes du scorbut; il s'y joint des lassitudes, de l'engourdissement et des douleurs dans les membres, rarement un gonflement général avec tumeurs dures dans les muscles du mollet et de la cuisse, et la rétraction des jambes ; les battements du cœur et des artères sont faibles et lents ; il survient des défaillances au moindre mouvement, le sang s'échappe de toutes parts des vaisseaux qui le renferment ; de là les ecchymoses sous cutanées, les hémorragies des membranes muqueuses, celles qui ont lieu par d'anciennes cicatrices, par les plaies ou les ulcères des téguments. On doit encore rapporter aux symptômes ordinaires du scorbut : le gonflement livide et le suintement sanguinolent des gencives, l'œdème des membres, la pâleur, la lividité et la bouffissure de la face ; l'abattement moral et physique; le trouble des digestions, les coliques, la gêne de la respiration, la diminution de la chaleur, la fétidité de l'haleine.

Au milieu de ces troubles si graves, les facultés intellectuelles sont ordinairement intactes ; mais il y a dépression morale, désespoir, nostalgie et quelquefois tendance au suicide. Après une durée fort variable le scorbut se termine par la guérison ou la mort. Celle-ci arrive, soit dans un accès d'oppression, de dyspnée, soit dans une syncope, ou bien les malades s'éteignent par suite de l'épuisement de leurs forces.

Traitement

Le traitement du scorbut doit être surtout hygiénique ; ainsi, un air sec, des vêtements chauds et une bonne alimentation végétale et animale sont des excellents préservatifs.

Dilution C^5 alt. A^3. Bains de L. Gargarismes d'El. A. Onctions au cœur et à l'aorte avec A^3 et de F^2 aux hypocondres. Compresses de S^5 et de C^5 sur les plaies.

SCROFULE

Maladie caractérisée par des lésions, tant des os que des parties molles, mais spécialement par l'engorgement des ganglions lymphatiques, situés sous la mâchoire inférieure et le long du cou, aux aines, sous les aisselles, etc.

Les principales affections scrofuleuses sont : les glandes, les affections et éruptions de la peau, les tumeurs froides, les abcès, les ulcères les fistules ; la plupart des opthalmies, plusieurs des altérations des cartilages et des os, les caries en général, les tuberculisations, etc.

Le S., aidé au besoin de C^4 et de C^5, guérit toutes ces affections.

Pour le traitement voir ces diverses maladies.

SEIN

Traitement

Les ulcérations, les gerçures et les inflammations du sein se traitent par :

Dilution C. ou C^2 alt. A. (deuxième verre). Bains et compresses de C^5.

Contre les tumeurs, les écoulements, les abcès et toutes les maladies du sein on peut donner d'emblée, C. intus et C^5 extu.

___

SOMNAMBULISME

Chez la femme.

Traitement

Dilution C.,C^5 alt. F. (deuxième verre). Bains de C^5 et de F^2. Onctions de F^2 aux hypocondres. Application d'El. B. à l'occiput et au grand sympathique.

Chez l'homme.

Traitement

S., S^5 alt. F. (premier verre). Onctions F^2 aux hypocondres. Bains de S^3 et de L.

___

SPASMES

Contraction convulsive de différents muscles.

Traitement

Lorsqu'ils viennent des vers.

Dilution Ver. ou Ver^2 (deuxième verre). Bains d'El. B. ou C^5.

S'ils ne viennent pas des vers ils disparaissent par S. ou C. Dilution faible. Bains de L.

___

SPERMATORRHEE

PERTES SÉMINALES

Traitement

Dilution S. alt. A³ (deuxième verre). Bains de L. Boire quelques gouttes d'El. A. Application d'El. R. alt. El. J. au périnée et aux nerfs sacrés.

SPINITE

ENFLURE OU INFLAMMATION DES OS

Traitement

Dilution S., C⁴ alt. A³ (deuxième verre). Bains et onctions de C⁴. Application d'El. R. alt. El. J. aux nerfs intéressés.

SPLENITE

(Voir Rate.)

SQUIRRHE

(Voir Cancer, Matrice, Estomac.)

STERILITE

Causée d'ordinaire par une affection de matrice ; se montrant par des flueurs blanches et d'autres symptômes, disparaît par la guérison de cet organe.

Traitement

Dilution C. (deuxième ou troisième verre). Injections de C⁵ dans le vagin. Onctions de C⁵ au sacrum.

STUPIDITE

Traitement

Après une maladie de foie.

Dilution F. (deuxième verre). Onctions aux hypocondres de F² ou de C⁵.

Si elle provient d'une altération des humeurs, dilution C⁵, A³. Application d'El. R. alt. El. J. à l'occiput, sympathique, au plexus solaire. Boire quelques gouttes d'El. A. Bains de C⁵ et de L. Application d'El. A. au centre du crâne.

SURDITE

Et difficulté d'entendre.

Traitement

Si la cause est nerveuse, dilution S. alt. C⁵ (premier verre). Mêmes remèdes alternés aux repas de 5 à 10 globules. Onctions à toute l'oreille de C⁵, de S. Compresses d'El. B. très fréquentes à la nuque et derrière les oreilles. Injections de C⁵ dans l'oreille.

Si la cause est congestive, sanguine.

Traitement

Premier verre, A., A³. Onctions et compresses de

A² à toute l'oreille. El. A. à tous les nerfs de l'oreille. Onctions de A² au cœur. — Nombreux cas de guérison.

SYPHILIS

La syphilis n'a pas de genèse spontanée, actuellement au moins. Elle résulte toujours d'une contagion, d'une inoculation, de la pénétration matérielle d'une substance virulente dans l'organisme.

Il est certain qu'il y a eu autrefois un premier syphilitique, lequel n'a pu gagner la syphilis d'un autre syphilitique. Comment cela s'est-il fait ? Nous n'en savons rien ; mais ce qui n'est pas moins certain, c'est qu'aujourd'hui les choses ne se passent plus de même, et l'on peut regarder comme un axiôme la proposition suivante : Quand on gagne la syphilis, c'est qu'on l'a prise de quelqu'un.

La syphilis, en effet, n'est pas de nos jours le résultat de causes morbifiques individuelles ; elle n'est pas élaborée primitivement dans l'économie, elle ne résulte pas de prédispositions latentes, d'excès fonctionnels, d'usure d'organes, de détérioration de système, de vices constitutionnels se préparant lentement et sourdement dans l'organisme ; elle ne s'abat pas sur le malade à l'instar d'une hémorragie cérébrale succédant à des lésions vasculaires, d'un infantus viscéral, etc. Non, elle est toujours, et dans tous les cas, le résultat d'une cause accidentelle de provenance extérieure, le dérivé d'une contagion.

(Pour le traitement voir Antivénérien, page 54.)

T

TACHES AU VISAGE

(COULEUR DE VIN)

Traitement

Dilution A., A^2 (deuxième verre). ¦Bains de A^2. Compresses alt. de A^2 alt. El. A. à la partie malade. Onctions de A^2 au cœur.

POUR LES TACHES HÉPATIQUES A LA PEAU

Traitement

Dilution F. (deuxième verre). Bains de C^5 alt. El. B. Onctions aux hypocondres de F^3 ou de C^5.

TEIGNE

Eruption qui occupe le cuir chevelu, et se présente sous la forme de croûtes d'un jaune terne ou sale, plus humides au centre qu'à leur circonférence, ayant un léger rebord et étant toujours déprimées.

Traitement

Dilution S. En cas de résistance S. alt. C., ou S. alt. A. (deuxième verre). Bains de S^5, de C^5. Sur l'éruption, compresses de S^5, de C^5, ou de L. Bains de L.

TENIA

(Voir Vers.)

TESTICULE

Orchite, inflammation simple du testicule.

Traitement

Dilution C. ou A., ou C. alt. A. (deuxième verre). 1 grain de C⁵ toutes les heures. Bains de C⁵. Compresses d'El. B. Application d'El. R. alt. El. J. au sacrun, pubis, périnée.

ORCHITE VÉNÉRIENNE

(Voir Antivénérien, page 54.)

TETE

POUR TOUTES LES DOULEURS DE LA TÊTE

Traitement

Toucher d'abord avec El. B. les tempes, la racine du nez, les sus et sous-orbitaux, l'occiput, les petits hypoglosses, le frontal, l'épine dorsale, à la plante des pieds. On essaie aussi l'El. R. alt. El. J. et l'El. A.

Si la douleur revient et si on la croit nerveuse, S. à doses faibles, alt. F.

Si on la croit congestive : à doses très faibles A. ; alors l'El. A. à tous les points indiqués précédemment.

Si le mal de tête provient d'un trouble de la matrice, de pertes blanches, on donne C. à doses faibles. Onctions de C^5 à toute la tête. Bains de C^5. 1 grain de C^5 toutes les heures.

POUR LES MIGRAINES ET TOUTES SORTES DE DOULEURS DE TÊTE REVENANT PÉRIODIQUEMENT

Traitement

Dilution F. (deuxième verre). Onctions de F^2 ou de C^5 aux hypocondres.

POUR LES FATIGUES DE TÊTE PAR SUITE DE TRAVAUX INTELLECTUELS

Traitement

Dilution S., et, en cas de résistance, C., alt. S. (deuxième verre). Les maux de tête s'en vont parfois en lavant toute la tête avec eau de S. (25 globules par litre).

TIC DOULOUREUX

Accompagné d'ordinaire d'ophthalmie, de coriza, de contractions musculaires ou de paralysie semi-faciale.

Traitement

Dilution A^3 alt. S. (premier verre). Bains de C^5 alt. A^2. Onctions sur le point douloureux, de C^5 ou de A^2. Application d'El. R. alt. El. J. à l'occiput, au sympathique et aux points douloureux. Bains de L.

27

TORTICOLIS

OU RHUMATHISMES DES MUSCLES DU COU

Traitement

On les a parfois enlevés instantanément par application d'El. R. à la nuque. S'il y a fièvre au début, on commence par la couper avec F. Une cuillerée à café toutes les cinq ou dix minutes pendant une demi-heure ou une heure suffit souvent. Baisser la dilution si celle-ci augmentait la fièvre. Onctions de F^2 aux hypocondres. S'il n'y a pas fièvre S. (premier verre). Bains de C^s. Onctions et compresses de L. Application d'El. R. alt. El. J. à l'occiput, au sympathique et aux points douloureux.

TOUX

Au début, la toux peut être arrêtée par le traitement suivant :

Traitement

Dilution P. (deuxième ou troisième verre) et quelques grains à sec répétés d'heure en heure ; si elle persiste, voir : Poumons, Bronchite, Laryngite, etc... Simple rhume de poitrine, S. alt. P., ou A. alt. P.

TRISMUS

Tétanos partiel, consistant dans le resserrement des mâchoires.

Traitement

On applique d'abord El. J. à l'occiput; si cela ne suffit pas, on l'applique au sympathique ; et si cela ne détend pas les nerfs on ajoute intus S. Compresses de C^5 sur les mâchoires. Bains de C^5 et de L.

TUMEURS

Voir Cancer, Abcès, Tumeurs blanches du genou et du coude.

Il faut faire attention à toute tumeur à la fois dure et sans douleur ; car ces caractères annoncent les tumeurs cancéreuses. En pareil cas on doit, sans retard, user des anticancéreux intus et extra. (Voir Cancer.)

U

ULCERATIONS DE TOUTE ESPÈCES

Traitement

S. et C. ou C. et C⁵ intus et extra. Application El. V. (Voir Cancer, Squirrhe, Peau, Syphilis.)

URETRITE

Traitement

Dilution S., A³. Bains de L. Application d'El. R. alt. El. J. aux nerfs sacrés, au pubis, au périnée et le long de l'urètre.

URINES

(Voir Cystite.)

RÉTENTION D'URINE

Traitement

Si le malade est sanguin, dilution A² (deuxième verre). I grain de C⁵ toutes les heures. Mêmes remèdes aux repas. Application d'El. A. au sacrum, aux aines, au périnée, au sympathique. Bains de L.

Si le malade est lymphatique, dilution S. (deuxième verre). Même remède au repas. I grain de C⁵ toutes les heures. Application d'El. R. au sacrum, aux aines, au périnée, au sympathique. Bains de L.

INCONTINENCE D'URINE

Traitement

S. ou C. en dilution avec application d'El. R. parfois El. B. au sympathique et au sacrum.

V

VACCINATION

Tous les empoisonnements par suite de l'inoculation du vaccin.

Traitement

S. à l'intérieur et bains de L.

VAGINITE

Inflammation de la muqueuse du vagin, aiguë ou chronique.

Traitement

Dilution C. ou C^5 (deuxième verre). Mêmes remèdes aux repas. Bains de C^5 et compresses au pubis, au périnée, aux nerfs sacrés du même remède.

VARIOLE

Fièvre, lassitude, douleurs des reins et de la hanche, maux de tête, nausées, vomissements irritation des muqueuses, délire ; le troisième jour commence une éruption de pustules, remplies d'un liquide d'abord transparent puis trouble et purulent qui, après s'être desséchées laissent une dépression plus ou moins durable.

(Voir Fièvre éruptive.)

VARICES

Plaies, Ulcères variqueux, Varices avec rhumatismes.

Traitement

Dilution A. ou A^3 alt. C. (deuxième verre). Mêmes remèdes aux repas (de 5 à 10 globules alternés). Compresses de A^3 ou de C^5. Application d'El. A. sur les varices.

Quand les varices coïncident avec un engorgement du foie on donne A. alt. F.

Beaucoup de cas de varices, guéris en deux mois par A., A^2 intus et en compresses.

VEINES

Inflammation des veines formant des cordons durs ou douloureux.

(Voir Phlébite.)

VERRUES

CONDYLOMES, EXCROISSANCES

(Voir Tumeurs.)

VERS

Les désordres produits par les vers sont nombreux. Crises nerveuses diverses, maux d'estomac, coliques, diarrhée, face pâle, yeux cernés. Toutes les fois donc qu'on est en présence de symptômes bizarres, ne cédant pas ou ne cédant que très peu aux spécifiques qui leur sont propres, il est bon de se souvenir que ces symptômes sont toujours le résultat des vers, (du ténia par exemple) ou d'un virus syphilitique.

Ce fait certifié nous en concluons que le Ver. est utile dans toutes les maladies anciennes, rebelles, sans exception, même le cancer qui, tout en pouvant ne pas venir directement des entozoaires, doivent cependant en favoriser l'existence.

Les vers habitent certaines parties du corps et pas d'autres ; et il y a certaines espèces qui se multiplent plus que certaines autres.

Les lombrics se montrent surtout chez les enfants lorsqu'ils sont faibles, lymphatiques, scrofuleux, mal nourris. Les principaux symptômes sont : Pâleur de la face, teint plombé, yeux cernés.

Les oxyures vermiculaires, une espèce de vers fort petits, ont leur siège dans le rectum et au pourtour de l'anus.

Le ténia ou vers solitaire habite l'intestin grêle et peut acquerir une longueur de trente à quarante pieds.

Dans un cas de ténia, les symptômes principaux sont les suivants :

Coliques vives ou sourdes, picotements et ballonnement du ventre, diarrhée, langue blanche et envies continuelles de cracher, vomissements ou nausées, appétit irrégulier ou nul, odeur aigre de l'haleine ; face pâle et plombée, yeux cernés, avec pupilles dilatées ; tendance à mettre les doigts dans les narines ; sommeil agité, avec grincement des dents ; pouls irrégulier et lent, amaigrissement, urine trouble et laiteuse ; parfois délire, convulsions, coma, etc.

Tous ces symptômes se retrouvent aussi pour les lombrics.

Le tricocéphale, ver très petit et mince comme un fil, qui habite les intestins. On attribue à sa présence certains accidents cérébraux.

Contre les ascarides, lombricoïdes tricocéphales, ténias, toutes espèces de vers ; contre tous les désordres provoqués par les vers ; diarrhée, vomissements, convulsions, épilepsie, etc., suivre le traitement suivant :

Dilution Ver. (premier ou deuxième verre). Même remède au repas. 7 ou 8 globules à sec le soir avant de s'endormir. Bains de Ver. Onctions, compresses, lavements du même remède. Onctions de F^2 ou C^5 aux hypocondres.

A doses faibles s'il s'agit d'accidents nerveux; convulsion, épilepsie.

Chez les enfants, 2 à 3 globules à sec le soir avant de s'endormir.

Contre le ténia. On prend d'abord une décoction de séné et le jour suivant on commence l'emploi des Ver. opération que l'on répète plusieurs jours jusqu'à effet.

L'effet se produit au bout d'un temps de un à quatre mois en sorte qu'il faut continuer à donner le remède jusqu'à la disparition des symptômes. Il n'y a pas toujours expulsion de vers. On a vu le ténia sortir d'une seule pièce ou par fragments et dans d'autres cas le malade guérir sans aucune expulsion.

VERTIGES

Suivant le cas :

Traitement

S., A. quelquefois F.

Après une fausse couche C. à faibles doses. Onctions de F^2 ou de C^5 aux hypocondres.

VESSIE

(Voir Cystite.)

VOIX

Perte de la voix. (Voir Aphonie.)

VOMISSEMENTS

Traitement

Dilution S. (deuxième verre), 10 grains de S. à sec ; même pour les femmes enceintes.

VOMISSEMENTS PÉRIODIQUES

Traitement

Dilution F. (deuxième verre). Onctions aux hypocondres de F^2. Application d'El. R. alt. El. J. à l'occiput, au sympathique et au creux de l'estomac. 10 globules de F. à sec au réveil. Un grain de S. toutes les heures.

VUE — YEUX

Affections de la vue affaiblissement de la vue.

Traitement

Se garder de tous les caustiques en usage, et recourir d'abord aux électricités R., A. ou B. qui, appliquées à l'occiput, au sympathique et aux sus et sous-orbitaux ont un puissant effet ; car presque toujours la lacrymation se rétablit, la rougeur diminue, ainsi que la cuisson et l'enflure. Il est important que les deux yeux soient toujours traités simultanément lors même qu'un seul est atteint.

Si le mal résiste aux électricités, choisir le traitement suivant la constitution (lymphatique, sanguine ou mixte) du malade.

User de bains de l'œil, au moyen d'un godet spécial, qui s'adopte exactement sur l'œil et que l'on remplit d'eau médicamentée. La dose est de 2 à 3 grains par godet. On fait en sorte que le liquide soit mis en contact avec la pupille.

AMBLYOPIE

Affaiblissement de la vue.

Traitement

Dilution A. alt. S. mêmes remèdes aux repas. Un grain de C^5 toutes les demi-heures. Bains de C^5 ou de S. ou de A^2 ou d'El. B. Compresses de C^5 ou d'El. B. à toute la tête.

Application d'El. R. alt. El. J. à l'occiput, sympathique, sus et sous-orbitaux, racine du nez et frontal.

Voir cataracte page 222.

STAPHYLOME

Tumeur transparente ou opaque, formée soit sur la cornée soit sur l'iris ; elle a la forme d'une graine de raisin.

Traitement

Dilution S. A³. Insister pendant la nuit avec compresses sur les yeux de L. El. A. El. B., El. R.

En cas de symptômes syphilitiques ajoutez Vén. intus et extra à doses faibles.

Pour les hémorragies des yeux.

Traitement

Dilution A. ou A³. Onctions à toute la tête de A³ et de C⁵. Bains de C⁵. Application d'El. A. à l'occiput sympathique et à tous les nerfs de la tête.

CHASSIE ORDINAIREMENT SYPHILITIQUE

Traitement

Intus et extra A. alt. Vén., S. alt. Vén. avec compresses d'A², d'El. B. ou d'El. A.

ALBINOS

Impossibilité de supporter la lumière.

Traitement

Parfois il suffit d'une seule application d'El. R. à l'oc-

ciput, sympatique, sus et sous-orbitaux et au frontal ;
ou bien d'El. R. al. El. J. aux mêmes points. Compresses
d'El. B. ou onctions de C⁵ à toute la tête.

AMAUROSE

Affaiblissement ou perte totale de la vue survenant
sans aucune lésion apparente de l'œil, et sans qu'il existe
un obstacle à l'arrivée des rayons lumineux c'est une
paralysie de la rétine ou du nerf optique.

Traitement

Dilution S^2 compresses aux yeux avec les mêmes
remèdes, application d'El. B. ou El. A. au centre du crâne,
à l'occiput et au sympathique. A Rome, dans l'hôpital
de Sainte-Thérèse, comme cela est rapporté dans le livre
du professeur Pascucci, une amaurose fut vaincue en
une heure par des applications d'El. R. à l'occiput.

GUÉRISONS
instructives

————— ——•◆•—— —————

A

ABCÈS. — Une femme âgée de vingt-huit ans. Abcès à la cuisse, déjà opérée sans succès ; fièvre ; elle fut guérie en onze jours avec le traitement F^2 alt. S^2, lavage A^2, onctions S.

ABCÈS. — Une femme âgée de seize ans. Abcès scrofuleux à la jointure du pied ; manque de menstruation, incapacité à l'ouvrage : guérie en quatre semaines avec S^2 intus, onctions S., lavage A^2.

ABCÈS à la jambe, presque paralysée, guéri par dilution S., onctions S. et application d'El. R. aux nerfs intéressés.

ABCÈS. — Une pauvre femme, affligée par deux abcès au bras, occasionnés par la rupture d'un nerf ; elle ne pouvait mouvoir le bras ; ils duraient depuis deux mois : elle fut complètement guérie par C. intus, onctions et compresses de C^4.

ABCÈS. — Enfant de onze ans, atteint d'une espèce d'abcès très rouge au coude. Toutes les pommades et les piqûres d'épingle ne parviennent pas à le faire crever ni à l'adoucir. 10 globules L. à sec sur la langue et compresses de L. firent crever l'abcès après vingt-quatre heures. Guérison rapide et complète par L. intus et extra.

ABDOMEN. — Inflammation du pancréas. — B. M., âgé de quarante ans, guéri par dilution S. alt. F. (deuxième verre). Application d'El. R. au sympathique et plexus solaire.

ABDOMEN. — Inflammation du péritoine en suite de couches. — J., âgée de vingt-trois ans. Le F. (premier verre) a enlevé la fièvre rapidement. Guérison par dilution C. et 20 grains du même remède à sec.

ACNÉ. — Très persistants chez une demoiselle de dix-huit ans, malade depuis quatre ou cinq ans. La figure en était toute couverte, à tel point que la peau était devenue violette et si douloureuse que la malade laissait souvent échapper des larmes. A^2 et C^3 avec un peu de F^1, des onctions de S^5 et des bains de C^5 en eurent raison en quelques mois. La guérison est radicale.

ANASARQUE. — Une des guérisons les plus remarquables dues à notre médecine, est certainement celle d'une dame âgée d'une trentaine d'années, qui habite la Bretagne.

Cette dame était atteinte d'une anasarque (œdème mou), aux deux jambes, causée par une affection du cœur et un état général lymphatique et rhumatismal au dernier degré.

L'œdème en était arrivé, non seulement à déformer les pieds, mais encore à ramollir les os, de telle sorte que la pauvre femme ne pouvait plus marcher. Il lui semblait, dès qu'elle cherchait à se soutenir sur les jambes, que ses pieds étaient de plomb.

Cette maladie avait commencé depuis plusieurs années et ne faisait qu'augmenter tous les jours. Depuis plus d'un an les jambes s'étaient mises à enfler, et depuis quelques mois la malade ne pouvait plus quitter le lit ou la chaise.

Après avoir inutilement essayé tous les traitements que lui conseillèrent les médecins de la ville qu'elle habitait et des environs, la malade se fit transporter à Paris afin d'y consulter les sommités médicales. A Paris comme en Bretagne, on constata parfaitement le ramollissement des os et l'on ne chercha pas à dissimuler la gravité extrême que présentait l'état de la malade.

C'est dans ces conditions qu'elle se décida à recourir à l'Electro-Homéopathie. Ses remèdes principaux
furent des dilutions de A. et de S. à l'intérieur, des
compresses de A³ sur le cœur, des compresses de S. et
de C⁵ sur les jambes et les pieds, enfin des grands bains
de S. et de C⁵.

Dès les premières semaines un mieux sensible se
manifestait dans son état, et, moins de trois mois après,
elle pouvait être considérée comme tout à fait guérie.

Elle a repris dès lors sa vie habituelle, et, depuis
six mois environ que la guérison a eu lieu, ses forces
ne font qu'augmenter chaque jour.

ANÉMIE. — G. E. était atteinte d'anémie, condamnée par les médecins à garder le lit pendant un mois,
ne pouvant plus marcher et presque rien manger ;
tous les fortifiants lui étaient interdits sous prétexte
qu'elle était trop faible : elle fut guérie en quarante
jours par A. intus et extra, A. et S.

ANÉVRISME A L'AORTE. — Mr E. P., âgé de trente-
huit ans, souffrait d'un anévrisme à l'aorte. En trois
mois de cure avec A, première dilution, et légères applications d'El. A. sur le cœur, il fut promptement guéri.

ANGINE. — Mme L. P., âgée de vingt-huit ans, fut
guérie en trois jours d'une angine avec des fièvres si
violentes, qu'une flèvre typhoïde était à craindre, par
dilution C⁵. Onctions aux hypocondres de F².

ANGIOÏTE. — Mr L. F., âgé de quarante ans, avait
une angioïte avec menace de paralysie. En deux mois il
fut guéri parfaitement avec A., intus et extra, et application d'El. A.

ANGIOÏTE. — Mme la baronne d'Arnim souffrait
d'une angioïte. Elle guérit en peu de jours avec A.
intus.

ANKYLOSE. — T. T., de cinquante-huit ans, atteinte
d'une ankylose depuis un an : elle guérit parfaitement
en trois mois avec S. intus et application d'El. A.

APHONIE. — Mlle A. J., âgée de dix-neuf ans,

atteinte d'aphonie depuis dix-huit mois, a épuisé tous
les traitements allopathiques : on lui ordonna P¹ alt. S¹
(deuxième verre). Compresses et onctions de S. à la
gorge. Sous l'influence de ce traitement apparaissait
une éruption par tout le corps ; du reste la poitrine se
trouvait considérablement soulagée. On substitua A¹ à
S. Seize jours après, un violent coup de toux amenait
dans la bouche un caillot de sang noirâtre, puis, par
une coïncidence des plus naturelles, la douleur au sommet du poumon disparaît entièrement. La douleur auparavant ressentie n'avait, selon toute probabilité, été
amenée que par ce petit dépôt de sang qui avait dû se
dissiper sous l'influence de A. La voix commençait à
reparaître, et un mois après était entièrement revenue.

APHONIE. — Mlle V., âgée de seize ans, avait perdu
complètement la voix par suite d'un refroidissement.
Pendant six jours on ne pouvait rien comprendre de ce
qu'elle voulait dire. Guérie dans une demi-heure par
application d'El. R. aux hypoglosses, à l'occiput, au
grand sympathique et au plexus solaire, surtout au
creux de l'estomac, et par la pulvérisation de la gorge
par 20 grains S¹ dans un verre d'eau.

APOPLEXIE. — Guérie en trois mois avec A. intus et
extra et application d'El. A.

ARTHRITE. — Mr S. D., âgé de vingt-deux ans,
souffrait d'une arthrite très grave ; il fut guéri en un seul
mois avec S., première dilution, et El. R. alt. El. J. aux
articulations.

ARTHRITE. — Mr C. C., âgé de quarante-huit ans,
atteint d'une arthrite chronique ; il fut guéri en deux
mois par S. intus.

ARTHRITE. — Arthrite de la première articulation de
l'index et érysipèle du revers de la main. Guéri en trois
jours par S. intus et onctions d'A².

ARTHRITE depuis cinq ans, fut guéri avec applica-
cation d'El. R. alt. El. J., grand bain de C³ et dilution S.

ARTHRITE CHRONIQUE depuis quinze ans. — Les articulations reprirent leur mouvement avec la cure intérieure de l'A. et une goutte d'El. B. par jour dans une cuillerée d'eau et application d'El. R. alt. El. J.

ASPHYXIE. — O. T.. âgé de dix-sept ans, asphyxie causée par l'acide carbonique, et accompagnée de convulsions ; il fut guéri en un mois par A. intus et application d'El. B. au centre du crâne.

ASTHME nerveux depuis vingt-cinq ans. — P. S., âgé de cinquante-six ans, a été guéri en six mois par S. (deuxième verre) et application d'El. R. au grand sympathique, plexus solaire, occiput, et au creux de l'estomac. (Doct. Pascucci).

ASTHME. — Mr L., âgé de soixante-sept ans, souffrait depuis sept ans d'un asthme, suite de fréquentes bronchites, avec tendance catarrhale. Le mal résistait à tout traitement, même au changement de climat. Une amélioration immense était obtenue en trois semaines, par A. alt. S. première dilution, et P³ (deuxième verre). Application d'El. R. au grand sympathique, au plexus solaire et à l'occiput. Onctions sur la poitrine de C¹. Après deux mois, guérison complète.

ATROPHIE. — S. J., fille de dix ans, véritable image de l'atrophie scrofuleuse, est guérie et tout à fait transformée en peu de semaines par A. alt. C. et application d'El. R.

B

BLESSURES. — Z. G. âgé de vingt-deux ans, en allant à la chasse le fusil éclata, et fut blessé au radius et près de l'articulation de la main droite, il avait une constitution scrofuleuse, il fut guéri par S. intus, application d'El. R. alt. El. J., onctions de A. alt. C.

BLESSURES d'arme à feu au tendon d'Achille, immobilisation du pied déclarée incurable, menace de gan-

28

grène, douleurs vaincues par application d'El. R. et guérison par C.

Une femme, frappée d'une barre de fer au visage, os meurtri, joue déchirée, face tuméfiée, perte abondante de sang, douleurs atroces. El. A. et compresses de A. ont tari le sang ; et El. B. alt. El. V. ont enlevé les douleurs à l'instant et fait disparaître l'enflure.

BOUCHE. — Mr O. S. était affligé d'une stomatite syphilitique et chronique. Il fut guéri en deux mois par le traitement suivant : Dilution S. alt. Vén., gargarisme de C. alt. avec S., application d'El. R. alt. El. J. au creux de l'estomac.

BRONCHITE. — Un homme âgé de trente-six ans avait une bronchite chronique et souffrait d'indigestion, tempérament mixte ; guéri avec P. à la deuxième dilution, S. aux repas.

BRONCHITE. — Mme H. M. était affligée de bronchite depuis déjà presque quatre mois quand elle résolut d'éprouver l'Electro-Homéopathie. Avec P. elle fut guérie en cinq semaines.

BRONCHITE. — Mme X., âgée de soixante-sept ans, atteinte d'une bronchite et aussi d'hémorroïdes. Elle fut guérie avec dilution A. alt. P., L. alt. S. dans le vin du repas.

BRONCHITE AVEC ÉRYSIPÈLE. — A. K., âgée de vingt-quatre ans, non mariée, est atteinte d'érysipèle avec une violente bronchite. Etat alarmant, délire continuel, pouls 136, température 40°, langue tout à fait sèche. La faiblesse était si grande que la malade ne pouvait plus expectorer les muqueuses. L'érysipèle du côté gauche s'étendait du dos jusqu'à moitié de la cuisse, et de la main gauche jusqu'au coude. S. alt. A. alt. P. (troisième verre), compresses d'El. A² sur l'érysipèle, onctions de F² aux hypocondres. Après vingt-quatre heures, la maladie était tout à fait changée, dans l'espace de six jours tous les symptômes dangereux et l'érysipèle avaient disparus. Guérison après une semaine de traitement.

BRONCHITE CHRONIQUE. — Un homme de quarante ans était affligé de bronchite chronique avec hémorragie aux poumons, à tout changement de saison, de l'automne au printemps. Il fut soigné pendant l'été de 1880 avec A. et P. et une éruption parut sur tout le corps ; après il s'aperçut d'une amélioration de sa santé et les forces reparurent. Il continua cette cure pendant quelque temps encore et la guérison fut complète car, après trois années, il n'a plus eu aucune attaque.

BRONCHITE CHRONIQUE. — Un homme de cinquante-sept ans souffrait depuis deux ans d'une bronchite se trahissant par une toux continuelle ; expectoration visqueuse, verdâtre ; sueurs nocturnes ; grande oppression empêchant la marche, amaigrissement, etc. Guéri par P., A., C.

BRULURE. — Un enfant de trois ans, brûlures de feu très graves aux mains. Guéri promptement par bains avec L. (20 grains par verre).

C

CALCULS DES REINS. — Une femme souffrait de pertes blanches et d'un malaise général ; avec C. alt. S. (deuxième verre), après huit jours les pertes avaient diminué, le sommeil et l'appétit revinrent ; après quatorze jours de traitement elle évacua dans l'urine une quantité de sable rouge mêlé avec des écailles blanches, rondes du diamètre de cinq millimètres et plusieurs autres de toutes formes, mais plus petites ; elle fut complètement guérie.

CALCUL. — Un homme de cinquante-cinq ans, très puissant, était traité depuis longtemps par l'allopathie, pour la pierre. Guéri par S. alt. A. à l'intérieur, bains et compresses de S. et d'El. B.

CANCER ouvert au sein. — Mme Gualdi, de Rome, cancer s'étendant sous le bras avec carie des côtes, déclaré incurable, bras droit enflé, privé de mouvement, muscles du cou rétractés et la tête inclinée sur l'épaule. Cas traité par le professeur Pascucci, cure commencée le 4 avril 1869, terminée le 6 juin 1870, guérison complète par C.

CANCER au sein. — Albina Masotti, ayant passé huit ans dans divers hôpitaux et après avoir été renvoyée chez elle pour y mourir, s'est guérie en un an et vit depuis lors à Bologne (via Castiglione, n° 339).

CANCER au nez. — Tonioli Pietro, âgé de soixante-quatorze ans, nez emporté, après quatre mois de traitement par C., a été revu avec le nez refait.

CANCER à l'aisselle droite, datant de quatre ans, guéri en onze mois avec C. — Mme Zanotti Rosa, âgée de quarante-quatre ans, encore vivante à Poggio Renatico.

CANCER à l'utérus, traité en vain par le docteur Bajetti. — Mme Zoboli Maddalena, âgée de quarante-sept ans, guérie par C.

CANCER à l'utérus. — Mme Grazia Maria, âgée de quarante-huit ans, guérie par C., C^5.

CANCER à l'utérus. — Mme Bagnoli Marguerite, âgée de cinquante-quatre ans, guérie par C. (via Frassinago, n° 1297, Bologne).

CANCER commençant à la langue, guéri avec C^2. — Mr Pelagalli Crispino, âgé de quarante-un ans.

CARCINOME à la cuisse. — Mr Gaetano Lindri, de cinquante-neuf ans, guéri par C. il y a dix ans, il vit encore à Bologne (Borgo dell'Oro, n° 496).

CARCINOME. — Une femme, F., à D., âge critique, fut frappée par une inflammation au nez et aux lèvres ; pendant cinq mois elle eut recours à l'art des allopathes ; mais tous les jours sont état empirait. Le médecin se crut obligé d'aviser les parents de la malade qu'il avait trouvé un carcinome et que la guérison était impossible.

Alors on se décida à recourir aux remèdes électro-homéopathiques, et la malade fit usage de A. alt, C.

intus et compresses de A² alt. sur le nez et sur les lèvres ;
de plus elle employa l'El. A. à la racine du nez. En deux
mois elle fut guérie.

GRANDE ULCÈRE cancéreux au pénis. — Mr Giovanni
Cremonini, agent du comte Bianconcini, guéri avec C.
il y a dix ans.

PALPITATIONS AU CŒUR ET CONVULSIONS. — Une petite
fille de douze ans fut soignée de ces deux maladies par
A. (deuxième verre) et onctions au cœur avec A². Peu de
jours après, elle eut une attaque convulsive, et puis
tranquillité parfaite. Mais aussi étantmalade du foie,
elle prit F. alt. A., après deux mois fut complètement
guérie et put aller travailler à la fabrique où elle va même
encore à présent.

PHARYNGITE cancéreuse. — Mr Tura Gaetano, âgé de
trente-deux ans, guéri par C. et vivant à Casselle
(Bologne).

PLAIE à l'utérus. — Mme Cherubini Carolina, âgée
de dix-neuf ans, guérie par C. (San Felici, n° 17,
Bologne).

PLAIE au pylore. — Mr Masini Sante, âgé de soixante-
douze ans, guéri par C.

PLAIE cancéreuse à la jambe droite en suite de blessure
et fracture du tibia. — Del Rosso, soldat dans le 11ᵉ régi-
ment, guéri par C. et encore vivant.

POLYPE à l'utérus, traité sans résultat pendant trois
années par le docteur Mezzetti et déclaré incurable.
— Mme Cuppini Angela (Borgo Paglia, n° 2851, à
Bologne), guérie avec C. il y a neuf ans, elle est encore
vivante.

SQUIRRHE au sein. — Mme Baldi Geltrude, âgée de
cinquante-quatre ans, guérie par C. (via Brocaindosso,
n° 794, Bologne).

SQUIRRHE au sein. — Mme Mazzetti Caterina, guérie
par C., elle vit encore.

SQUIRRHE au sein. — Mme Monti Cecilia, guérie par C. (via Pinterla, 48, Bologne).

SQUIRRHE au sein droit, traité par plusieurs médecins sans aucun résultat et déclaré incurable. — Mme Rosa Nanni, âgée de quarante-cinq ans, guérie avec C. il y a douze ans, elle vit encore en parfaite santé.

SQUIRRHE au sein. — Mme Pancaldi Anna, âgée de cinquante-deux ans, guérie par C. (Borgo Panigale).

SQUIRRHE au sein. — Mme Finelli Candida, âgée de soixante-un ans, guérie par C.

SQUIRRHE au sein. — Mme la duchesse Ravaschieri Fieschi, peu de temps après la mort de sa mère, Mme la princesse Filangeri, morte de cancer, à Naples, vint à Bologne pour être opérée par un célèbre chirurgien. Avec le C. et sans rien couper, Mme la duchesse guérit parfaitement, et après dix ans elle est encore vivante et jouit d'une très bonne santé.

SQUIRRHE au sein droit. — Anna Venturi, de Caloenzano, province de Bologne, préfecture de Vergate, âgée de quarante-six ans, veuve de Paul Mattioli, propriétaire, atteinte de squirrhe au sein droit, demande l'assistance du médecin municipal, Mr Dalmont, et elle fut envoyée à Bologne pour se faire opérer par le très savant professeur Boretti, en novembre 1876. L'opération fut supérieurement exécutée. Le mal déraciné, et le chirurgien assura que le mal ne reparaîtrait plus. Mais, en février 1877, voilà le squirrhe qui se reproduit dans le même sein. Elle demanda de nouveau l'assistance de son médecin et celui-ci pour la deuxième fois, lui conseilla l'opération, et pour la deuxième fois la malheureuse se rendit à Bologne pour se faire opérer par Mr Loreta.

L'opération fut renouvelée pour la troisième fois, par Mr le professeur Massarenti, parce qu'en avril 1878 le squirrhe se reproduisait comme s'il n'avait jamais été extirpé. Cependant le squirrhe, se voyant attaqué avec tant d'acharnement et étant très obstiné, se présenta une quatrième fois, mais sous une autre forme : sous la forme d'une magnifique plaie à la jambe gauche.

Enfin, désespérée, elle se décida à demander secours à la Rocchetta ; et en soixante-trois jours (je répète soixante-trois) au moyen du seul C. intus et extra, elle fut *et est* parfaitement guérie, comme, quiconque le désire, peut le constater à Calvenzano (Matteï).

SQUIRRHE à l'estomac. — Mr Domenico Arioni, âgé de trente-deux ans, guéri par C.

DEUX SQUIRRHES à l'estomac. — Mgr Grent, évêque de Sutwart, vint à Rome, exténué, perdu, avec deux squirrhes à l'estomac, rejetant tout, même l'eau et le bouillon, en un mois il a pu manger comme un homme bien portant. Mais d'un caractère très actif, s'étant trop surmené et ayant interrompu son traitement, il est retombé et est mort.

SQUIRRHE à l'utérus progressant avec rapidité et impossible de contenir, diagnostic du célèbre professeur Rizzoli. — Melazzi Assunta, guérie en vingt-neuf jours par C. il y a onze ans ; elle vit encore en bonne santé à Bologne (via Lamme, n° 308).

SQUIRRHE à l'utérus, traité en vain pendant quatre ans par le docteur Tinti. — Mme Gavazini Marie, il y a quatorze ans qu'elle a été guérie par C. et est encore vivante à Vigorso (Bologne).

SQUIRRHE à l'utérus. — Mme Palmieri Laurea, âgée de cinquante-cinq ans, guérie par C. (via Saragozza, n° 234, Bologne).

SQUIRRHE à l'utérus, — Campionesi, veuve Baglioni, âgée de cinquante-cinq ans, guérie avec C., elle est encore vivante.

SQUIRRHE à l'utérus. — Mme Teresa Tabellini, de Bologne (via Broccaindosso, n° 720), déclarée incurable par divers médecins, guérie et encore vivante.

SQUIRRHE à l'utérus, reproduit après avoir été opéré par le professeur Rizzoli et déclaré incurable. — Mme Ghedini S. Anna, guérie, etc., etc.

Toutes ces guérisons sont antérieures par leur date à la création de tous les remèdes homonymes et ont été obtenues par le C¹ seul.

SQUIRRHE à la lèvre inférieure, reproduit après avoir avoir été opéré par le professeur Rizzoli. — Mr Busi Matteo, guéri par C.

SQUIRRHE à la lèvre inférieure. — Mr Donati Innocenzo, âgé de quatre-vingt-cinq ans, guéri avec C. Santa Maria in Dimo (Bologne).

SQUIRRHE à la langue. — Mme Conti Teresa, âgée de quarante-sept ans, guérie par C. (Castel San Pietro).

SQUIRRHE à la langue. — Bolelli Enrica, âgée de sept ans, guérie par C. (San Antonio di Savona).

SQUIRRHE au pylore. — Mme la comtesse Chiassi, de Rome, guérie en quatre mois, il y a six ans, elle est toujours vivante et jouit depuis lors d'une santé parfaite.

SQUIRRHE au testicule, — Mr Balanzoni Giorgio, âgé de cinquante-quatre ans, guéri par C. (San Giovanni Perriceto).

TUMEUR cancéreuse à l'utérus. — Mme Bignani Maddalena, âgée de quarante-deux ans, guérie par C. (Sozzonome, nº 591, Bologne).

TUMEUR cancéreuse à l'anus accompagnée d'une autre de même nature dans les intestins, chez une femme de cinquante ans. La tumeur externe avait le volume d'une tête d'enfant, était sillonnée de vaisseaux variqueux, possédait de très fortes racines s'étendant jusqu'au vagin et était sujette à des hémorragies redoutables. L'état général était si gravement compromis que le docteur déclara qu'il était trop tard pour opérer la tumeur extérieure, la malade n'ayant plus que quelques semaines de vie. Les douleurs étaient atroces. Il y a trois ans que le traitement commença avec un peu de tous les anticancéreux aidés des angioïtiques, à toutes les doses, à sec et en grands bains. La ponctualité et la persévérance qu'on a mis à le suivre sont vraiment admirables, mais elles ont été grandement récompensées : plus de douleurs, la tumeur est diminuée de trois quarts après avoir énormément suppuré ; de plus elle est moins adhérente et tend à se détacher. L'état général est des plus satisfaisants ; le teint du visage est redevenu frais et rose, le sang s'est purifié ; en un mot, tout prouve que la marche vers la guérison est certaine. Peut-être n'y arrivera-t-on jamais complètement, c'est possible ; mais en attendant, ce sont là déjà des détails fort réjouissants.

CATARRHE. — M. L., âgé de soixante-quatre ans, depuis un nombre d'années souffrait de catarrhe d'estomac, vertiges, de battements irréguliers du cœur. Guéri en huit mois avec S. alt. F. (premier verre), A. (deuxième verre). 10 grains à sec de S. par jour, onctions aux hypocondres de F^2 alt. C^5, application d'El. A. à la région du cœur et aux nerfs de la tête.

CATARRHE. — Une femme âgée de quarante-huit ans, souffrant d'un catarrhe d'intestins chronique, tantôt des diarrhées, tantôt des obstructions, des déjections sanguinolentes fréquentes, couleur de limon, inertie des organes digestifs, fut guérie par A. alt. S. alt. F., onctions de F^2 aux hypocondres.

CATARRHE. — Un monsieur souffrant d'un catarrhe d'intestins fut guéri en dix-huit jours par C.

CATARRHE. — M. B., âgé de cinquante ans, était atteint depuis sept ans d'un catarrhe d'estomac et d'intestins, engorgement du foie, asthme, provenant d'un battement violent de la carotide droite avec bruit de râpe ; reconnu incurable. Complètement guéri en six mois par A. alt. F., alt. S., alt. C., onctions et compresses d'A., F^2, C^5.

CATARRHE. — Un enfant de quatorze mois qui souffrait d'un catarrhe provenant d'une bronchite aiguë dans ses premiers jours de vie, fut guéri par S. alt. P^3 donné à la nourrice (premier verre).

CATARRHE. — Un enfant de trois ans, soigné pendant

cinq mois par des médecins homéopathes, fut guéri en vingt jours d'un catarrhe chronique des intestins et de bronchite, par P. alt. C.

CATARRHE PULMONAIRE AIGU. — Un jeune homme atteint d'un catarrhe pulmonaire aigu, d'après l'avis du docteur il ne devait pas passer la journée. Il a été sauvé, promptement remis avec S. alt. P. (deuxième verre).

CATARRHE. — R. H., âgé de trente ans, était atteinte d'un catarrhe chronique et de tuberculeuse ; il faut observer encore qu'elle était récidive et qu'elle était malade depuis deux ans. La double maladie fut tout à fait vaincue avec dilution S. alt. A, alt. F^3, alt. P^4 et application d'El. R.

CATARRHE. — Mme C. M., était affligée depuis un an d'un catarrhe ; elle fut guérie en quelques semaines avec P^3 alt, P^4 intus et application d'El. R. au centre du crâne.

CATARRHE. — Mlle M. G., âgée de vingt-neuf ans, depuis deux ans souffrait d'un catarrhe à l'estomac, d'une palpitation irrégulière et d'une tumeur à l'abdomen ; elle fut guérie en quatre mois avec S. alt. A., alt. F. (premier verre) et C. (deuxième verre) ; extu, onctions de T^5 sur le ventre et les hypocondres, compresses légères de A^2 sur le cœur.

CERVEAU. — Ramollissement du cerveau. — Cas déclaré incurable, A. M., de quarante-cinq ans, fortement constitué, fut subitement pris, à la suite d'excès de travail, d'une congestion au cerveau, triste prélude d'un ramollissement. Bientôt apparurent les signes suivants : air d'hébétude qui se répandit sur toute la figure, sentiment de pesanteur à l'occiput, les impressions du cerveau annulées et exagérées, travails visuels, etc., etc. Guéri en deux mois par C. alt. A. (deuxième verre), onctions de C^5 alt. A^2, alt. S.

CHLOROSE. — Cas des plus intéressants. — Une jeune

femme de vingt ans, atteinte de clorose, d'anémie, de scorbut et de maladie du foie. Elle se traînait depuis des années, dégoûtée de tout, excepté de la prière. En peu de temps, beaucoup améliorée par les A., C., S. et F. alt. Le traitement continue et elle est en voie de guérison.

CHOLÉRINE. — Un homme souffrait durant dix heures de cholérine, accompagnée de crampes aux jambes : 10 grains de S. firent cesser les vomissements ; le lendemain une selle de diarrhée. Convalescence au bout de deux jours par S. Les crampes aux jambes cessèrent par suite des onctions avec El. V.

Dans un cas analogue, sans crampes aux jambes, mais accompagné d'un épuisement extraordinaire, les vomissements et la diarrhée cessèrent immédiatement après avoir pris 10 grains à sec de S. Au bout de quelques heures la malade fut en état de se lever du lit et continue le traitement avec dilution S. et application d'El. R. alt. El. J.

CHORÉE OU DANSE DE SAINT-GUY.— Un enfant de onze ans, tourmenté depuis sa naissance par la chorée, ne pouvait ni parler, ni se tenir tranquille, ni marcher. Depuis qu'il est soigné par les S. et A., et les bains d'El. à la tête, il fait des marches de plusieurs kilomètres et se tient assez tranquille. Après quatre mois de traitement, guérison complète.

CHORÉE OU DANSE DE SAINT-GUY. — Un homme âgé de vingt-six ans, atteint depuis trois semaines, obligé de se tenir couché, guéri en deux jours par S. (deuxième dilution).

CŒUR (hypertrophie de). — Dartre. Déchirure. Mr L. M. s'est guéri lui-même en trois mois d'une hypertrophie de cœur datant de vingt ans et parfaitement constatée par les médecins, sous l'action du traitement A. alt. S. (troisième verre) ; il est guéri d'une dartre à la cuisse gauche datant de dix ans, elle disparut en trois jours. Il s'est guéri sous l'action du même traitement auquel on adjoignit l'A. et l'A² d'une déchirure interne du muscle, qui s'était produite il y a neuf ans et avait laissé une douleur très aiguë à la moindre fatigue, il était habituellement sourd. Cette douleur a cessé complètement de faire sentir sa présence au bout de six mois du même traitement complété par des frictions sur la partie douloureuse avec de la solution alcoolique de C⁵.

Cœur. — P. B., de dix-huit ans, souffrait depuis deux années d'une maladie de cœur extrêmement grave. Outre les battements de cœur qui étaient désordonnés, il y avait parfois un grand gonflement de l'aorte et souvent même une enflure de tout le corps, surtout du côté gauche. De plus, il y avait surdité complète de l'oreille gauche par suite d'un bruit de sifflet continu. Guérison complète par A. (troisième verre) à faibles doses; onctions de A² sur le cœur et sur l'aorte, application d'El. B. sur le crâne et aux nerfs principaux de l'oreille.

Cœur. — Une femme âgée de soixante-quinze ans, souffrait de palpitations de cœur, de vertiges, de faiblesse par suite de catarrhes causés par des refroidissements; elle fut guérie par A. (premier verre). Onctions de A² sur le cœur.

Cœur. — Mme N., souffrant d'oppression et de fortes palpitations de cœur, depuis huit jours à l'agonie, sans sommeil, sans appétit, se débattant, l'allopathie ne pouvait rien et le docteur n'attendait autre chose que la mort. Elle fut guérie complètement en huit jours avec dilution A. et compresses du même remède sur le cœur.

Cœur. — Une fillette de sept ans, continuellement menacée par des selles tout à fait sanguinolentes pendant deux jours; le cœur est affecté très violemment, étouffement et palpitations; on lui a donné A. à la troisième dilution. Application d'El. B. Onctions avec A². Trois heures après le sang jaillit par le nez en caillots épais, puis l'enfant s'endort profondement. Elle se réveilla guérie complètement.

Cœur. — Mr N. V., âgé de trente-un ans, était affligé d'énormes palpitations de cœur ; il fut guéri en quarante-cinq jours avec A. intus et légères applications d'El. B. sur le cœur.

Cœur. — Anévrisme de l'aorte qui persistait depuis quatre ans et déclaré incurable, guéri par A. (deuxième verre), compresses A².

Cœur. — Anévrisme avec grand essoufflement, parole saccadée et comme entre-coupée de sanglots ; région de l'aorte très douloureuse, ne supportant pas même le poids d'une légère couverture ; marche presque impossible. Guéri par A. intus et extra, après six mois le malade pouvait chanter dans les concerts.

Cœur. — Maladie organique du cœur compliquée d'hydropisie de poitrine, durant depuis six mois, guérie en un mois par A. (deuxième verre), compresses de A² au cœur.

Cœur. — Dilatation du cœur. — Femme de cinquante ans, étouffement allant jusqu'à la défaillance, surtout la nuit en changeant de position, guérie par A.

Vice organique du cœur. — Une femme, âgée de trente-deux ans, était affectée d'un vice organique du cœur bien constaté et avait été abandonnée par les médecins. Gonflée, jaune, la pauvre malade inspirait la pitié à la voir traîner une existence tourmentée par d'atroces douleurs. L'Electro-Homéopathie l'a rendue à la vie et à la santé avec A., dilution à dose très faible, onctions sur le cœur d'A² ; depuis sa guérison elle a eu déjà trois enfants.

Coliques. — Un homme âgé de soixante-huit ans était atteint depuis vingt-huit ans de coliques d'estomac et de vertiges. Il fut guéri avec le traitement suivant : Ver. (première dilution) produisit un léger soulagement pendant quatre jours, puis effet nul ; j'ajoutai deux grains au lieu d'un ; effet plus sensible que le premier ; douleurs d'estomac diminuées, étourdissements moins fréquents, troubles de la vue passagers, plus de syncopes.

Après quinze jours de ce second traitement, la dose fut portée à trois grains par verre : en deux jours ses douleurs ont disparu et la tête demeure parfaitement libre. Après une période de trois semaines, la tête éprouve une légère faiblesse, qui disparaît aussitôt par une seule gorgée d'une dose élevée à quatre grains.

CONTUSIONS. — F. G., âgé de soixante-cinq ans, avait, à la suite d'une chute, une contusion au visage, avec ulcérations et menace de gangrène. Il fut guéri parfaitement en quinze jours avec C. alt. A. intus, compresses de C^5 et d'El. A.

CONVULSIONS. — N. M., âgé de quarante ans, souffrait de convulsions presque tous les jours depuis dix ans. C'est merveilleux : à la première dose d'A. les convulsions disparurent complètement et ne reparurent plus.

CONVULSIONS. — Une femme de soixante-deux ans, guérie par S. ; les convulsions revenaient tous les étés, elles n'ont jamais reparu depuis le traitement.

CONVULSIONS graves, suite de frayeur, enlevées instantanément par les seules applications d'El. R. au sympathique.

COQUELUGHE. — Deux enfants, frère et sœur, atteints de coqueluche, guéris en quatre jours avec P. alt. L. (deuxième verre).

COXALGIE. — E. R., âgée de dix-sept ans, eut le fémur déplacé à cause d'un rhumatisme. Le déplacement était survenu trois mois avant qu'elle se présentât pour être soignée ; elle fut guérie en peu de jours avec S. intus et El. R. extra.

COXALGIE. — J. L., âgé de soixante-douze ans, avait une luxation du fémur par suite d'une chute. Et comme il tendait au rachitisme, il fut assujetti à la cure intérieure de S. et application d'El. R. au fémur ; il fut guéri en peu de temps.

COXALGIE. — Mme A., âgée de vingt-cinq ans, avait une luxation au fémur de l'articulation gauche, déclarée inguérissable. Elle fut guérie en un mois avec la cure de S. à l'intérieur et des bains d'El. R.

COXALGIE. — Mme M. R., âgée de quarante ans, coxalgie accidentelle par suite de chute, guérie en quinze jours par application d'El. B. à la pointe du fémur, et dilution S. alt. C.

COXALGIE SPONTANÉE. — Un enfant de quatre ans et huit mois. Traitement par S. (deuxième verre), demi-verre par jour ; plus tard S⁵ à la même dilution et trois globules par jour à sec de C⁵, onction de C⁵ et application d'El. R. trois fois par jour à la pointe du fémur. Bains à la tête avec El. B. Guérison complète en quatre mois à la grande surprise du médecin (S. Schmid).

COXALGIE SPONTANÉE. — Une femme, âgée de trente-deux ans, très lymphatique, la coxalgie avait commencé à seize ans ; après plusieurs traitements, même avec pointes de feu au genou (on traitait pour tumeur blanche), on conseille l'amputation. A trente-deux ans la malade marchait à peine, le pied ne reposant que sur les orteils, jambe tordue, rétractée et jetée en dedans. Compresses d'El. R. à la pointe du fémur et aux nerfs de la jambe, dilution S., amélioration en trois semaines, après quatre mois, le talon repose à terre, le genou est désenflé et on compte arriver à la guérison complète, La guérison de la coxalgie spontanée est toujours longue à obtenir, parce qu'il s'agit de changer le sang et de délivrer la capsule d'une humeur qui, en s'y fixant, pousse le fémur en dehors, mais au contraire elle est toujours facile et prompte dans la coxalgie occasionnée par une cause extérieure.

CROUTE DE LAIT. — Une enfant de cinq ans avait la croûte de lait qui envahissait l'œil droit ; et son ventre aussi était parsemé de ces croûtes. Elle fut guérie parfaitement avec S. intus (troisième verre).

D

DARTRES (Psoriasis). — Affection herpétique très générale, mais se montrant surtout aux bras, aux jambes, aux genoux et dans les cheveux, chez une dame de cinquante-sept ans ; étroitement liée à une dyspepsie qui s'accentue davantage à mesure que les dartres s'effacent momentanément. Les fonctions se font irrégulièrement : alternance de constipation et diarrhée ; principe de gravelle ; mouvements frébiles toutes les nuits ; autrefois cette dame souffrait de violentes migraines lors des règles. Tempérament lymphatique.

Le traitement a commencé le *19 août 1881* par A³ (deuxième verre) alt. avec C. (deuxième verre) ; S. 1 grain à sec matin et soir, bains C⁵ et A², onctions A².

Les premières nouvelles reçues le 9 septembre étaient bonnes : nuits meilleures, soubresauts nerveux, moins violents et plus rares, et les dartres commençaient à pâlir. Le traitement continua jusqu'au *28 octobre* ; puis les 2 grains de S. matin et soir furent remplacés par 2 de F., et le S. fut donné par 4 grains dans chaque repas. A cette date les accès de fièvre paraissaient plus forts, la malade se plaignait de douleurs d'estomac et de selles graveleuses ce qui justifia ce petit changement.

Le 29 décembre.—Fièvre intermittente très forte, digestions pénibles, dérangement intestinal presque périodique, nuits mauvaises, énervement ; mais *les dartres* ont totalement disparu. Les phénomènes graves provenaient de leur rétrocession.

A³ (deuxième verre), C. (deuxième verre), F. (premier verre), onctions A. sur le cœur, bains de F², C⁵ et A².

Le 4 avril 1882. — Les dartres ont complètement disparu, les forces sont revenues, les accès de fièvre sensiblement moindres ; mais l'estomac est moins docile, les digestions toujours difficiles, le dérangement intestinal constant, accompagné de douleurs d'entrailles et de nausées.

F., L., A³ (deuxième verre). Bains de C⁵ et A². Onctions de F² aux hypocondres. L. dans les repas.

Le 15 mai 1882. — Aucun changement. Bouche amère et pâteuse. A³ et F. au deuxième verre. S² au premier verre. L. dans les repas. F² aux hypocondres.

Le 12 juin. — Mieux très léger ; la fièvre, quoique subsistant toujours, n'a plus plus rien de périodique ; l'énervement est moins grand, la bouche n'est plus amère, les évacuations sont plus régulières. Le traitement continue avec atténuation des doses.

Le 4 juillet. — Tout va bien, sauf les accès fébriles qui continuent.

Le 4 septembre. — Fièvre, dérangement des intestins, lourdeur d'estomac, tout est à peu près disparu, mais... réapparition d'une ou deux petites dartres à l'oreille et sur le cuir chevelu.

S. (premier verre), F. (premier verre), A³ (troisième verre), S. dans les repas. Onctions, pommade S. Bains de S⁵ et L.

Le 9 octobre. — Plus de fièvre ni d'énervement. La malade serait guérie si les pellicules du cuir chevelu ne reparaissaient pas toujours. De plus, elle se plaint d'une menace de paralysie du bras droit.

S² et S⁵ (deuxième verre), F. (deuxième verre), L. dans les repas. A² sur le cœur. El. R. et lavages C⁵ au bras menacé.

Depuis lors et jusqu'au *9 avril*, les nouvelles étaient toujours plus réjouissantes. La paralysie du bras a pu être écartée et le traitement a continué par F. (deuxième verre), S. (premier verre). 3 grains C⁵ à sec quatre fois par jour et 3 grains L. chaque matin, et aujourd'hui, 28 août, la guérison est complète.

DARTRE. — Mr B. F., âgé de vingt-cinq ans, était affecté, depuis l'âge de trois ans, d'une dartre maligne à la face. Traité d'abord à Bologne par le professeur Gamberini, pendant quatre ans, avec des bains de vapeur et des préparations arsenicales, puis par le professeur M. avec toutes sortes de remèdes, il fut guéri par les anti-scrofuleux et l'antivénérien intus et extra dans le bref délai de cinquante jours.

DIPHTÉRIE. — Dans la paroisse de Lagaro, province de Bologne, qui compte 640 habitants, il s'est produit un fait qui me semble digne d'être dénoncé au public. Quatre-vingt-trois personnes ont été atteintes par la diphtérie ; soixante-dix-huit personnes ont été soignées allopathiquement, et soixante-dix-huit sont mortes allo-pathiquement et ensevelies. Cinq de ces quatre-vingt-trois personnes ont été soignées par Mr le curé D. Jean Morelli selon la nouvelle science médicale et cinq ont été guéries par l'Electro-Homéopathie. La cure fut très simple : gargarisme avec S., A³, El. R. ou El. A., et, dans les cas très graves, petits bains et onctions avec les mêmes remèdes (un à la fois) à toute la gorge. Je crois que l'autorité qui gouverne un pays civilisé doit s'inté-resser à un fait d'une si incontestable gravité ; cependant, le rire sur les lèvres, le cœur léger et avec la plus impassible tranquillité on continue à tuer le peuple. (Mattei).

DARTRES VIVES. — Mme P. M. souffrait d'une dartre vive qui l'empêchait de faire le moindre usage de ses mains ; elle fut guérie avec des compresses de C⁵ ; intus dilution C. alt. A.

DIABÈTE SUCRÉ. — Mr P. S., âgé de trente-cinq ans, atteint du diabète depuis cinq ans, guéri en peu de temps par S. alt. A³ et, pendant vingt jours, 5 gouttes d'El. A. à boire dans un verre d'eau.

ANGINE DIPHTÉRIQUE. — Une petite fille, âgée de six ans, fut atteinte d'angine diphtérique ; elle avait la luette, les amygdales, le voile du palais, le pharynx, rouges et gonflés. Quelques plaques brunes entourées d'un cercle inflammatoire avec sécrétion puante. Avec un pinceau, on lui lavait l'arrière-gorge toutes les dix minutes avec C⁵ (25 grains par verre d'eau). Compresses aux hypocondres avec F². Onctions à la gorge avec A. alt. S. et dilution S. Guérison complète en peu de jours.

DARTRE. — Mr P. avait consulté bien des docteurs pour une dartre sanguine au talon. Chacun lui avait dit qu'elle ne guérirait pas ; elle est pourtant complètement guérie par C. alt. A. Onctions et bains de C⁵.

DENTS. — Un Monsieur était affligé depuis vingt jours d'une fluxion à la gencive gauche qui lui occasionnait des spasmes horribles ; il n'avait pas de dents cariées. Après deux applications d'El. R., en forme de ventouse, la douleur était passée complètement.

Une Dame, atteinte de spasmes dûs à une dent cariée, la douleur passa avec des applications d'El. R. alt. El. J., sans avoir besoin de recourir au dentiste pour faire arracher la dent.

Plusieurs cas de douleurs aux joues, dues aux dents cariées, ont été guéris par la seule application des El.

DIABÈTE. — Une Dame de soixante-huit ans, atteinte d'un diabète sucré et d'un ezéma qui faisait devenir la peau des pieds d'une façon très douloureuse, les jambes souvent enflées et très faibles, fut guérie par L. intus, et 5 gouttes d'El. A. sur un morceau de sucre, à prendre tous les jours. Onctions de C⁵ et application d'El. A.

DIARRHÉE. — Une jeune demoiselle, âgée de quinze ans, était réduite à l'état de squelette, avec une diarrhée continuelle et manque complet d'appétit. Tout traitement, même l'homéopathie, avait été parfaitement inutile. En deux mois, elle fut tout à fait guérie par S. tous les jours et de temps en temps C.

DIARRHÉE. — Une enfant âgée de douze ans avait la diarrhée depuis quinze jours, coliques après chaque repas. L'El. R. à l'estomac et au sympathique et 4 globules de S. l'ont délivrée en une demi-journée.

DOULEURS. — Un homme âgé de soixante-dix-huit ans, souffrant depuis six semaines de sensations de chaleur intérieure, de manque d'appétit et de douleurs à l'épine dorsale ; traitement allopathique sans succès. Guéri en quelques jours par F. alt. A. à la deuxième dilution, et onctions de C⁵ à l'épine dorsale.

DYSPEPSIE. — Une dame, âgée de cinquante-deux ans, fut guérie en trois jours de dyspepsie et rhumatisme, par S. intus et compresses de S⁵ et El. R.

DYSSENTERIE BLANCHE. — Mme la comtesse M. de la S., âgée de soixante-trois ans, était affligée, en avril 1881, de dyssenterie. Elle avait eu dans les vingt-quatre heures, avant que je la visitasse (le 8 avril au soir), trente-quatre selles consistant en mucus blanc ; chaque selle était accompagnée d'affreuses étreintes qui, des fois, lui arrachaient des cris. Je lui fis prendre 1 globule de S. délayé dans un litre d'eau, une petite cuillerée chaque dix minutes. Le lendemain, à neuf heures, elle se trouvait bien mieux, sans fièvre ; elle n'avait eu que cinq selles pendant la nuit. S., 1 globule dans un demi-litre d'eau, et, le 10 avril S., 1 globule (premier verre). Le 11 avril, elle était complètement guérie. (Dr Held.)

DYSMÉNORRHÉE. — Mlle H., âgée de dix-huit ans, souffrait de dysménorrhée accompagnée d'atroces douleurs à l'époque de ses règles, au bas-ventre et au sacrum ; teint très rouge, palpitations de cœur irrégulières. Guérie en quatre mois par dilution A. alt. C. alt. S. (premier verre). Onctions, compresses et bains d'A. alt. C. alt. S. Applications d'El. B. à la région du cœur, au bas-ventre et au sacrum.

DYSMÉNORRHÉE. — La princesse G., âgée de vingt ans, en était atteinte, avec de fortes douleurs au bas-ventre et au sacrum. Guérie par le même traitement que le cas précédent.

Plusieurs dysménorrhées et aménorrhées ont été guéries chez les demoiselles et les dames par le même traitement.

E

EPILEPSIE. — Mr C. C., âgé de dix-huit ans, était affligé d'épilepsie quotidienne ; il fut guéri en peu de jours avec S. (deuxième verre), A. (premier verre). 5 grains de Ver. à sec le soir avant de se coucher. Onctions de A² sur le cœur.

EPINITE. — Mme T. P., âgée de cinquante ans, était alitée depuis cinq ans et était incapable de faire le plus léger mouvement, à cause d'une épinite à laquelle s'ajoutaient des douleurs articulaires et des plaies variqueuses aux jambes. Après avoir en vain essayé tous les remèdes de la science allopathique et homéopathique, elle fut abandonnée par tous les professeurs. Elle fut complètement guérie par le traitement suivant : Dilution S. alt. C., alt. A. Onctions avec C⁵ à l'épine dorsale ; puis El. B. et El. A. avec des bains de C⁵ alt. A².

EPINITE. — Mr T. R., âgé de soixante-deux ans, était affligé depuis trois ans d'une terrible épinite et de paralysie progressive. Il fut abandonné par les plus célèbres médecins, car son état de santé ne laissait presque rien à espérer. Cependant il voulut essayer des remèdes Mattei. Il fut tout à fait guéri par A. alt. S., dilution première. Onctions de S⁵ à l'épine dorsale, El. B. et A. à tous les points. Bains de S. alt. A². Après deux mois de ce traitement, il put marcher ; après cinq mois, il fut complètement guéri.

ERYSIPÈLE PAR EMPOISONNEMENT. — Le 15 décembre 1881, un pauvre homme, mécanicien de profession, s'introduisit par accident un morceau de laiton dans l'un des doigts. Bien que ce métal-là ne séjournât pas longtemps, le bras tout entier enfla rapidement, puis la tête, et cette enflure s'accompagna d'horribles douleurs, de fièvre intense et de délire. Le docteur appelé, jugeant le cas désespéré, ne donna pas d'espoir. S. (premier verre) avec El. R. aux points du bras et de la tête, ainsi que des onctions de S., firent disparaître promptement, c'est-à-dire en quelques heures tous les symptômes dangereux y compris une partie de l'enflure et les douleurs. Pendant huit jours ce traitement fut poursuivi jour et nuit, après quoi le bras se couvrit d'une éruption vésiculeuse qui donna issue à un liquide séreux en très grande quantité. Chose curieuse à observer, c'est que, dès que l'emploi de l'El. R. était négligé, l'enflure ainsi que le délire reparaissaient violemment, mais cédaient de nouveau à la première application du liquide.

C'était la seconde fois que pareil accident arrivait à cet homme-là. La première fois, le cas était moins grave et cependant l'allopathie demanda trois mois consécutifs pour en faire raison, encore fallut-il que la chirurgie intervint et opéra la glande lymphatique de l'aine, considérablement tuméfiée. Sans doute que cette opération ne put se faire dans la section de un ou de plusieurs tendons qui priva pour la vie le malheureux malade de l'usage de son membre. On comprend que, le fait se répétant à l'autre bras, il ait tenu à être traité différemment.

ELÉPHANTIASIS. — Caty François, de dix-neuf ans, de Saisguand, malade d'un grave éléphantiasis à la jambe droite. Soigné à l'intérieur avec S. alt. A., à l'extérieur avec bains de C^5 et avec toutes les El., il guérit en treize mois.

ELÉPHANTIASIS. — C. F., malade d'éléphantiasis au côté droit, a été guérie par les C. et les A. intus et extra au bout de trois mois.

ELÉPHANTIASIS à la jambe droite depuis deux ans. — B. A., âgée de cinquante ans, guérie par S. alt. C. alt. A. intus et extra.

EMOPTYSIE récidive depuis deux ans, guérie en six mois par A. intus. Après cinq ans, aucune récidive.

ECZÉMA. Mr P. N., malade d'un eczéma à l'anus, sur les fesses, guéri avec L. alt. S^5.

EPILEPSIE. — Mr C., de quarante-sept ans, atteint depuis six ans d'épilepsie ; il fut guéri avec S. (deuxième verre) en peu de semaines.

EPILEPSIE. — Mme L. O., atteinte depuis seize ans d'attaques apoplectiques quotidiennes. Guérie parfaitement avec A. alt. C. (deuxième verre), légères compresses d'A. sur le cœur.

ESTOMAC. — G. J., de cinquante-deux ans, était atteint d'une gastrite lente, déclarée incurable par plusieurs médecins. Cependant le S. intus et les onctions avec F^2 suffirent pour lui donner la santé.

CARDIALGIE (Estomac). — Une femme âgée de trente-deux ans, atteinte de cardialgie avec douleurs à l'épigastre, au dos et à la poitrine. S^1 alt. A. (deuxième verre), applications d'El. R. alt. El. J. et quelques injections sous-cutanées avec quelques gouttes d'électricité J. calmèrent les douleurs à l'épigastre, mais celles au dos et à la poitrine ne cédèrent qu'aux onctions de F^2 et applications d'El. B. Après huit jours il se déclara une jaunisse qui disparut définitivement avec tous les autres symptômes, par F. (deuxième verre) et onctions de F^2 aux hypocondres.

CARDIALGIE. — P. R., âgé de vingt-sept ans, souffrait depuis quatorze jours de cardialgie avec catarrhe d'estomac ; au bout de quelques jours il fut guéri par S^5 et F^4 (deuxième verre), et application d'El. R.; mais, un mois après, survint une récidive très forte qui résista aux remèdes sus-énoncés ; les selles couleur cendre annoncèrent une complication du foie. Alors on donna F. alt. A. (deuxième verre), onctions de F^2 aux hypocondres, et au bout d'une semaine on constata la guérison complète.

ELÉPHANTIASIS. — Un jeune homme de seize ans, ayant toutes les apparences de la vieillesse décrépite et la peau entièrement couverte d'écailles, comme la peau de l'éléphant, avec nombreuses plaies. Le C. et le S. l'avaient presque guéri ; il ne restait plus qu'une plaie avec croûtes à une jambe, mais, impatient de guérir, il prit des doses énormes, de plus en plus fortes (jusqu'à deux mille grains par jour) ; il fut attaqué à la poitrine et mourut.

ELÉPHANTIASIS. — Une femme, âgée de quarante-cinq ans, atteinte à la jambe droite ; guérie en quinze mois avec onctions L. alt. S. et compresses de S⁵.

ELÉPHANTIASIS. — Un homme âgé de cinquante ans, atteint à la jambe gauche, fut guéri par S. alt. C., compresses d'El. V. et compresses S⁵.

EPILEPSIE. — Un enfant de huit ans était atteint de crises de plus en plus fréquentes. Les parents avaient reconnu la maladie quand l'enfant avait deux ans. On le bourrait de bromure, d'iodure, etc., rien n'y faisait. On a commencé par S. (premier verre), les crises sont devenues plus fréquentes. Alors on a immédiatement donné S. (troisième verre) ; les crises sont devenues moins fortes et moins fréquentes, mais persistaient toujours. Ayant remarqué que l'enfant se grattait le nez très souvent, on modifia le traitement ainsi : S³ alt. Ver. (troisième verre), une cuillerée à café toutes les deux heures. Pendant dix jours, il ne se produisit rien d'extraordinaire, l'état restait le même ; mais, le onzième jour, des coliques survinrent, les selles prirent une odeur infecte, et les crises, de forme épileptique, diminuèrent d'intensité tout en s'éloignant. Le traitement fut continué ; au bout d'un mois, les remèdes furent administrés au premier verre, et la dernière crise observée a eu lieu treize mois après le commencement du traitement. Il y a de cela trente et un mois. L'enfant est devenu fort, très vif et est très intelligent. Il est à croire que ce n'était pas de l'épilepsie, mais des crises occasionnées par des vers.

EPILEPSIE. — L. Z., femme de trente-neuf ans, malade d'épilepsie depuis huit ans ; guérie en trois mois par S. (troisième verre). (Docteur Pascucci.)

EPINITE. — Mr N. M., de quarante-cinq ans, était malade depuis trois ans d'épinite. Toutes les cures allopathiques furent sans aucun effet. En un an de cure avec S. et A. alt. et bains des mêmes remèdes, il fut parfaitement guéri.

ERYSIPÈLE. — Mgr N. G., âgé de cinquante-huit ans, était affligé d'un érysipèle poudreux général. Il fut guéri avec S. intus.

ERYSIPÈLE. — Mr V. M., de la Dalmatie, âgé de soixante ans, était atteint d'une angioïte grave et d'un érysipèle ; il fut guéri en trois mois avec l'A. intus.

ERYSIPÈLE. — Mlle M. P., de dix-sept ans, avait un érysipèle ; elle fut guérie en peu de jours avec S. intus et application d'El. A. au centre du crâne.

EPILEPSIE. — Une pauvre femme de chambre, à la Maison Planté, à Pau, cautérisée à la matrice pour la délivrer de couches trop laborieuses, avait perdu ses règles et, en revanche, avait pris des convulsions, huit à dix fois par jour. Cela durait depuis sept ans, et elle en était devenue imbécile. Il y avait évidemment vice de circulation. On lui donna A. (premier verre). Le premier jour il n'y eut plus d'accès ; les huit jours suivants, accès moins forts ; le neuvième jour, grand accès. Alors on diminua la dose au troisième verre. Peu à peu la malade se relève. A quarante-sept ans, ses règles reviennent ; elle ne les avait plus depuis sept ans. Ce fut sa guérison.

EPILEPSIE. — Un homme de trente-cinq ans, atteint depuis deux ans d'attaques épileptiques revenant deux ou trois fois par mois, constitution très affaiblie par la syphilis ; guéri par Vén. alt. A. d'abord (troisième dilution), puis à dose ordinaire.

EPINE DORSALE. — Déplacement d'une vertèbre de l'épine dorsale. Jeune homme de vingt et un ans, ne pouvant plus se tenir debout. Guéri par dilution S. et application d'El. B. Compresses de S.

EPINE DORSALE. — Déviation de l'épine dorsale chez un enfant de cinq ans en suite de fièvres ; guérie par S. et application d'El. R. aux deux côtés de l'épine dorsale.

F

FIÈVRES. — Un frère des écoles chrétiennes, en Afrique, âgé de cinquante-quatre ans, a été pris de fièvres en 1868, et l'a conservée habituellement jusqu'en juillet 1881. Pendant les cinq derniers mois, les accès, devenus hebdomadaires, avaient pris un caractère pernicieux malgré les amers et la quinine absorbée jusqu'à 150 centigrammes par jour.

L'aggravation du mal et l'abus des remèdes avaient déterminé l'état suivant : gastrite aiguë depuis deux ans, coliques des intestins, altération de la vue (les objets paraissaient doubles, triples), néphrite, dysurie, paralysie presque complète du bras droit depuis quatre mois, suintement abondant avec plaies, démangeaisons vives sous les aisselles, derrière les genoux et à l'articulation des deux avant-bras, contractions très douloureuses du diaphragme. De vives démangeaisons sur toutes les parties du corps et qui avaient produit en quelques semaines une maigreur de squelette, annonçaient la pullulation des vers depuis la plante des pieds jusqu'à la tête.

Deux médecins appelés déclarèrent, l'un qu'il ne saisissait pas le caractère de la maladie, l'autre que le patient n'avait rien de sérieux, rien qu'une simple névralgie. Pourtant le malade ne pouvait, à la fin, ni se coucher, ni commencer à dormir, ni même s'appuyer contre le dos d'un fauteuil sans s'évanouir convulsivement.

Traitement commencé le 1er juillet : Ver. (premier verre). 10 grains à sec et compresses du même (20 grains par verre) sous les aisselles, derrière les genoux, sur les bras et sur le bas-ventre. F. (deuxième verre). Compresses et onctions de F^2 sur les hypocondres, les reins et sur le bras paralysé. El. R. alt. El. J. sur le bras, les reins, aux sus et sous-orbitaux, trois fois par jour, idem sur l'estomac. 2 grains de F. et 2 de C^5 à sec chaque jour.

Le 15, bras libre, néphrite sensiblement diminuée,

rayon visuel rendu à son état normal, suintement et démangeaisons disparues. Selles diarrhéïques, couleur noir d'encre et formation d'un flegmon sous la membrane précitée du côté droit de l'estomac. Ce flegmon a dû être le résultat de la décomposition non expulsée des vers.

Le 22, ouverture du flegmon donnant deux litres de matières purulentes mélangées de sang vicié. Etat du malade très grave, absence d'aliment, sueurs froides, odeur cadavéreuse même en dehors de la chambre, signes caractéristiques de la mort sur les différentes parties du visage. Le médecin appelé pour la troisième fois déclare le malade privé des principes vitaux et lui donne au plus quarante-huit heures d'existence.

Continuation du traitement ci-dessus excepté le Ver.; la boisson est à la troisième dilution. El. R. alt. El. J., cinq fois par jour. Lavage à l'eau-de-vie de C^6 (20 grains par verre) sur la colonne vertébrale. Compresses du même sur le front et les tempes.

Guérison en deux mois. La fièvre n'a plus reparu, l'appétit est excellent, la digestion bonne et la vigueur actuelle est comparée à celle que le malade avait dix ans auparavant.

FIÈVRE TIERCE. — Mme E. de W., âgée de trente ans, devait retourner en Russie, sa patrie, lorsqu'elle fut prise par des accès de fièvre tierce, tant redoutée à Rome. Après le second accès elle me fit appeler pour la guérir sans quinine !... Le 17 mai 1881, elle prit F. seconde dilution, mais je ne pouvais la décider à appliquer le F. nouveau aux hypocondres ; elle était guérie néanmoins le 22 mai, soit en six jours.

Les cas de guérison de fièvres intermittentes, soit récentes, soit de longue date et rebelles sont innombrables. (Dr Held.)

FISTULE. — Mr S., âgé de trente ans, était affligé d'une fistule lacrymale à l'œil droit. Elle fut soignée extérieurement avec bains locaux de S. alt. El. B. et intérieurement avec S. Guérison radicale. (Dr Coli.)

FIÈVRE PUERPÉRALE. — Mme G. V., âgée de vingt ans, était affligée de la fièvre puerpérale et de la miliaire. Elle fut guérie avec le F. alt. A. alt. S. intus et onctions aux hypocondres F². (Dr Coli.)

FIÈVRES intermittentes. — E. Z., âgée de vingt-huit ans, était affligée de fièvres intermittentes depuis plusieurs mois. En quinze jours elle guérit avec dilution F. et onctions aux hypocondres de F².

FISTULE. — Mme A., âgée de trente-deux ans, souffrait d'une fistule à l'anus et d'inflammation à l'utérus. Elle est complètement guérie après trois mois de traitement par C. alt. A. (premier verre). 6 globules par jour de S. à sec et des bains de C⁵ alt. A² (100 globules par bain); en outre application d'El. R. et compresses d'El. V. à la partie malade. Non seulement cette dame est guérie, mais elle déclare ne s'être jamais si bien portée.

FIÈVRE SCARLATINE. — Une femme, âgée de vingt-six ans, atteinte de fièvre scarlatine par tout le corps, guérit après quatre jours par dilution S², onctions de F² aux hypocondres.

Le docteur Atzninger constata pendant le mois de mai 1882, à Vienne, où régnait la scarlatine, beaucoup de cas de guérisons promptes et heureuses par F. alt. S. et onctions de F² aux hypocondres.

FIÈVRE-VARIOLE. — Une petite fille, âgée de trois ans, fut atteinte de la variole ; elle ne fut assujettie aux remèdes Mattei que lors de la complète éruption. Traitement : S. alt. F. seconde dilution, 1 grain à sec de S. toutes les demi-heures, une cuillerée de la dilution chaque dix minutes. Compresses tièdes de S⁵ sur les pustules. La fièvre fut enlevée instantanément. Le lendemain l'éruption était grillée, comme la gelée grille les jeunes bourgeons.

FISTULE A L'ANUS. — V. L., âgée de trente-neuf ans, avait une fistule à l'anus, très suppurante et douloureuse, ne voulant pas se soumettre à l'opération chirurgicale, et après avoir épuisé inutilement toutes les ressources de l'allopathie, se décida à se soigner avec les remèdes Mattei, quoiqu'il avait déjà perdu tout espoir. Cependant il fut guéri en quatre mois par S. alt. C¹ à doses ordinaires, application d'El. R. au sacrum, compresses et bains de C⁵ sur la fistule.

Fɪsᴛᴜʟᴇ ʟᴀᴄʀʏᴍᴀʟᴇ à l'œil gauche chez un homme de vingt-deux ans, guérie par S. alt. A. Bains locaux de S⁵ alt. C⁵ et applications d'El. B.

Fᴏɪᴇ. — L. R., âgée de dix-huit ans, atteinte d'épatite, fut entièrement guérie en trois semaines par F. alt. A³ (troisième verre). Compresses aux hypocondres maintenues jour et nuit avec F² et El. B.

Fᴏɪᴇ. — G. P., âgé de quarante-huit ans, était atteint depuis plusieurs années d'une grave maladie de foie. Il lui fallait recourir presque tous les ans aux eaux de Vichy, qui d'ailleurs lui apportaient quelque soulagement, mais le mal reparaissait toujours et allait même en augmentant d'une façon inquiétante.

Depuis trois mois le malade avait une fièvre intermittente d'une violence inouïe et sur laquelle la quinine n'avait plus aucune prise. Son état, au dire de son médecin même, était devenu très grave.

Il commença le traitement Electro-Homéopathique le 1ᵉʳ janvier 1880, après un violent accès de fièvre, par F. à la deuxième dilution et onctions de F² sur les hypocondres. La fièvre ne reparut plus une seule fois, et le 15 janvier le malade paraissait revenu à son état normal. Il n'en a pas moins continué quelque temps encore par prudence son traitement et la maladie de foie a complètement disparu.

Fᴏɪᴇ. — Mme N. L., âgée de quarante ans, atteinte de coliques hépathiques atroces. Avec l'emploi du F. et des compresses du F², il y a eu une rémission très rapide des accidents.

Eɴɢᴏʀɢᴇᴍᴇɴᴛ chronique du foie et de la rate, en suite de fièvres tierces réitérées et abus de quinine. — Mr A. P., âgé de cinquante-huit ans, est visité chaque

printemps, depuis environ quinze ans, par des fièvres
tierces, qui ont toujours été supprimées par de fortes
doses de quinine. La suite en est un considérable engorgement du foie et de la rate. Le foie, sous la pression,
se sent dur, le teint est d'un jaune verdâtre, la langue
montre un enduit jaunâtre surtout vers la racine; goût
amer ou pâteux; déjection troublée. Son humeur est
changeante, mélancolique, irritée à la moindre contra-
diction; il voit tout en noir. Enfin, c'est une véritable
humeur hypocondriaque.

En 1881, le 6 janvier, il prend F. à la deuxième
dilution et aux hypocondres; il fait, matin et soir, des
onctions avec F^2; outre cela, 1 globule de S. à sec
matin et soir. Peu à peu la dose du F. fut portée à la
première dilution.

Déjà, après un mois de cure, le teint du malade
changea; il commença à perdre le jaune et la langue
devint blanchâtre; l'humeur aussi s'améliora considérablement et la digestion se faisait mieux, mais au foie
et à la rate il n'y avait aucun changement palpable.
Malgré cela je ne changeai rien au traitement, car dans
si peu de temps l'affection aux hypocondres ne pouvait
pas encore ressentir le bienfait du remède à un plus
haut degré.

Au mois de mars, Mr A. P. se sentait les symptômes précurseurs de ses habituels accès de fièvre du
printemps. Un peu découragé, il me demanda si je
ne croyais pas nécessaire de prendre quelques bonnes
doses de quinine pour empêcher la fièvre d'éclater.
Mais je lui répondis précisément que non! et lui fis
prendre son F., au lieu de la première, à la troisième
dilution, en continuant toujours les onctions aux hypocondres, avec F^2 et applications d'El. R. au nerf sympathique et au plexus solaire. Au bout de deux jours, tous
les symptômes de la fièvre à venir l'avaient quitté
jusqu'au plus léger malaise; le F., seconde dilution,
balayait ce reste, et, au quatrième jour, Mr A. P. faisait
retour à la première dilution du F., sans avoir eu
besoin de quinine, comme il avait dû le faire sous la
cure allopathique.

Au mois d'août, je constatais que tout le foie, ainsi que la rate, étaient libres de tout engorgement qui avait duré pourtant tant d'années ; et, bien que guéri, j'invitais Mr A. P. à continuer à prendre F. intérieurement et extérieurement jusqu'à la fin de l'année pour consolider la guérison. C'est ce qu'il fit et il s'en trouva bien.

Cette histoire prouve la grande puissance du F. sur les affections du foie et de la rate, mais aussi sur toute forme de fièvre intermittente et comme antidote pour la quinine, et pour éliminer les dégâts produits par celui-ci. (Dr Held).

Hépatite chronique. — R. J., âgé de cinquante ans, après trois ans de maladie sous un traitement allopathique, guéri en deux mois par dilution F. et onctions F^2 aux hypocondres. (Dr Pascucci).

Foie. — Mr P. P., âgé de cinquante-six ans, souffrait d'une grave affection au foie avec hémorragie ; il fut guéri en vingt jours avec A. en dilution et F^2 en onctions aux hypocondres.

Fièvre. — Le noble Monsieur J. D., à la suite des fièvres qui ne l'abandonnèrent pas pendant cinq ans, acquit de graves altérations aux viscères hypocondriaques, spécialement au foie. Pendant cinq ans, il employa en vain tous les remèdes allopathiques ; maintenant il est guéri après un seul mois de cure avec F. en dilution et onctions de F^2 aux hypocondres. (Dr Coli.)}

Fièvre. — Le Rév. de P. J., procurateur général de l'ordre des Capucins, raconte avoir été affligé depuis longtemps de la fièvre. Après avoir employé le F. en dilution et onctions, la fièvre n'a plus parue.

Faiblesse du bras (suite de chute). — Impossibilité absolue de le lever, même de ramener la main à la poitrine. Enlevée par application d'El. R.

Faiblesse des genoux, guérie par S. alt. avec C. et application d'El. R. aux nerfs crural et sciatique, pris près du genou.

NÉVRALGIE FACIALE. — Deux cas, guéris avec S., première dilution, et application d'El. R. alt. avec le J. (Dr F. Castillo).

Un autre cas de névralgie faciale, à type intermittent, guérie par S. alt. F^1, application d'El. R. et onctions F^2 aux hypocondres. (Dr J. Castillo.)

FISTULE DENTAIRE. — E. C., âgé de dix ans, avait la joue tellement enflée qu'il ne pouvait ouvrir la bouche, à cause d'une fistule dentaire, et une gencive toute pleine de matière. Les souffrances étaient insupportables. On ordonne : L. à la deuxième dilution. Compresses et gargarismes du même remède. Le lendemain, la joue était désenflée ; la fistule avait répandu une quantité incroyable de matière, et l'enfant était guéri après deux jours de traitement par le seul L.

FRACTURE DE LA MACHOIRE. — Un homme, âgé de trente-quatre ans, guéri avec S. intus et extra et compresses d'El. B. Après vingt jours de traitement, cet homme est revenu à l'audience de Mr le comte Mattei, et on a constaté que la jonction des deux parties de l'os s'était solidement opérée.

G

GENOU (tumeur froide). — Une femme de Savignan, âgée de vingt et un ans, A. Bonaiti, était affligée par une tumeur froide au genou droit avec une carie des os, et deux plaies ouvertes. Traitée pendant deux ans par les A. et les C. en dilution et application d'El. R. alt. El. J., elle fut tout à fait guérie.

GENOU. — Tumeur lymphathique au genou. — Mme R. M. avait une tumeur lymphatique au genou droit qui l'affligeait depuis quinze ans. En seize mois de cure avec A. alt. S. alt. C. intus et extra, elle fut guérie parfaitement.

Genou. — Mme F., âgée de quarante ans, avait des tumeurs blanches aux articulations des jointures inférieures. Son infirmité datait de cinq ans. Elle a été guérie avec C. alt. A., et onctions avec les mêmes remèdes.

Genou. — Un jeune homme avait depuis sept années le genou ankylosé avec une tumeur dure au-dessous et ne pouvait marcher sans bâton. Il fut guéri en deux mois par S. intus. Compresses et onctions du même remède.

Tumeur du genou à la suite d'un accouchement anormal. — L'enfant était mort-né avec une tête énorme (hydropisie du cerveau). La mère, très fortement angioïtique, a quarante-sept ans. Un traitement par A. alt. C. fut poursuivi sans succès à toutes les doses pendant deux à trois mois, après quoi il fut prescrit : Vén., F., C., A., S. à faible dose. Trois semaines plus tard la tumeur, grosse comme les deux poings, dure, prête à être opérée, se réduisait et quelques semaines après elle avait complètement disparu sans laisser aucune trace de son passage.

Tumeur du genou avec carie des os. — Mr Felim B., jeune homme âgé de vingt-trois ans, était atteint de rhumatismes à la jambe droite dès l'âge de quatre ans. Une tumeur s'était formée au genou droit, ainsi qu'un énorme ganglion sous l'articulation ; la jambe, en outre, était fortement atrophiée. Depuis six mois, de grandes douleurs s'étaient déclarées, auxquelles avait succédé un mal sourd, annonçant la carie des os. Il se rendit à l'hôpital où les médecins déclarèrent qu'il fallait extraire deux os, mais qu'avant de l'endormir il devait leur donner l'autorisation de lui couper la jambe s'ils le jugeaient nécessaire. Comprenant qu'on jugeait l'amputation indispensable, il s'y refusa, et, désespéré, il envoya me prier de le traiter avec les remèdes Mattei, comme étant sa dernière planche de salut. Je lui ordonnai C., deuxième dilution. Onctions C^5. Application El. B. le matin et le soir. Compresses toute la journée avec C^8. Application d'El. R. alt. El. J. le long du

nerf crural. Mieux très prononcé en quelques jours. Trois
semaines après, j'ai ordonné pour traitement interne le
C⁵, et 2 globules à sec de S. matin et soir. Aujourd'hui,
cet homme bénit le nom vénéré du comte Mattei. Il fait
des courses de deux à trois lieues par jour sans fatigue,
sans douleur. La tumeur a disparu, le ganglion aussi
et l'atrophie s'est arrêtée. Pour longtemps encore il ne
cessera pas le traitement ci-dessus, afin d'éviter une
rechute après une maladie aussi grave, et surtout afin
de détruire jusqu'au germe de la maladie. (S. Schmid.)

•GANGRÈNE. — S. S., âgé de soixante-dix-neuf ans,
demeurant à Bologne, était tourmenté d'une gangrène
cutanée à la paupière de l'orbite droit. La gangrène,
qui avait été soignée avec les caustiques, fut vaincue en
peu de temps avec le bain de Cˡ. (Dr J. Coli.)

GANGRÈNE. — G. R., âgé de dix-sept ans, avait une
gangrène au front correspondant avec l'orbite gauche,
causée par des contusions. On répara l'escarre gangré-
neuse avec la cure intérieure du Cˡ. (Dr Coli.)

GANGRÈNE. — F. G., âgé de soixante-six ans, de
St-Marendone. Contusion au visage, à la suite d'une
chute, avec ulcérations et menace de gangrène. Il fut
parfaitement guéri en quinze jours avec dilution C⁵ alt.
A. Compresses alt. des mêmes et application d'El. A.
(Dr Coli.)

GANGRÈNE. — Mr G. F., âgé de cinquante ans, avait
un ulcère gangrené aux narines, déclaré incurable ; fut
guéri en deux mois avec S. alt. A., alt. C. intus et
extra.

GOUTTE. — Mr P. L., âgé de cinquante-cinq ans,
majordome de S. A. R. Donna Maria Assunta de Bra-
gance, tourmenté par la goutte depuis cinq ans, a été
guéri par S. intus, et compresses d'El. V. sur les articulations.

GORGE. — Mme R. P., âgée de vingt-sept ans,
affligée d'une angine, fut parfaitement guérie avec C.
intus, et avec gargarismes d'El. B.

GLANDES. — Une petite fille de trois ans, recouverte de bosselettes et de croûtes à la tête, a été traitée avec S. intus. Il lui vint une glande énorme au cou, du côté de l'oreille. Traitement : S. intus et C. Onctions de C. et application d'El. V. L'enfant est maintenant bien portante, gaie et parfaitement guérie.

GLANDES. — Mlle E. R., âgée de douze ans, souffrait d'une altération glandulaire générale très grave. Elle fut guérie avec C. intus et onctions du même remède.

GLANDES. — M. G. J., âgé de trente ans, malade d'une parotite depuis plusieurs mois. Il a été guéri complètement avec C. intus et C^8 en onctions.

GOÎTRE. — Une jeune fille, âgée de quinze ans, avait la glande tyroïde très proéminente, chose qui l'affligeait beaucoup. La guérison a été obtenue en deux mois ; difformité complètement dissipée par S. alt. A., alt. C. (premier verre). Onctions de C^5 et application d'El. R. en ventouses.

GLANDES ULCÉRÉES DU COU. — Une petite fille, âgée de six ans, très scrofuleuse, avec oreilles suppurantes, large ulcération sur le dos, répugnance invincible pour la viande et même pour tout aliment. En quelques semaines cicatrisation de toutes les plaies, réveil de l'appétit et des forces, avec grande amélioration, grâce au S.

GOITRE. — Un homme âgé de vingt-six ans, guéri par F. alt. C., première dilution. Onctions de C^5 et application d'El. R. en compresses autour de la glande.

GANGRÈNE d'un bras, amputé depuis longtemps, chez un homme de vingt-trois ans. Guéri par intus et extra C.

GANGRÈNE DU PIED. — Blessure à l'articulation ; condamné à l'amputation. Le pied était devenu noir. Guéri en six mois par C. intus et extra.

GANGLION. — Une dame de soixante ans avait depuis huit ou dix mois sur le poignet une grosseur égale à une noisette. Le médecin qu'elle consulta à ce sujet lui dit que c'était un ganglion et que le seul moyen de la débarrasser était de procéder par écrasement, ce qui n'aurait manqué d'être un peu douloureux. Cette dame voulut essayer de l'électro-homeopathie. Elle appliqua jour et nuit sur son poignet malade des compresses constamment renouvelées de C^5 à raison de quinze globules par verre d'eau.

En moins de trois jours le ganglion avait totalement disparu et n'est pas revenu depuis.

H

HÉMORROIDES. — Mr Potoutoff, âgé de quarante-cinq ans, de Saint-Pétersbourg, souffrait depuis vingt-cinq ans d'hémorroïdes fluentes avec engorgement du foie ; palpitations au cœur de cent vingt coups par minute, manque d'appétit, grande faiblesse. Tous les remèdes allopathiques étaient restés sans résultat. Après dix jours de traitement par A^3 alt. F^1, alt. C^1 (deuxième verre) et 10 grains à sec de S. par jour ; onctions sur la région du cœur avec A^2 et F^2 aux hypocondres alt. C^5, se produisit une amélioration immense qui augmentait toujours. Après deux mois, guérison complète.

HYSTÉRIE. — Mme A. L., âgée de vingt-six ans, souffrait depuis six ans de convulsions hystériques. Elle fut guérie en dix jours de cure par dilution C et onctions des mêmes remèdes sur l'estomac.

HERPÈS. — Mme F. A., affectée d'un herpès aux bras, à la poitrine et au bas-ventre avec douleurs arthritiques, fut guérie en deux mois par S. intus et en compresses.

HERNIE. — Mme B. S., âgée de quarante-deux ans, souffrait d'une hernie très volumineuse à l'aine gauche depuis une année. Après cinq mois de cure par A. en dilution et par des bains locaux d'El. R., elle a été guérie.

HERPÈS. — Mr le professeur De Michelis, âgé de quarante-six ans, tourmenté depuis seize ans par un herpès, a été guéri par l'A. intus, après quatre mois de cure.

HYSTÉRIE. — Mme R. V., âgée de quarante-neuf ans, souffrait d'une hystérie chronique depuis sept ans. Avec S. intus, après quatre mois de cure, elle fut tout à fait guérie.

HERNIE. — Mr F. S., âgé de vingt-sept ans, souffrait d'une hernie inguinale gauche; il fut guéri avec la seule cure intérieure de S^1.

HYDROPISIE (Ovarite-Ascite). — Mme P. R., âgée de cinquante-cinq ans, était condamnée au lit depuis longtemps par une ovarite avec hydropisie et abandonnée comme incurable. Cédant aux instances de cette pauvre femme, je lui laissai quelques doses de S. et de C. à alterner au deuxième verre; je lui ordonnai en outre des compresses et onctions avec C^5 et S^5; c'était le 25 mars. Le 14 avril le ventre était, à mon grand étonnement, considérablement désenflé et avait l'aspect de celui d'une femme sortant de couches. L'eau qu'il contenait s'était échappée par les urines. Je l'encourageai à continuer avec persévérance un traitement qui s'annonçait si bien. Le 18 juin, la marche ascendante vers la guérison s'étant ralentie, je donnai C. alt. Vén. et à l'extérieur compresses de C^1 alt. S^5; dès lors la guérison ne se fit pas attendre, sa marche fut toujours plus ascendante jusqu'en août, où la malade put se considérer radicalement guérie. Depuis lors, quatre années se sont écoulées sans ramener aucun des symptômes de cette affreuse maladie. *Observation.* A propos de Vén. contre les affections des ovaires ou de la matrice, qu'on me permette quelques réflexions. En général toutes ces affections, y compris la leucorrhée (qui peut-être n'est alors qu'une gonorrhée chronique), lorsqu'elles résistent aux C. dilués jusqu'au troisième verre, cèdent au Vén. seul ou alterné avec C. J'en conclus qu'une syphilis inoculée à la femme, accomplissant toujours ses premiers ravages dans la matrice qui est appelée à être le siège de mille maux, n'est pas chose si rare qu'on puisse se l'imaginer au premier abord. Sur dix cas d'affections de matrice se trahissant soit par des migraines, soit par des simples pertes blanches, quatre se guérissent par Vén. de préférence. Il est vrai qu'à mon avis, Vén. a des propriétés soit S., soit C., qui pourraient aussi au besoin expliquer la chose. Quoi qu'il en soit, je puis dire que je n'ai jamais eu qu'à me louer de ce mode de traitement des affections en question. Non seulement quand elles résistent, mais encore quand l'action de C. est simplement trop lente, j'alterne Vén. et je m'en trouve bien.

HYDROPISIE (Ascite). — Jeune fille. Enflure considérable du ventre, provenant d'exagération des glandes mésentériques, avec maigreur excessive. Guérison radicale par C.

HERNIE INGUINALE. — Vieillard de soixante ans, constitution faible, atteint depuis quinze ans d'hernie avec varices et insuffisance des valvules du cœur, guéri par S. alt. A.

HERNIE INGUINALE. — Fillette de onze ans, prise de maux de tête, indigestions, etc.; on découvre une hernie grosse comme un œuf de pigeon. On donne S. (premier verre) et El. R. en compresses autour du cercle herniaire. Après quarante-cinq jours on ne reconnaissait plus au toucher la place de l'hernie ; le traitement par S. a été continué pendant deux mois par précaution ; guérison complète.

HYDROPISIE (Ovarite). — Mme G. J., âgée de trente-cinq ans, avait une terrible ovarite chronique, et, de plus, elle était enceinte de six mois. Avec le C. intus et onctions de C^5, la maladie fut vaincue et l'accouchement fut heureux.

HYDROPISIE. — Mme T., âgée de vingt-cinq ans, souffrait d'une hydropisie, à la suite d'obstruction du foie et de la rate, déclarée incurable ; elle fut guérie parfaitement par A. intus et onctions de F^2 aux hypocondres.

HERNIE. — Un homme âgé de soixante-neuf ans avait une hernie datant de sept ans. Par moments il en souffrait beaucoup ; il était toujours constipé et portait un bandage qui le gênait infiniment. On lui donna d'abord A¹ (première dilution) et la constipation a cessé en trois jours ; après on a suivi le traitement de C. alt. A³. Compresses sur l'hernie avec El. A. Le bandage fut supprimé entièrement, et un mois suffit pour la guérison radicale.

HERNIE. — R. D., de quatorze ans, menacé d'une hernie inguinale droite, avait une plaie aux parties à cause du frottement de la ceinture ; de plus il était affligé par lippitude et brûlure aux yeux. La plaie fut guérie par C⁵ et El. A. La vue améliorée par bains de A² et applications d'El. B.

HERNIE OMBILICALE. — Une dame âgée de cinquante-deux ans, atteinte depuis deux ans, guérie dans cinq mois par S. (premier verre), compresses d'El. R.

I

INDIGESTION. — Une dame atteinte d'un bourdonnement chronique dans les oreilles, de maux de tête et d'une indigestion chronique, fut guérie en deux mois avec A³ (deuxième verre). Onctions de A² sur le cœur, et autour des oreilles, et de L. sur la tête.

INTESTINS. — Une femme âgée de trente-six ans, était affligée d'inflammation intestinale si aiguë, qu'elle lui empêchait les mouvements du bassin. Guérie par S. alt. C³ (premier verre) et onctions de C⁵ à l'abdomen et aux lombes.

INTOXICATION SATURNINE chez un homme de soixante ans, survenue par la décomposition dans le vin de plombs de chasse, qui avaient servi à laver les bouteilles, et que l'on n'avait pas eu soin de retirer avant de remplir

et de cacheter les bouteilles. L'empoisonnement a eu lieu
à Tamatave (Madagascar) en juin et juillet (première
semaine) 1882.

Une première crise s'était déclarée vers le 15 juillet.
Comme l'empoisonnement avait été lent, le malade perdit
la raison et devint furieux. Le médecin de la ville réussit
à calmer les accidents furieux, mais non à ramener la
raison ni les forces disparues avec les accès ; il ne réussit
pas davantage à sauver le compagnon du malade (de
cinquante-six ans) qui, atteint du même mal, mourut
après soixante heures d'atroces douleurs. — Le 20 juillet,
arrivée du malade à l'Ile de la Réunion, et nouvelle crise
le 3 août, crise que deux des meilleurs médecins de l'île
n'ont pu conjurer. — Le malade, faisant une promenade,
est tout à coup pris de convulsions et se raidit sur place.
Deux heures après, violents efforts de tous les membres,
perte de la parole, oppression très prononcée, râle,
immobilité complète, gonflement de l'abdomen, inflexi-
bilité générale. Je fus appelé le lendemain à huit heures
du soir. Le traitement commença ainsi : dix grains de
S^5 sur la langue toutes les demi-heures et demi-cuil-
lerée à café de S^5 alt. A^2 (deuxième verre) toutes les cinq
minutes (la bouche était maintenue entr'ouverte au
moyen d'une forte lame de fer). Ventouses à chaque
quinze minutes d'El. R. alt. El. J. au plexus solaire, occiput
et grand sympathique. A cause d'une forte sueur, compresses fréquentes de F^2 alt. S^5, alt. A^3 (quinze grains
par verre d'eau). Onctions toutes les demi-heures sur
les tempes, à la racine du nez, à la suture de l'os crânien
et au sommet de la tête, de S^5 alt. A^3, quatre grains
par cuillerée à bouche d'eau, additionnée de quelques
gouttes d'El. B. — Le samedi, à deux heures du matin,
respiration plus libre, râle moins fort et intermittent.
Le traitement est ramené à une application de chaque
onction par heure, Depuis six heures du matin continuation des compresses sur la tête et sur l'abdomen, boisson
de temps en temps. — Râle plus continu et plus fort
que la veille. Odeur repoussante remplissant même
l'antichambre. La nuit de samedi au dimanche, quelques

compresses seulement ; je n'osais plus rien espérer. —
Dimanche, de cinq à six heures du matin, souplesse des
membres revenue, râle interrompu, odeur de gangrène
s'exhalant de la bouche. Reprise du traitement ci-dessus.
Cependant la boisson ne peut être continuée, car les six
ou huit gouttes d'eau déposées sur la langue ne péné-
traient dans la trachée qu'en excitant un roulement de
tambour prolongé. — De huit à dix heures, yeux à
demi ouverts, ternes, un peu flétris, renversés, insensibles à la lumière et à la chaleur, puis la cornée rouge,
livide, orbites gonflés, violets, puis noirâtres. A dix
heures, cris effrayants, et pendant lesquels le malade
frappait à coups redoublés sur toute la région des côtes.
Eruptions subites par taches grosses comme une pièce
de dix centimes sur la surface thoracique et autour du
cœur, sueur de sang depuis l'épigastre jusqu'au front, et
assez abondante pour être essuyée avec un linge. Dans
le but de rétablir la respiration, j'avais mis, dès les six
heures du matin, des compresses sur le sympathique,
près la clavicule, composées de S^s, six grains, et d'El. R.
cinq gouttes par cuillerée. De midi à huit heures du soir,
dix crises accompagnées de cris et de coups redoublés
comme la première fois. La dernière crise fut celle d'un
petit enfant criant : maman, maman ! le malade urina
aussi deux fois. — Point de parole ; le lendemain El. B.
et compresses de S^s. El. A. sur les hypoglosses ; au bout
de deux jours, parole presque libre ; huit jours après,
expression très nette. Un clystère par jour de S^s alt. A^2
(quinze grains), lavages trois fois par jour à l'eau-de-vie
et C. sur la colonne vertébrale pour les forces, qui sont
revenues en trois semaines. S^s alt. A^3 (quinze grains)
par verre d'eau pour applications trois fois par jour sur
les tempes, le frontal, l'occiput, la tête, à l'effet de ramener la lucidité. — En cinq semaines le malade était complètement guéri ; il est de plus délivré d'un *delirium
tremens* contracté depuis deux ans par l'usage trop répété
des alcools. R.

K

KYSTES. — Mme M., de quarante ans, atteinte depuis deux ans de kystes à l'ovaire droit, palpitations irrégulières et un engorgement du foie. Guérison en dix mois par A. alt. F. alt. C. (deuxième verre); onctions de F^2 aux hypocondres, onctions de C^5 sur le point où le kyste se faisait sentir et application d'El. B. au grand sympathique, à l'occiput, plexus solaire et creux de l'estomac.

KYSTES A L'OVAIBE. — Mme L. R., de quarante-huit ans, ventre plein d'eau, les pieds enflés, amaigrissement, toux constante, état fébrile. Les médecins allopathiques de Vienne déclarèrent qu'il n'y avait autre remède que la voie chirurgicale. Elle fut soumise au traitement Mattei dans la forme suivante : C^1 (deuxième verre), onctions et compresses de C^5 sur le ventre, applications d'El. R., au grand sympathique, plexus solaire, occiput et creux de l'estomac. Après huit semaines le kysle était beaucoup plus petit, et six mois après, cette dame était complètement guérie.

L

LARYNGITE chronique. — Mlle T., âgée de vingt-deux ans, était atteinte d'une laryngite chronique ulcéreuse ; voix altérée, brûlements, déglutition douloureuse, crachats purulents, fièvre le soir, toux, haleine fétide ; plusieurs fois cautérisé, le mal résistait au traitement allopathique. Elle a été guérie en trois mois, avec cicatrisation complète des ulcères, par A. alt. C. alt. S. (deuxième verre). Pulvérisation au larynx par S. alt. El. B. Application d'El. A. au grand sympathique, plexus solaire, occiput et au creux de l'estomac.

LUXATION au pied. — Une jeune fille de dix-huit ans se luxa le pied, il y a plusieurs années ; on n'y fit pas d'abord grande attention, aussi le mal empira, et il se forma une plaie sur la cheville, de sorte qu'elle ne pouvait poser le pied à terre. Le médecin qui la voyait la fit transporter à l'hôpital pour lui faire amputer le pied. Cependant la mère voulut essayer les remèdes Mattei, et la jeune fille fut guérie par dilution S. alt. C^2 et compresses de S^2 alt. El. A.

LARYNX. — Mr P. était affligé depuis longtemps d'un catarrhe au larynx ; il fut complètement guéri avec S. alt. A. première dilution, onctions à la gorge et gargarisme des mêmes remèdes.

LUPUS. — G. M. âgée de vingt-deux ans, lupus qui s'étendait sur toute la face, avec l'emploi de C.; la maladie fut réduite à un simple ulcère du nez ; le traitement continue.

Une autre femme âgée de vingt-un ans, affligée de la même maladie depuis quatre ans, fut guérie complètement par C., S., A. intus et extra.

Mazzotti Marie, âgée de trente-sept ans, n'avait jamais vu sur elle de symptômes de maladie vénérienne; tout à coup elle est atteinte d'une large plaie à la figure qui attaque fièrement les yeux, le nez, le front, et après avoir fait tomber les cheveux, remplit le cuir chevelu de teigne. M. le directeur Gambérini de Bologne la traita allopathiquement pendant trois ans sans aucun résultat ; ni le iodure, ni le mercure purent améliorer la condition de cette femme, et après ces trois ans, elle fut abandonnée comme incurable. Un an après, soit le quatrième de sa maladie, elle fut traitée avec le Ven. intus et extra, et après six mois de ce traitement, cette femme malheureuse reprit une figure humaine ; les yeux et le nez furent sauvés, la plaie disparut, les cheveux repoussèrent : elle était guérie.

LEUCORRHÉE. — Madame R. A., âgée de trente-quatre ans, était affligée depuis un an de leucorrhée accompagnée d'une douleur terrible au bas-ventre ; elle a été guérie en peu de temps par L. alt. A., première dilution ; compresses d'Ang. sur le cœur, cŏmpresses sur le ventre et injections de L.

LEUCORRHÉE. — Une dame âgée de trente-sept ans, mariée, a été atteinte d'une leucorrhée avec douleurs utérines et d'attaques journalières ; guerie en peu de jours par C. intus et onctions de C⁵ sur le ventre.

LARYNGITR avec toux croupale. — Une petite fille de quatre ans fut prise subitement, vers minuit, d'une toux effrayante dite « chant du coq, » et ayant tous les symptômes précurseurs du faux croup. On lui fit prendre immédiatemant un grain à sec de P., un de S. et un de Ver. On lui appliqua également des ventouses d'El. R, sur les grands hypoglosses, et on lui fit faire des gargarismes avec la même électricité (10 gouttes par verre d'eau). Au bout d'une heure l'état de l'enfant avait tout à fait perdu sa gravité, on lui donna encore pendant quatre ou cinq heures, toutes les dix minutes, tantôt une petite cuillerée à café d'une dilution de P., tantôt un grain de P³ ou de S. Le lendemain matin l'enfant était si bien qu'elle pouvait se lever. Elle continua à prendre dilution S. alt. P. pandant deux jours par mesure de prudence.

LEUCORRHÉE. — Mlle A., âgée de vingt-trois ans, souffrait de flueurs blanches depuis quatre ans, avec perte d'appétit, dyspepsie et douleurs aux jambes. Guérie en six mois par C. alt. S. (deuxième verre), El. B. au périnée, pubis et sacrum. Onctions de C⁵ et application d'El. J. Bains de C⁵.

M

MÉTRORRHAGIE. — Mlle H. ayant une métrorrhagie qui durait depuis une année, après avoir en vain épuisé toutes les ressources médicales, entr'autre un traitement de trois mois à l'arsenic, vit au bout de cinq jours le flux de sang complètement arrêté. Grâce au traitement suivant : A³ alt. C. (premier verre), onctions de F² aux hypocondres, d'A³ sur le cœur et de C⁵ sur le ventre et S. à sec aux repas, à la dose de cinq globules, elle fut guérie.

MÉNINGITES. — Le baron A. B., âgé de vingt-deux ans, de Vienne, se sentant indisposé pendant plusieurs jours, tomba tout à coup très dangereusement malade. De terribles maux de tête, parcourant le front et le vertex, une fièvre forte, une température élevée étaient les symptômes qui avaient porté sa famille à demander mon secours.

A mon arrivée, je trouvai le malade en délire ; F¹ alt. S. intus et El. B. par compresses sur la tête soulageaient bientôt le malade, brisaient la violence du mal en amenant quatre jours après la convalescence, et après une dizaine de jours une guérison complète.

MÉTRORRHAGIE depuis sept mois. — Mme J., âgée de quarante-quatre ans, guérie en trois mois de cure, par dilution A. et El. A., 3 gouttes par jour sur un morceau de sucre.

CHUTE DE MATRICE depuis deux ans, avec grand amaigrissement, insomnie, douleurs violentes aux reins et aux cuisses, dysurie, vomissements fréquents de matières verdâtres, guérie en deux mois par dilution C., onctions C. et application d'El. R. au grand sympathique, au plexus solaire et au creux de l'estomac.

POLYPE au col de la matrice. — Une femme, âgée de soixante-sept ans, déclarée incurable depuis trois ans. La tumeur s'est résolue en peu de jours par C. et application d'El. R. au sacrum.

MÉTRORRHAGIE avec violentes douleurs. — Une fille, âgée de quatorze ans. Guérison prompte par compresses A. sur le bas-ventre et A. (deuxième verre).

CHUTE DE MATRICE ayant résisté à C. (deuxième verre) et S. à sec, 1 grain matin et soir. Guérie par C. alt. A. (premier verre), 8 grains S. à sec ; 1 toutes les heures. Bains avec 100 grains de C⁵. Onctions de C⁵ au sacrum et au bas-ventre. Injections avec A² (20 grains dans un verre d'eau).

MEURTRISSURES ET LÉSIONS GRAVES A LA TÊTE. — Un nourrisson tomba si malheureusement d'une fenêtre, de la hauteur de trois mètres et demi, et en rapporta de telles lésions à la tête et aux côtes droites, que son état fut déclaré désespéré et incurable ; les phénomènes du strabisme et de l'état comateux qui précède la mort s'étaient aussi présentés. Après une telle déclaration, le père désolé, n'ayant plus aucune espérance de sauver son fils, eut la bonne idée de recourir à l'Electro-Homéopathie et ses vœux furent exaucés, car après vingt jours de cure, avec application d'El. B., alt. El. J. et A. sur toute la tête et avec la cure interne d'un grain à sec de S^1, A^2, C^1 et faisant boire à la mère les mêmes remèdes à la seconde dilution, dans le même ordre, se manifesta tout de suite une amélioration qui alla en augmentant de jour en jour ; ainsi, après trois semaines, l'enfant était guéri, avait regagné les facultés intellectuelles tout à fait perdues, la vue qu'il avait également perdue ; en un mot, on a eu à enregistrer une guérison complète.

MUTISME COMPLET survenu graduellement. — Femme de quarante-cinq ans. Avait commencé par avoir la parole difficile, puis s'était contentée de mots isolés, enfin ne disait plus que *oui et non* ; depuis dix-huit mois n'avait plus prononcé aucun son articulé. En outre, rhumatisme des bras. Touchée par El. R. aux hypoglosses et à la nuque pendant trente secondes, a pu dire *oui et non* dans la minute qui suivit et a recouvré la liberté de la parole au bout d'un mois par S.

PAROLE empêchée par suite de frayeur. — Fillette de sept ans, guérie par application d'El. R. à l'occiput et aux petits hypoglosses.

MATRICE. — TUMEURS FIBREUSES à la matrice chez une femme arrivée au moment de la ménopanse. — De fortes métrorrhagies fréquemment répétées et qui mettaient sa vie en danger les firent constater. Le docteur employa sans grands succès les moyens allopathiques en usage, puis déclara la maladie incurable en ne donnant à la malade que quelques semaines de vie. Après quoi, une consultation de trois autres de ses collègues prouva la justesse de ce pronostic. C. (troisième verre), A. (troisième verre) avec des injections de C^5 et A^2 et des applications d'El. A. diminuèrent rapidement le nombre et la quantité des hémorragies ; puis amenèrent, après trois à quatre semaines, des végétations en grande quantité. Ces tumeurs furent recueillies soigneusement par le docteur jusqu'à ce qu'enfin, voyant qu'il en arrivait toujours (encore à l'heure qu'il est), il fut forcé de croire à leur formation spontanée. Le nombre des végétations qui ont été ainsi éliminées est effrayant et a confondu cinq docteurs. Aujourd'hui les hémorragies ne reviennent plus qu'une fois par mois et se confondent avec les règles en s'accompagnant d'une petite crise hystérique. Mais si, comme on peut le croire, tout continue à bien aller, la guérison se montrera certainement.

Autre cas. — Fille de trente-deux ans, atteinte d'hémorragies de matrice surabondantes, se mourait presque exsangue.

Le docteur parlait d'une tumeur fibreuse qu'il avait opéré plusieurs fois, mais qui reparaissait constamment en très peu de temps. Les injections à la peau d'ergotine, ainsi que le perchlorure de fer et des opérations chirurgicales dangereuses et douloureuses, avaient été essayées sans succès. L'anémie était fort grande avec bruit dans le cerveau, incapacité de sortir du lit, etc. En huit à quinze jours, le traitement externe et interne par A. alt. C., A^2 et C^5, opéra un vrai miracle. Plus d'hémorragies. Aujourd'hui cette malade est complètement remise, à la grande stupéfaction de son docteur.

N

Nez (Ozène). — Le fils de Mr M., âgé de onze ans, était condamné à l'isolement complet à cause de la mauvaise odeur provenant du nez et causée par des ulcérations chroniques internes, avec perte de l'odorat. Il a été

guéri dans un an par première dilution S. alt. C⁴,alt. A².
Onctions et aspiration de C⁴. Application d'El. alt. R. J.
sur les points correspondants.

Nez (Ozène scrofuleux). — Une jeune femme,
atteinte depuis son enfance, soumise à une cure par S.,
dut l'abandonner de temps en temps, vu les douleurs
qu'elle éprouvait au nez. Bientôt des morceaux de l'os
ethmoïde se montrèrent dans la sécrétion du nez, diminuant peu à peu de nombre jusqu'à entière guérison
par S.

Nez (Ozène). Une dame, âgée de trente ans, constitution très lymphathique, en était atteinte depuis deux
ans ; écoulement purulent, odeur fétide repoussante ;
soixante mouchoirs par semaine ne suffisaient pas. Guérie
en six mois par S. et application d'El. R. à la racine
du nez et à l'occiput.

Névralgie des nerfs sus-orbitaux survenant chaque
jour à la même heure et ne cédant à aucun remède,
guérie par dilution F. et onctions de F² aux hypocondres.

Nynphomanie. — Mme L. B., était malade depuis
treize ans de nynphomanie et gastrite chronique; guérison en peu de temps par S. intus et bains de C⁵.

Nerfs. — Mme F., atteinte depuis trente ans environ
d'une maladie terrible qui la prend à des époques déterminées.

Evanouissement successifs, forces décuplées ; plusieurs personnes avaient peine à la retenir au lit. Aux
crises succédait un grand abattement ; les moyens employés, tels que vésicatoires, purges, etc., réussissaient
peu ou point.

A la mort du fils, des crises épouvantables se ma-
nifestèrent ; de là, grande faiblesse et inflammation de
l'abdomen. On commença le traitement par C. (deuxième
verre) et l'inflammation fut emportée dans les vingt-
quatre heures ; le mieux se manifesta, mais il lui resta de
grands maux de tête, qui finirent par céder à C³

(deuxième verre). Application d'El. B. et compresses de C⁵ sur la tête.

L'El. A. emporta les douleurs sciatique et crurale et donna des forces. Cette dame continue à s'électriser une fois par jour et à prendre C³ (deuxième verre). Elle va assez bien, et la guérison ne se fera pas attendre.

Crises nerveuses. — Une jeune fille de douze ans était sujette, chaque nuit, à une crise nerveuse ni hystérique, ni épileptique, mais qui n'affectait que le côté gauche du corps et les membres de ce côté. Probablement à cause de leur singulière nature, ces crises n'en étaient-elles que plus dangereuses en interrompant brusquement la circulation et en faisant fortement refluer le sang à la tête. L'état général ne dénotait aucune altération vasculaire. S. (première, puis troisième dilution), resta sans résultat. On lui donna alors Ver., 1 grain à sec toutes les heures; après deux jours, cette jeune fille évacua une prodigieuse quantité de lombrics; depuis lors, les crises nerveuses ne sont plus revenues.

O

Oreille. — R. G., âgé de soixante-trois ans, souffrait d'une surdité qui affectait particulièrement l'oreille droite. Il a été guéri par S. pris pendant quarante jours.

Os. — Tumeur périodique au bras droit, chez un homme âgé de vingt-sept ans ; guéri par S², application d'El. R. aux nerfs intéressés, compresses de C³, et bains du même remède.

Odorat. — Perte de l'odorat à la suite d'une opération à une une tumeur sur le front. Rendu en quelques minutes par application d'El. R.

Ouïe (affaiblissement de l'ouïe). — Mr P., âgé de quarante-deux ans, atteint de dysécie, guéri par S. alt. A. (premier verre). Application d'El. A. sur le crâne, aux petits muscles derrière l'oreille, et de temps en temps quelques gouttes d'El. B. dans les oreilles.

31

Os (Exostose) à la jambe droite. — Vieillard guéri en deux mois par S. intus et extra.

Os (Spina ventosa, pied). — Couvert de plaies nombreuses, couleur jaune-citron, bouche malade, maigreur excessive. On voulait amputer la jambe, mais le malade fut jugé trop faible et abandonné. En trois ans, il se guérit; il y en a huit qu'il jouit d'une santé parfaite. Traitement par S. Ce traitement finit par expulser l'os carié et la plaie se cicatrisa.

Os (Fracture). — O. A., âgé de trente ans, avait une fracture à la rotule de la jambe droite. Mais ce n'est pas tout : pendant qu'on soignait la fracture, se développa une tumeur lymphatique et l'articulation du genou fut presque enkylosée. Les médecins s'efforcèrent de le guérir, mais sans résultat. Elle fut alors conseillée de se rendre à Bologne chez le comte Mattei qui la guérit en quatre mois avec le C. alt. A. intus et extra.

OREILLES. — F. R., âgé de quarante-quatre ans, sourd depuis dix-huit ans, guéri en quatre mois, avec A. intus et application d'El. R. alt. El. J. aux petits muscles situés derrière l'oreille.

OREILLES. — Une femme était sourde depuis cinq ans. Guérie en trois mois, avec dilution C. alt. S., alt. A. et El. B. dans l'oreille.

OREILLES. — Un jeune soldat, ayant pris froid sous la tente, souffrait depuis huit mois de maux de tête violents, écoulement par l'oreille, surdité complète d'un côté. Il fut complètement guéri en quinze jours avec S. intus. Application d'El. R. et injections de S. (15 grains par verre).

P

PARALYSIE FACIALE. — Mr D., âgé de trente ans, était malade de paralysie faciale gauche et traité à l'hôpital sans aucun résultat ; on a eu recours à l'A. à l'intérieur et à l'El. R. à l'extérieur. Après dix-huit jours il fut guéri. (Dr Pascucci, Rome).

PARALYSIE chez Mme A., de Londres, datant de six ans. Son état était grave, le diagnostic présentait une complication alarmante ; les mains n'arrivaient à la bouche qu'avec une extrême difficulté ; genoux et pieds engourdis. Plusieurs des doigts des mains et des pieds, étaient encore le siège de douleurs rhumatismales aiguës et portaient des dépôts de calcium. Toute la surface du corps et notamment la tête et les cuisses étaient recouvertes d'une couche épaisse de plaques exémateuses. Les règles fort irrégulières et toujours accompagnées de grandes souffrances.

Je soumis cette dame à l'El. R. qui ramena bientôt les membres paralysés à leurs fonctions respectives. Le C³ qu'elle prit pendant quatre mois consécutifs, rétablit les menstrues qui cessèrent d'être douloureuses et irrégulières ; les forces lui revinrent peu à peu et sous l'action de Vén. et S. en lotions, la peau reprit toute sa souplesse.

Voilà plus de dix-huit mois que cette dame est en bonne santé, elle fait maintenant des promenades à pied de quatre à cinq kilomètres.

PARALYSIE DE LA JAMBE GAUCHE par suite de fièvre typhoïde. — Mr L., âgé de quatorze ans, malade dès l'âge de deux ans. Jambe littéralement desséchée, point de muscles ni de jarret ; raccourcie au point que l'orteil pouvait à peine toucher le sol. Rien n'avait pu réussir, bien que cet enfant eût été traité jusqu'alors par les chirurgiens les plus accrédités de Londres.

On eut recours aux bains avec El. R. répétés tous les jours, S. intus ; au bout de cinq mois, ce jeune homme fit des progrès si merveilleux que la jambe revint à son état normal ; les muscles se développèrent, la faiblesse de l'épine dorsale disparut et finalement voilà bientôt quatre ans que ce jeune homme pose le pied à plat et jouit d'une santé excellente.

PAPALYSIE COMPLÈTE DU COTÉ GAUCHE guérie en trois semaines. — Mr R., âgé de cinquante-huit ans, constitution robuste, disposé aux congestions cérébrales, avait subi deux fois, dans le courant des dernières années, des attaques apoplectiques légères qui n'avaient pas laissé que de le tourmenter. Au commencement de l'hiver dernier, Mr R. était atteint de nouveau, mais cette fois le coup était plus violent et il résultait une paralysie complète du côté gauche.

J'ai vu le malade une heure après l'accident ; il était alité, incapable de se tourner et de faire le moindre mouvement avec la jambe et le bras, ou de plier les doigts de la main gauche. La face était très colorée, l'œil gauche à moitié fermé à cause de la paralysie de la paupière supérieure ; malgré tous les efforts, le malade ne pouvait prononcer la moindre parole. Avant mon arrivée, on avait déjà essayé de lui donner 10 grains S. à sec. J'ordonnais immédiatement dilution S. alt. A., d'abord le deuxième verre, puis, le premier, à prendre toutes les dix minutes, une cuillerée à café de chaque remède, pendant une demi-journée ; en même temps je faisais appliquer des compresses sur la tête avec A², très souvent renouvelées. Le lendemain, j'ajoutais des applications d'El. A. le long de nerfs brachiaux du côté paralysé, ainsi au-dessus de l'œil gauche, aux tempes du même côté et sur la région du cœur. Avec peu de variations, la médication restait en général la même pendant tout le temps ; à cause d'une insomnie et d'une forte agitation du malade, j'appliquais des compresses d'El. B. sur la tête alt. avec celles de l'A². Plus tard, j'ordonnais encore des applications d'El. A. à l'estomac, et à la plante du pied gauche, plusieurs fois par jour.

Le résultat de ce traitement a été des plus surprenants. En quelques jours Mr R. pouvait déjà remuer et soulever le bras et la jambe, et, de sa main malade, il pressait la mienne très fortement. Je ne me rappelle pas avoir vu des progrès aussi rapides, dans des cas analogues, après sept ou huit jours. Mr R. se levait et essayait de faire quelques pas, en quatorze jours il marchait seul, soutenu par une canne et traversait les différentes pièces de son appartement.

Enfin, dans la quatrième semaine, il était rétabli de manière qu'il pouvait descendre les *trois escaliers*, faire des courses dans la ville et remonter chez lui. L'œil et la bouche avaient repris leur aspect à peu près normal ; la parole facile et la prononciation claire (D. J.).

PARALYSIE NERVEUSE. — Mme P. E., âgée de soixante ans, souffrait d'une paralysie nerveuse depuis trois ans. Elle fut parfaitement guérie avec applications d'El. R. et dilution (deuxième verre).

PARALYSIE.—Mr F. L., âgé de cinquante-sept ans, était atteint d'une paralysie à l'articulation supérieure gauche depuis huit mois. La maladie fut vaincue avec deux applications d'El. R.

POUMONS. — P. P., âgé de trente-neuf ans, souffrant depuis plusieurs mois de la toux, des accès de grande faiblesse ; la respiration était oppressée ; sueurs nocturnes. L'auscultation constate *tuberculosis incipiente*. Guérison en quatre mois par S² alt. P² (deuxième verre) d'abord, puis à la dose ordinaire, et onctions de S¹ alt. C⁵ à toute la poitrine.

POUMONS. — Mr N., âgé de vingt-sept ans, constitution très délicate, atteint de tubercules aux poumons et de palpitations au cœur. Guéri par F² alt. S², et onctions au cœur avec A².

POUMONS. — L. F., âgé de dix-huit ans, atteint de congestion au poumon droit. Guéri par P¹ alt. A. (deuxième verre) et onctions de A³ sur la poitrine, application d'El. A.

PHTHISIE PULMONAIRE. — B., garçon de douze ans, très faible, maigre, pâle, fièvre continuelle ; l'auscultation montrait une caverne tuberculeuse sous l'omoplate. Guéri en quatre mois par P., C. et A. alt. (deuxième verre) ; onctions à la poitrine de C. A. et deux grains à sec par jour de S¹. (Dr Botili.)

PHTHISIE. — Fille de treize ans, grande faiblesse, crachements de sang, sueurs nocturnes ; une sœur de cette fille est morte phthisique à quinze ans.

On a donné C² alt. A², alt. P² ; dix jours après le mieux se fait déjà sentir; plus de crachements de sang. On continue le même traitement, et quatre mois après la fille était transformée. La guérison était complète.

PEAU (ECZÉMA). — Homme de cinquante ans, atteint d'eczéma à l'oreille, pavillon tuméfié, rongé, suppurant, avec extension du mal tout autour de l'oreille. Guérison complète en trois mois et demi par S. (premier verre). Onctions S⁵. Application d'El. R. à la nuque, aux tempes et au-dessous de l'oreille.

ECZÉMA et gale sur toutes les parties du corps ayant résisté à cinq mois de traitements divers. Guérison en six semaines par S. intus et extra.

ECZÉMA scrofuleux autour des narines, avec enflure du nez et des paupières. Guéri par S. intus et extra.

PEAU. — Général P., âgé de soixante-cinq ans, était atteint d'une eczéma sur les mains. Le mal, depuis un an, résistait au traitement allopatique; on frottait l'éruption avec des brosses jusqu'au sang; à cause d'une très forte démangeaison, le malade ne pouvait dormir; vaincu en trois mois avec cicatrisation complète par dilution S⁵ alt. Vén., alt. C⁵, onctions, compresses et bains des mêmes remèdes.

POUMONS. — Mr P., de vingt-cinq ans, congédié du service militaire. Les médecins de l'armée avaient déclaré que le cœur, le foie et les poumons étaient également engagés. Il entreprit le traitement électro-homéopatique par A. alt. F¹ (deuxième verre), onctions de F² aux hypocondres et de A. à la région du cœur. S. dix grains à sec par jour. Après trois mois de ce traitement, il n'était plus reconnaissable tant il allait mieux; il a été définitivement guéri avec P. alt. C. et applications d'El. B.

PHTHISIE. — Une femme, âgée de trente-six ans, était atteinte de phthisie bien constatée par des médecins expérimentés. Le haut du poumon droit était gravement atteint depuis cinq ans. Elle a été parfaitement guérie avec le traitement A³ alt. C., alt. P. à la première dilution.

PEAU. — Un eczéma, dû à un état asthmatique datant de cinq ans, avait atteint Mme C ; il commença à l'oreille gauche ; un an après il se communiquait à l'oreille droite, puis au cuir chevelu, au front, aux tempes, aux seins, aux bras et aux cuisses. Elle tenta bien des traitements, mais tout resta infructueux contre sa maladie, qui ne fit qu'accroître d'intensité. Elle fut guérie complètement en quelques mois avec les remèdes Mattei, par le traitement suivant : Dilution S. alt. C. ; onctions de S⁵, compresses de C⁵, applications d'El. R. Dans le vin des repas S. cinq globules et quelquefois A. ; bains de C⁵.

PÉRITONITE. — Une jeune femme de vingt-six ans, prise d'une péritonite puerpérale reconnue dès le début, fut guérie en huit jours par les compresses constantes de S⁵ alt. C¹⁰ avec El. B., compresses de F² le soir aux hypocondres ; intérieurement C. (premier verre) une cuillerée tous les quarts d'heure.

PLAIE. — Un homme de soixante-dix ans, souffrant d'une plaie scrofuleuse à la jambe gauche a été guéri en trois mois par S. intus alt. L., compresses de L.

PLEURO-PNEUMONITE. — Jeune fille, âgée de douze ans, après avoir supporté pendant deux mois une toux convulsive, fut atteinte d'une pleuro-pneumonite avec douleurs lancinantes à l'épaule et au côté gauche. La fièvre atteignit quarante degrés.

L'expectoration était sanguine, puis semblable à une décoction de prunes. La douleur fut vaincue en bien peu de temps par l'application d'El. R. La fièvre diminua en quatre jours par F⁴ (deuxième verre) et onctions aux hypocondres avec F², et alors on lui donna quelques grains à sec de F. et dilution P. alt. A. (deuxième verre). L'amélioration continua avec ce traitement, et le huitième jour elle quitta le lit avec la guérison complète.

PEAU. — Enfant de vingt-six mois, atteint d'une éruption à la peau qui se manifestait principalement par des croûtes sous l'œil gauche avec un diamètre de cinq centimètres environ. On lui donna un grain de S. à sec, matin et soir pendant un mois et demi. L'éruption, pendant les vingt premiers jours a augmenté, puis elle diminua graduellement et disparut.

PNEUMONIE très grave. — Un enfant de huit mois, dont la paralysie pulmonaire était imminente ; à la deuxième cuillerée de P., passage visible de la mort à la vie, convalescent le lendemain, et bientôt guéri avec P.

PHTHISIE PULMONAIRE TUBERCULEUSE. — Jeune homme de vingt-trois ans, déclaré perdu par cinq médecins ; complètement rétabli en quelques semaines par P. alt. C., puis S. pendant quelque temps.

PROSTATE (altération de la) avec catarrhe de vessie. — Homme de soixante-onze ans, guéri par S. intus et extra et applications d'El. R. au sacrum.

PROSTATE (hyperthrophie de la). — L. M. âgé de cinquante-six ans, malade depuis trois ans et, en conséquence de l'hypertrophie, paralysé de la vessie. Il ne pouvait évacuer les urines qu'avec l'aide de la sonde. Guéri après cinq mois avec S. alt. A. (premier verre), bains de L., onctions de C^5, applications d'El. R. au pubis périnée, au grand sympathique, au plexus solaire et à l'occiput.

PÉRIPNEUMONIE. — N. N., âgé de soixante-six ans, qui avait déjà eu trois fois la péripneumonie fut attaqué par la fièvre. Thermomètre : 40 degrés ; respiration : 36. Après trente-six heures, soigné avec F. alt. A., alt. P. Onctions de F^2 aux hypocondres, le thermomètre marqua 34 degré ; les crachats montrèrent les signes caractéristiques ; les symptômes de la percussion et de l'auscultation confirmèrent le diagnostic : pneumonie, mais elle était réduite au minimum. Le malade quitta le lit le quatrième jour, et était guéri en six jours.

PIERRE. — Mr L. O., était affligé de la pierre depuis quatre ans, il fut guéri en peu de mois avec S. intus et El. R. aux nerfs correspondants qui firent sortir la pierre par les urines sans aucun dérangement.

R

RHUMATISME à forme goutteuse, angine rhumatismale, œdème des deux jambes. — Mr S.. âgée de quarante-un ans, d'un tempérament lymphatique, était pris d'un œdème des deux jambes avec prédominence du côté de la jambe droite, avec rougeur douloureuse près des articulations, accompagnée de démangeaisons. Cet aspect caractérisait un rhumatisme à forme goutteuse, qui s'accompagnait d'une sécheresse de la gorge avec une rougeur diffuse du pharynx et déglutition difficile, qui donnait l'idée d'une angine rhumatismale survenue dans le cours de la maladie. Le mal résistait depuis un an au traitement allopathique. Le malade recourut aux remèdes Mattei. Guéri en trois mois par S. alt. C. (premier verre). Les mêmes remèdes en compresses et pulvérisation.

RACHITISME. — Le fils de Mme K., âgé de six ans, souffrait d'un rachitisme. Déformation des genoux, des pieds, des bras et de la poitrine ; maigre, pâleur maladive, sans force, miniature de la décrépitude. Radicalement guéri en huit mois par S. (première dilution). Onctions et bains de S. alt. C^5. Application d'El. R. alt. El. J. à tous les nerfs.

RHUMATISME. — Le Père Fabrice, mineur observant, âgé de trente ans, demeurant à Bologne, souffrait extrêmement d'un rhumatisme chronique provenant de sueurs rentrées. Le rhumatisme fut vaincu par S. intus et application d'El. R. alt. El. J.

RHUMATISME. — Une dame, âgée de quarante ans, atteinte d'un rhumatisme, amygdalite granuleuse chronique, pertes blanches, quelquefois glaireuses, douleurs de reins. Elle fut guérie en peu des mois avec dilution L. Gargarisme avec A^2. Onctions de C^5. Bains de L.

RHUMATISME GOUTTEUX. — Un Monsieur, atteint d'un rhumatisme goutteux depuis deux ans, tempérament lymphatique, fut guéri en un an de traitement. Un jour 20 grains de S. à sec, 1 chaque demi-heure ; l'autre jour A. pris de la même manière. Application d'El. R. alt. El. B. Bains de L. alt. El. R.

S

SCROFULE. — Mlle A., âgée de vingt-quatre ans, avait des ulcères scrofuleux depuis trois ans sur les deux pieds, déclarés incurables, guéris en deux mois, avec cicatrisation complète ; intus et extra Vén. alt. S^5.

SCROFULE. — Le marquis M. D., âgé de soixante-douze ans, est atteint d'un ulcère scrofuleux à la narine gauche depuis un nombre d'années. Le mal a résisté à à tous·les traitements, même à celui de C^5 et S^5 intus et extra. En les remplaçant par A^2 alt. Vén. (deuxième verre) et par la pulvérisation de la narine par le Vén. une amélioration immense s'annonça après vingt jours et l'ulcère changea son aspect primitif. Après trois mois de traitement il était complètement guéri.

SCORBUT. — Le Révérend Père Antoine Ballerini, de la Compagnie de Jésus, professeur au Collège Romain, âgé de soixante-cinq ans, malade du scorbut au troisième degré, a été complètement guéri après sept mois de cure par A. S. intus (Dr Pascucci. Rome).

SURDITÉ. — H. de vingt-quatre ans, maux de tête violents, écoulement par l'oreille, surdité complète d'un côté depuis six mois. Guéri en vingt jours par El. R. Dilution S. et injections S.

SCIATIQUE. — T. R., âgée de quarante-quatre ans, travaillée par une sciatique depuis cinq mois, guérie après vingt-cinq jours de traitement par S. (premier verre), applications d'El. R. alt. F. au nerf sciatique.

SCIATIQUE aiguëe. — P. B., de quarante ans, guérie en trois jours par dilution S. Applications d'El. B. Bains de C^5.

SCIATIQUE chronique. — S. G., de quarante-un ans, affligé depuis trois ans de sciatique, guéri par quelques applications d'El. R. sans traitement interne.

SYPHILIS. — Mr J. C., de cinquante-neuf ans, qui était affecté d'ulcères chancreux dans les parties génitales, fut complètement guéri avec Vén. à l'intérieur, et à l'extérieur avec des bains du même remède.

SYPHILIS. — Mr P. P., de trente-huit ans, était malade depuis dix ans de la syphilis. Toute cure fut vaine. Avec Vén. intus, il fut parfaitement guéri en un mois.

SYPHILIS (Condylômes). — Mr M. A., de trente-deux ans, souffrait de condylômes, avec la cure interne de A. il fut guéri en peu de temps.

SYPHILIS (Adénite). — Mr P. D., âgé de quarante ans, souffrait d'une adénite ulcérée aux deux aines et en condition très grave pour la profondité et pour la qualité de la matière et des bords lardacés ; avec la cure de A. intus et compresses du même, après deux mois il guérit parfaitement.

SYPHILIS (Ulcères). — Mr P., de dix-neuf ans, avait des ulcères phagédéniques au gland, guéri en quinze jours par A. alt. Vén. intus et extra.

SYPHILIS (Blennorrhagie chronique). — P. S., de trente-six ans, avait des ulcères mous au gland et une blennorrhagie chronique. Il commença le traitement de Vén. alt. C. intus le 21 février, et le 5 avril il était complètement guéri.

SCIATIQUE.— J. B. était affligé d'une sciatique déclarée incurable avec les remèdes allopathiques, il guérit en vingt jours avec S. et applications d'El. R. alt. El. J.

SCIATIQUE avec calculs biliaires. — Mme N. V., de quarante-deux ans, guérie par F. première dilution, bains S. alt. C., application d'El. R. alt. El. J. au nerf sciatique et compresses d'El. B. au plexus solaire, aux reins, au sympathique.

SYPHILIS. — T. L., âgé de dix-sept ans, souffrait d'un écoulement vénérien et d'un bubon à l'aine droite depuis plusieurs mois ; la guérison fut complète avec Vén. intus et bains de C⁵.

SYPHILIS.— Mr B. C., âgé de cinquante et un ans, était affligé de douleurs vénériennes et avait des ulcères au palais; il fut guéri complètement en deux mois, avec Vén. intus et application d'El. B. et d'El. A.

SYPHILIS. — T. P., âgé de vingt-six ans, souffrait d'ulcères cristallins vénériens et fut déclaré incurable par le professeur Gamberini après huit ans de divers traitements. En vingt jours seulement il fut guéri avec dil. Vén. alt. C⁵. Compresses de C⁴ alt. Vén. La cure intérieure continua pour quelques mois encore.

SYPHILIS. — Un homme, âgé de vingt-huit ans, atteint d'un bubon syphilitique depuis cinq mois, fut guéri en quatre semaines par le traitement suivant : Vén. intus. Lavage Vén. Onctions Vén. Après dix jours, le traitement fut changé par S² intus. Onctions S. Bains de S. (50 globules).

SCROFULE. — Un enfant de trois ans. Ses yeux ne s'ouvrent depuis trois mois, le nez est tout couvert de croûtes, ajoutez à tout cela qu'il ne peut uriner. Les oculistes, les médecins travaillent pour le guérir, mais sans effet. Alors il fut assujetti aux remèdes Mattéi et guéri en quatre mois par le traitement suivant : dilution S. alt. A. (premier verre). Bains sur les yeux et sur le nez (15 grains de A³ dans les deux tiers d'un verre d'eau).

SYPHILIS. — S. G., âgé de vingt-deux ans, avait une adénite inguinale avec des ulcères profonds au gland. Il a été guéri en quinze jours par Vén. intus et extra.

SYPHILIS (Blépharite syphilitique). — Un homme, âgé de soixante-dix ans, perdait graduellement la vue. L'inflammation avait gagné les yeux qui étaient entrés en suppuration si épaisse qu'ils ne ressemblaient plus qu'à deux plaies béantes. Il fut guéri en quatre mois par S. alt. Vén. Bains de l'œil et compresses de C⁵ et S⁵.

T

TÊTE (céphalalgie quotidienne). —Mme C., âgée de de trente-deux ans, était atteinte depuis plusieurs années d'une fièvre intermittente, avec céphalalgie quotidienne, dégénérant plus tard en migraine tantôt droite, tantôt gauche, guérie dans deux mois par le F. (deuxième verre) et compresses de F^2 aux hypocondres.

TÊTE. — Le jeune homme Mr K., âgé de seize ans, souffrait d'une céphalalgie depuis trois ans, qui l'empêchait de faire ses études, reconnu incurable. Guéri dans une séance par l'El. B.

TÊTE (céphalée périodique). — G. P., âgé de trente-cinq ans, guéri par dilution S. alt. A^3.

TÉTANOS. — D. M., était affligé par le tétanos au bras droit, à la suite d'une blessure à la main. Le tétanos fut guéri avec la seule El. J. en application à l'occiput. La blessure a été guérie par compresses A.

TOUX. — Mlle M., âgée de dix-huit ans, était atteinte depuis six mois d'une toux avec crachats suspects et avec amaigrissement général. Oppression de la poitrine en montant l'escalier. Elle fut guérie en trente-cinq jours, avec dilution P.

TIC DOULOUREUX. — P. T., souffrait d'un tic douloureux et d'une névralgie chronique depuis vingt ans. Avec S. intus et compresses du même et application d'El. R., il fut complètement guéri.

TÊTE (céphalalgie). — Mme B. M., âgée de quarante-sept ans, était affligée d'une céphalalgie périodique nerveuse depuis plusieurs mois ; tous les remèdes furent employés en vain. Elle fut guérie avec dilution S. Bains de L. et application d'El. B. à la tête.

TOUX. — Mr M. O., âgé de soixante-quinze ans, souffrait d'une toux très violente qui l'empêchait de dormir pendant la nuit et l'affaiblissait beaucoup. P^3 qu'on avait cru devoir donner ne fit pas l'effet désiré, et il fut changé le jour suivant contre P¹. En deux jours, la toux qui durait depuis longtemps, avait disparu et le vieillard se trouvait à merveille.

TEIGNE. — Une jeune fille de huit ans, tempérament mixte. La teigne couvrait sa tête de plaies et il y avait un ulcère sur la paupière inférieure de l'œil droit. Cette maladie revenait tous les printemps. Elle avait été soignée chaque année par un médecin, mais sa maladie était seulement un peu soulagée. Elle a été assujettie aux remèdes Mattei et elle fut guérie en six semaines par S. intus et depuis deux ans il n'y a eu aucun retour de la maladie.

TEIGNE. — Une femme, âgée de vingt-deux ans, atteinte de teigne, déjà soignée sans succès ; avec les remèdes Mattei, elle fut guérie en trente-cinq jours par S. alt. A. Onctions de C⁵

TÊTE. — A. P., âgé de vingt-neuf ans, souffrait depuis deux ans de maux de tête violents, avec vertiges, revenant tous les mois et qui duraient de huit à douze jours. Il ne pouvait alors ni lire, ni se promener, et était obligé de rester fermé dans sa chambre dans une parfaite obscurité. Guéri radicalement par A. (premier verre). Compresses d'El. A. au cœur, d'El. B. à la tête, et compresses de F² aux hypocondres.

TOUX. — Enfant de six ans, toussait à la suite d'une inflammation de poitrine prise quelques mois auparavant, et avait des tubercules à l'extrémité gauche du poumon droit. Guéri radicalement par S. alt. P. (deuxième verre) et inhalations de P².

TUMEUR. — Un homme, âgé de vingt-deux ans, tempérament angioïtique, avait une tumeur interne à l'abdomen qui était enflé depuis la poitrine jusqu'aux cuisses, très dure et décolorée. Le médecin l'avait condamné comme incurable et il n'avait, soi-disant, plus que quelques jours à vivre. En trois mois, il fut parfaitement guéri par (deuxième verre) A., alt. C⁵, alt. S. 3 grains aux repas. Compresses et onctions de C. alt. L.

V

VERS. — Le Ver. à sec produit des effets étranges, cinq grains coupent toutes les crises nerveuses dues ou non aux vers, certaines mauvaises douleurs d'estomac périodiques, etc., tant son action sur le système nerveux est évident. C'est ici qu'il faut admirer cette action électrique d'un remède ou reconnaître que l'Electro-Homéopatie s'attaque bien à la cause des maladies, puisqu'un remède contre les vers a des propriétés antinerveuses si extraordinaires, et que d'un autre côté les vers eux-mêmes altèrent toujours le système nerveux.

En cas de vers, l'effet du Ver. à doses massives et diluées n'est pas le même. Tandis que la dilution amène les vers par fragments accompagnés de glaires, peu à la fois, à sec, amèneront les vers sinon vivants, du moins entiers.

Une autre propriété de Ver. est que chez les enfants malades des bronches, avec embarras de glaires comme dans la coqueluche, quatre à cinq grains à sec font passer une grande quantité de glaires par les selles et empêchent ainsi le trop prompt retour des accès de toux.

Ténia qui avait résisté au cousso, femme de vingt-huit ans, après sept ans de convulsions, a été guérie par Ver. à doses minimes.

VERS. — La petite fille A. P., âgée de sept ans, par tous les symptômes qu'elle présentait était tourmentée des vers. Après onze jours de cure avec le Ver. elle fut prise d'une terrible convulsion, que les médecins baptisèrent épilepsie ; au contraire elle rejeta un amas des lombrics tous morts et, de ce jour-là, elle ne souffrit plus aucun des maux qui l'avaient affligée auparavant.

VUE (Ophthalmie). — Mr T. A., âgé de quarante-cinq ans, avait une ophthalmie granuleuse chronique. Il fut soigné en vain pendant quelque temps à la Clinique de Bologne ; il a été guéri en quarante-huit jours avec S. intus et extra et applications d'El. B.

VARICES (ulcères variqueux). — A. Vergignani, âgée de quarante-trois ans, demeurant à Boulogne, était travaillée par des ulcères variqueux depuis quatre ans à la jambe droite. Elle fut guérie avec l'usage intérieur de l'A. pendant trois mois. Elle serait guérie plus vite avec l'usage extérieur. (Dr Coli.)

VUE (Amaurose incipiente). — Mr F. H., de trente-deux ans, souffrait d'une amaurose incipiente, contraction permanente de la pupille de l'œil gauche. On suppose que la cause soit dérivée des exhalaisons d'acide carbonique ; avec l'application d'El. R. il améliora immédiatement ; avec l'A. intus et compresses du même remède il guérit en un mois.

VUE (Ophthalmie granuleuse).— C. G., âgée de vingt-trois ans, affligée par une maladie granuleuse, fut guérie en six mois avec l'A. à l'intérieur et avec application d'El. B.

VUE (Ophthalmie). — E. V., âgée de six ans, était tourmentée d'une ophtalmie granuleuse ; en un mois elle fut guérie avec le S. intus et extra.

VUE (Ophthalmie chronique). — T. L. commença à se soigner le 21 mars d'une ophtalmie chronique causée par la syphilis, en outre il avait un séton à la nuque ; avec l'A. alt. Vén. il sortit de l'hospice le 10 avril, parfaitement guéri.

VUE (Ophthalmie granuleuse). — T. F., de cinq ans, souffrait d'une ophtalmie granuleuse. Il fut soigné pendant trois mois par les allopathes en vain, et fut guéri en cinquante jours avec dilution S. et applications d'El. B. à l'occiput et sur les yeux.

VUE (Staphylôme). — R. N., âgé de soixante-dix-sept ans, avait un staphylôme à l'œil gauche ; plusieurs médecins et professeurs déclarèrent que la maladie était inguérissable. Il fut cependant guéri en huit mois avec S. intus et extra.

TABLE ALPHABÉTIQUE

DES

maladies

32

DÉPOTS RECONNUS ET AUTORISÉS [1]

ITALIE

DÉPOT CENTRAL DES REMÈDES MATTEI

BOLOGNE. — Mr Pierre Mirandola. — Palais Mattei, Via Mazzini, N° 46

Bologne. — Pharmacie Tarlazzi, Rue Galliera, 62.

id. — Le Docteur Louis Collina, Place Galileo, 2.

Riola. — (Hôtel de la Rose), Mme Sophie Schmid.

Rome. — Pharmacie Serafini, Place Madame, 9.

Sous-dépositaires de la Pharmacie Serafini :

Rome, piazza Spagna, 90. — Mr Agapito Fiorentini.

Id. via Nazionale, 73. — Mr Augusto Albini.

Palerme. — Mr l'abbé Salemi, rue Bosco, 35. — Dépôt principal pour la Sicile, avec faculté d'accorder des sous-dépôts avec son timbre.

Gênes. — Mme Vignale Bancalari, rue Luccoli, 17, avec la faculté d'employer son timbre.

Turin. — Mme Veuve Elisabeth Graglia, rue Barbaroux, 3.

Milan. — Mme Orlay de Karwa, rue Monte Napoleone, 45.

Florence. — Mme Sophie Schmid, piazza Santa Maria Novella, 14, 1ᵉʳ étage.

Id. — Sœur Antoinette, fille de la Charité, Casa S. Caterina, 7.

Padoue. — Dr Cogo.

FRANCE

NICE. — **J. Vigon** et Cᵒ, dépôt général pour la France, Espagne, Angleterre, Belgique, Hollande, Suède, Norvège, Suisse, avec représentation et faculté d'accorder des sous-dépôts avec son timbre.

Sous-dépositaires de la maison Vigon et Cᵒ en France

Anzin (Nord). — J. Baudet, pharmacien.

Aux Abrets (Isère). Mr Deschaux, pharmacien.

Au Mans (Sarthe). — Mme Voisin, rue Sainte-Marie, 16.

Alger. — Mr I. Obrecht, pharmacien, rue Bab-Azoum, 28.

Bayonne (Basses-Pyrénées). — Mr Darracq, pharmacien.

Besançon (Doubs). — Mr Béjean, pharmacien.

[1] Les dépôts reconnus et garantis comme recevant les remèdes authentiques directement de Bologne, en gros, ont la faculté de vendre au détail dans la mesure et la forme qui leur conviennent et de marquer les tubes et flacons avec leur propre étiquette.

Bordeaux. — L. de Bachoué, pharm., cours de Tourny, 34.
Id. — Désoindre, pharmacien, cours du Chapeau Rouge.
Cannes (Alpes-Maritimes). — Mr Plésent, pharmacien.
Clermont-Ferrand (Puy-de-Dôme). — Mr Cohendy, pharm.
Cette (Hérault). — Lantoin Casimir, quai de l'Avenir, 6.
Dijon (Côte-d'Or). — MMrs Guillot et Galimard, pharmaciens, rue des Forges, 42.
Fresnes-sur-l'Escaut (Nord). — Mr Devred, pharmacien.
Grenoble (Isère). — Mr La Bonardière, Dr en médecine.
Id. Mr A. Boyet, pharmacien. — **Id.** Mr Budillon, pharm.
Lunel (Hérault). — Mr Durand, pharmaeien.
Lyon. — Mr Bertrand, pharm., place de la République, 55.
Marseille. — Mr Richard, pharmacien.
Massat (Ariège). — Mr Degeilh, pharmacien.
Menton (Alpes-Maritimes). — Mr Bézos, pharmacien.
Narbonne (Aude). — Mr Campagné, pharmacien, rue Parerie.
Orthez (Basses-Pyrénées). — M. L. Dupuy, pharmacien.
Paris. — Mr Acard, pharmacien, rue Saint-Honoré, 213.
   id. — Mr Georges Weber, pharm, rue des Capucines, 8.
Pau. — Mr Ibos, pharmacien, rue des Cordeliers, 12.
Roubaix (Nord). — Mr le Dr Landry, rue Pauvrée, 23.
St-Etienne (Loire). — Mr B. Coste, rue du Bas Vernay, 6.
Toulon (Var). — Mr A. Calvy, pharmacien, rue Nationale, 4.
Toulouse (Haute-Garonne). — Mr Signoret, pharmacien, rue Faubourg St-Etienne, 23.
Valence (Drôme). — Mr Léon, rue Sainte-Marie, 2.
Vichy (Allier). — Mr Durin, pharmacien.

en Espagne

Barcelone. — Mr Pierre Ponzio, Agent général pour l'Espagne et le Portugal, Paseo de Gracia, 109.
Id. — Doct. D. Salvador Andreu. — Rambla de las Flores, 4, et Bajada de la Carcel, Nº 6.
Valence. — D. José Andres y Fabia, pharmacien. — Calle S. Vincente, 22.
Séville. — D. Mariano Andres y Fabia, pharmacien. — Plaza Campana, 8.
Saragosse. — Vve de Heria, pharmacie. — Calle D. Jaime, 1.
Ponce (Porto Rico). — Doct. D. Iosé Lasala.

en Suisse

Genève. — S. Bregozzo, Agent général, 2, Place de la Métropole.
Neuchâtel. — Oration 3, Mme Lina Frech.
Chaux-de-fonds. — Balance 6, Mr Ch. Perrochet.

Locle. — Reçues 106, Mlle Adèle Perrenoud.
Lausanne. — Caroline, Mas Dufour Roy, au Clos lilas.
Vevey, en plan. — Mlle Anna Ramuz.
Concise. — Mme Marie Junod Gautaz.
Granges Harmand. — Mr Barbey Desmeules.
Bulle (Fribourg). — Mr André Moura.
Château d'Oex. — Mr A. Chappuis, pharmacien.
Tramelan (Berne). — Mr J. Guédat Frey.
Bevaix. — Mr Franes, pasteur.
Berne. — W. Stamm Risold, pharmacien.
Lucens (Vaud).—(Dispensaire de Charité), Mr J. Plante, past^r.
Bâle. — Dr G.-F. Zimmermann.

en Belgique

Bruxelles. — Mr Charles Delacre, pharmacie Anglaise.
Boussu. — L. Dumont pharmacien, Grand rue.

en Hollande

La Haye. — Mr Snabilié, pharmacien.

à l'Ile de Haïti

Jacmel. — Mr Eug. Ghigo.

à Chicago (Ills)

Mr le Dr G.-A. Zimmerman, 68, Sedgwick Street.

FRANCE

Paris. — Mr Charles Weber, pharmacien de première classe, rue St-Honoré, 352.

ALLEMAGNE

Consortium de Ratisbonne. — Sous le patronage de la Baronne Aufsess, représentant général pour toute l'Allemagne avec l'autorisation d'accorder des sous-dépôts, et de publier en allemand le *Bulletin*, et tout autre livre authentique d'Electro-Homéopathie.
Burchsal à Baden. — Sub-consortium. — Stocker.
Münich (Bavière). — Antonio Bstieler Carlsplatz, N° Sf. 1. — Consortium sous la direction de Mr le Dr Natili (avec l'autorisation d'accorder des sous-dépôts).
Würzburg. — Sub-consortium, Iohannitterplatz. 4.
Sonderham. — Sub-consortium, Ios. Schmid.

ANGLETERRE

Londres. — St. Mary's Cottage, St. Ann's Road. Stamford Hill. — Mr C. Lecomte, Dépositaire général pour l'Angleterre et les Colonies Anglaises.

(N. B.) — Le public anglais est prévenu que les dépôts **LEATH** et **ROSS** et de Saint-Saviour ou Palmer, sont pour toujours supprimés, car ils s'obstinent à vouloir tromper le public avec les 7me dilutions, à ne vouloir pas donner les premières, et à vendre des livres faux imprimés à Nico sans la liste des dépôts, par Mr **GAUTHIER**, sous le nom **GRANDJEAN-BRISTOL**, au lieu des livres authentiques avec le timbre du dépôt de Bologne qu'on ne doit pas confondre pour le bien public avec tout autre qui soit intéressé à s'appeler Dépôt de l'Electro-Homéopathie. — Sont également supprimés pour toujours les dépôts **FLEMMING** et **SMIRNOFF**, à Saint-Pétersbourg, avec ses 7mes dilutions préconisées et passées en remèdes.

AUTRICHE-HONGRIE

Vienne. — Mr le Dr Adolphe Skofitz, Ranhesteingasse, N° 1.
Id.   — Mr le Dr Atzinger, 1, Rauhensteingasse, N° 3.
Id.   — Mr le Dr Jos. Girtler.
Brixen (Tyrol). — Mr Staub Leon.
Bisovac près de Esseg (Slavonie). — Mr le Comte Normann.

RUSSIE

Varsovie. — Mme de Byszewska. — Agence autorisée par le Comte Mattei, Faubourg de Cracovie, 7.

Sous-Dépôts de Madame de Byszewska

Vielun. — Pologne russe. Gouvernement de Kalisch. — Mr le Dr A. Rokossowscki. — Traitement Electro-homéopathique, dirigé par Mme de Byszewska personnellement, pendant l'été.
Varsovie. — Mr Francky, pharmacien, rue Czyste, 4.
Cracovie. — Mr W. L. Anczye, rue Kanonna, 9.
Id.   — Mr Ladislas Markiewiez.
Id.   — Mr I. Wentzl.
Odessa. — Mr A. I. Pokorny, Pharmacien-Droguiste. Dépositaire pour la nouvelle Russie, rue Catherine.

ALSACE

Obernai. — Mr Joseph Kober, pharmacien.

PRATIQUE DE L'ÉLECTRO-HOMÉOPATHIE

Le Comte **César Mattei** a reconnu aux personnes dont les noms suivent, la capacité de curer par l'Electro-Homéopathie.

Bologne. — Mr le Dr Louis Collina.
Riola. — Hôtel de la Rose, Mme Sophie Schmid.
Id.   — Mr le Dr N. Borghi, médecin de l'hôtel de la Rose.
Rome. — Mr le Dr Held.
Milan. — Mme Orlay de Karva, rue Monte Napoleone, 45.
Turin. — Mme Elisabeth Vve Graglia, rue Barbaroux, 3.
Gênes. — Mme Vignale-Bancalari, rue Luccoli, N° 17.
Luserna. — S. Giovanni, Mme Louise Odin.

FRANCE

Nice. — Mr le Dr Schmeltz des Facultés de Paris et d'Allemagne.

Id. — Mr le Commandeur Ghirelli.

Id. — Mr le Dr Montanari, place Masséna, 1.

Chambéry. — Mr l'abbé Chenal.

Grenoble. — Mr le Dr La Bonardière.

Toulouse. — Mr le Dr Régi.

Valence (Drôme). — Mr Léon, rue Sainte-Marie, 2.

Lyon. — Mr le Dr L. Frestier, rue Childebert, 10.

Limoges (Haute-Vienne). — Mr le Dr L. de Comeau.

Paris (Vaugirard). — Mr le Dr C. Motteau, rue Blomet, 126.

Tours (Ind.-et-L.). — Mr le Dr Delalande, rue Bauchereau, 12.

Roubaix (Nord). — Mr le Dr Landry.

ESPAGNE

Barcelone. — Dr D. José Civil, Centro Curativo, Calle Ensenanza, 8.

Id. — Mr Pierre Ponzio, Passeo de Grazia, 109.

Saragosse. — Dr Joaquin Castillo, Coso, 103.

Ponce (Porto-Ricco). — Dr D. José Lasala.

Valence. — Doctor D. Manuel Merenciano, Valdigna, 6.

ALLEMAGNE

Ratisbonne. — Rue Landshut, 52, Consortium.

Obernai (Alsace). — Mr le Dr Duhamel.

AUTRICHE-HONGRIE

Vienne. — Mr le Dr A. Skofitz, Rauhensteigasse, 1.

Id. — Mr le Dr Atzinger, Rauhensteingasse, 3.

Prague (Bohême). — Dr Alfred Mayer, place de Bethléem, 5.

Gmünden. — Mr le Dr François Pesendorfer.

Bizovac (Slavonie). — Mr le Comte C. Normann.

RUSSIE

Varsovie. — Mr le Dr A. Rymarkiewicz, rue Sénateur, 28.

Id. — Mme de Byszewska, Faubourg de Cracovie, 7.

Cracovie, — Mr Simon de Weryha, Darowshi, rue St-Thomas, 15.

Bodzéchòw (Pologne Russe). — Dr Vladimir de Crzanowki.

Moscou. — Mr le Dr Socologorsky, boulevard Zoubovo.

AMERIQUE

Buenos-Ayres. — Mme Marie de Soler.

AFRIQUE

Réunion (St-Denis). — Mr Charles Eugène Vourron.

DÉPOTS
qui se disent autorisés et qui ne le sont pas, parce qu'ils n'ont rien de commun avec le dépôt central de Bologne.

FRANCE
Nîmes. — Sabatier.
Paris. — Pharmacie Homéopathique centrale, 17, rue du Helder,
Cannes (Alpes-Maritimes). — C. Carlevan.
Lyon. — Prudon, pharmacie Barnoud.
Id. — Bernay.
Nice. — Wattson et Cie.
Alger. — Knœrtzer.
Saint-Julien (Haute-Savoie). — Michel Burdin.
Paris. — Henri Taddée de Monteiro, passage Jouffroy, 44.
Nîmes (Gard). — Mr Ferdinand Baud, phamacien, rue de la Madeleine.
Chambéry (Savoie). — Mr E. Prallet, droguiste, Avenue de la Gare.
Marseille. — Mme Quet, à la Trésorerie générale des Bouches-du-Rhône.

ALLEMAGNE
Berlin. — Mr Krebs.
Esalingen. — (Würtemberg). — Mr Heimsch.
Francfort-s.-M. — M. W. Voss.
Fribourg i B. (Baden). — Mr B. Sax.
Munich (Bavière). — Mr A. Kaufmann.
Coblence, — Mr Grebel.
Stuttgart (Würtemberg). — Mlle Lina Vogel, Alexanderts., 68.
Dresden. — Officine Homéopatique. — Mr Gruner.
Colmar (Alsace-Lorraine). — Mr W. Ribstein.
Strasbourg (id.) — Mr E. Baer.
Obernai (id.) — Mr H. Siebert.
Gebweiler (id.) — Mr P. Merklen.
Metz (id.) — Mr D. Corhumel.

SUISSE
Genève. — A. SAUTTER.
Aigle — Mr Kœrner.
Bâle. — Mr Engelmann.
Berne. — Mr Brunner.
Bex. — Mr Borel.

Bienne. — Wiedemann.
Lausanne. — Mr Cellier, Château Beaulieu, Pischl.
Neuchâtel — Mr Cousin, rue du Seyon, Jourdan.
Vevey. — Mr Tobler, rue du Sac, 26, Burnier (Kœrner).
Cortaillod. — Mme Delorme.
Merges. — Mme Kraft, Hôtel des Alpes.
Concise. — Mme Jacquillard, sage-femme.
Boudry. — Mlle Hugentobler.
Locle. — Grandjeaz Perrenoux, rue des Marais. 265.
Nyon. — Brouchoud.
Chaux-de-Fonds. — Mme veuve Kuntel.
Clarens. — Mr Buhrer.
Rorschach. — Mr Rothenhæusler.
Samaden (Engadin). — Mr Mutschler.
St-Moritz (id.) — Id.
Schaffhouse. — Mr Pæfhler.
Le Sentier. — Mr Meylan.
St-Gall. — Mr Hausmann.
Vallorbes. Mr Addor.
Zurich-Hottingen. — Mr Hanser.

ANGLETERRE
Londres. — LEATH et ROSS.

AUTRICHE
Vienne. — Mr Legger, pharmacien, Hohennemarkt.
  Id. — C. Haubner. — **Id.** Neustein. — **Prag**. I. Fürst.
Goricie. — G. Christofoletti. — **Trieste**. Pharmacie Rocca.

HONGRIE
Buda-Pest. Dr Wagner. — **Szegedin**. A. Covâis.

RUSSIE
St-Petersbourg. FLEMMING. — **Vilna**. Zeidler.

BELGIQUE
Bruxelles. E. Seutin. — **Id**. Budson. — **Liège**. L. Bodson.

ÉGYPTE
Caire. — Pharmacie Suisse.

AMÉRIQUE (États-Unis)
Erie (Pa). Nick, Brothers. — **Rahway** (New-Jersey). Stuckert.
Christchurch (Nouvelle Zélande). — James Hugli.

N. B. — Pour les changements qui peuvent survenir dans la liste des Dépôts, voyez la Revue bimensuelle publiée par le Dispensaire général de Bologne.

TABLE DES MATIÈRES

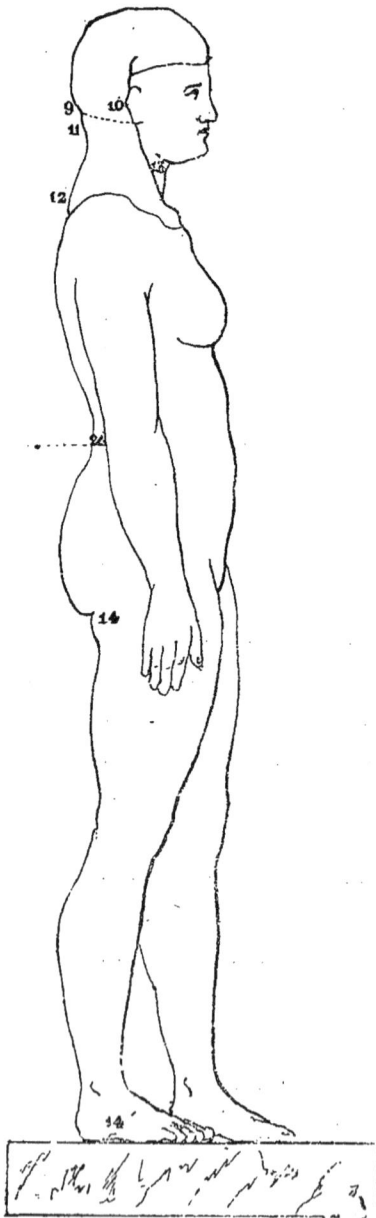

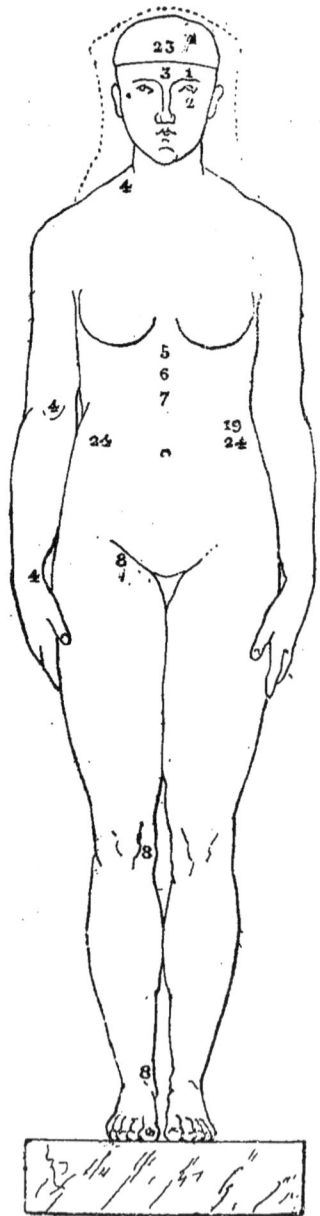

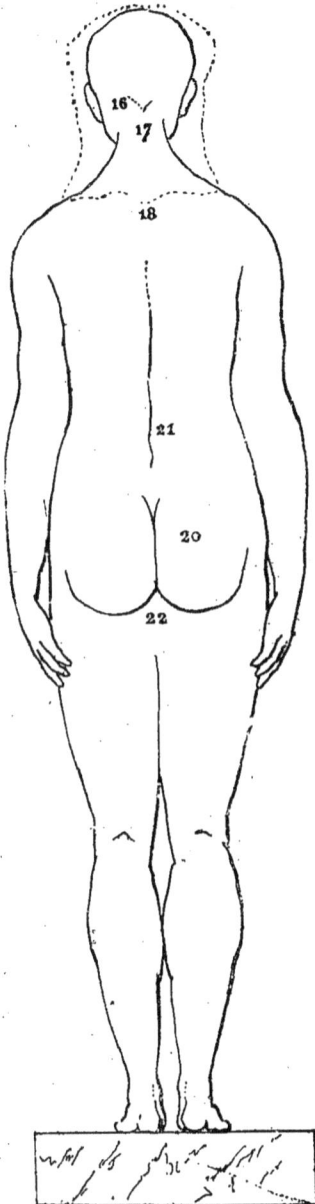

1   Sus-orbit.

2   Sous-orbit.

3   Racine du nez.

4   Brachial.

5   Plexus Solaire.

6   Creux de l'estomac.

7   Symp. à l'estomac.

8   Crural.

9   Petits hypoglosses.

10   Petits muscles derrière l'oreille.

11   Occiput.

12   Sympathique.

13   Grands hypoglosses.

14   Nerf sciatique.

15   Arcade du pied.

16   Petits hypoglosses.

17   Occiput.

18   Sympath. (7me vertèbre).

19   Fond de l'estomac.

20   Nerfs sacrés correspondants aux parties.

21   Reins.

22   Périnée (entre les deux orifices).

23   Frontal.

24   Hypocondres.

ERRATA

Page 19, ligne 19, *au lieu de :* stomacale, *lisez :* stomatite.

Page 39, ligne 20, *au lieu de :* lymphangite, *lisez :* lym-phangioïte.

Page 62, ligne 5, *au lieu de :* Mais le médecin, *lisez :* Mais où le médecin.

Page 62, ligne 28, *au lieu de :* organe, *lisez :* orgasme.

— 64, — 7, *au lieu de :* vases, *lisez :* vaisseaux.

— 64, — 11, *au lieu de :* vases, *lisez :* vaisseaux.

— 67, — 30, *au lieu de :* surlendemain 3, *lisez :* surlen-demain 4.

Page 94, ligne 4, *au lieu de :* disgrâces, *lisez :* discrasies.

Page 416, ligne 8, *au lieu de :* sacrun, *lisez :* sacrum.

Lire extra, *au lieu de* extu, dans la partie ayant pour titre : Des maladies et de leur traitement, etc., p. 157.

NOTE POUR FAIRE SUITE AUX ABRÉVIATIONS, PAGE 155 :

Lire *Alterner* toutes les fois que l'on rencontre le mot *Alt.*

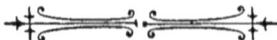

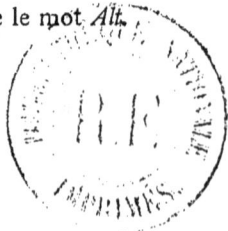

PUBLICATIONS PERIODIQUES
ELECTRO-HOMÉOPATHIQUES
reconnues par le
COMTE CÉSAR MATTEI

Electro-Homéopathie. — Revue bimensuelle publiée à Bologne, par le Dispensaire général, en langue italienne et française.
Abonnements :
Pour l'Italie, un an : **6** fr. ; six mois **3** fr.
   » l'Etranger, » **8** » » » **4** »

COMTE CESAR MATTEI. — **Elettromiopatia Scienza Nuova che cura il sangue e sana l'organismo.** — Livre écrit par le Comte CESAR MATTEI pour le bien du peuple, que la majeure partie des Médecins refuse de traiter par l'Electro-Homéopathie. — Prix : 3 Francs.

Blætter für Elektro-Homœopathie. — Revue bimensuelle publiée à Ratisbonne (Allemagne) par les soins du Consortium.

Monitor of Electro-Homeopathy. — Revue bimensuelle publiée par Monsieur Lecomte St Mary's, Cottage St Ann's Road, Stamford Hill, Londres N.

Revue Française d'Electro-Homéopathie, publiée à Grenoble (paraît une fois par mois), directeur : Mr le Dr La Bonnardière.

Nouveau Vade-Mecum, véritable et nouveau Guide à l'usage de tous ceux qui désirent se soigner eux-mêmes avec l'Electro-Homéopathie.

Nouveau Guide Pratique de l'Électro-Homéopathie, par le Comte CÉSAR MATTEI. — Nice 1881. — **1** Fr. **50.**

CESARE MATTEI. — **Elektro-Homœopathie** Grundsœtze einer Neuen Wissenschaft d'Argelegt vom Grafen CESARE MATTEI in Bologna, Vom Verfasser, einzig autorisirte deutsche ausgabe dritte verbesserte auflage. — Regensbourg, 1883. — Druckvon Georg. Joseph. Manz.

CÆSAR MATTEI. — **Electro-Homœopathy** the principles of New Science. — Bologna, Printing Office Mareggiani, 1880. — Francs **4.**

Nueva Guia Practica de la Electro-Homeopatia del Conde CESAR MATTEI de Bolonia, autor de esta Nueva Ciencia, que cura le sangre y sana el organismo. — Zaragoza, 1881. — Prix : **2,50.**

La Scienza Nuova del Conte CESARE MATTEI e la **Scienza vecchia** del Dottor C. — Deuxième Édition. Une de **0** Fr. **50,** et l'autre de **0** Fr. **25.**

Emancipazione dell'Uomo dal Medico pei rimedi MATTEI. — Édition Italienne et Française (L. **0,50**).

Un poco di Storia sui rimedi Mattei. — Degli effetti che se ne ottengono e del modo di usarne. — Démonstration Scientifique. (Francs **2**).

D. GIANNITRAPANI. — **Guida alla Rocchetta del Conte Cesare Mattei.** — Elégant elzévir illustré — En vente à la Librairie Zanichelli à Bologne. — Prix : **2** Francs. — Édition Allemande, Regensburg, Druck von G. Joseph Manz, 1883.

www.ingramcontent.com/pod-product-compliance
Lightning Source LLC
Chambersburg PA
CBHW060920220326
41599CB00020B/3029